Dr. Steven Laureys
in Zusammenarbeit mit Matthieu Ricard

Warum Meditation heilt

Bibliografische Information der Deutschen Nationalbibliothek
Die Deutsche Nationalbibliothek verzeichnet diese Publikation in der Deutschen Nationalbibliografie. Detaillierte bibliografische Daten sind im Internet über http://dnb.d-nb.de abrufbar.

Für Fragen und Anregungen
info@rivaverlag.de

Wichtiger Hinweis
Dieses Buch ist für Lernzwecke gedacht. Es stellt keinen Ersatz für eine individuelle medizinische Beratung dar und sollte auch nicht als solcher benutzt werden. Wenn Sie medizinischen Rat einholen wollen, konsultieren Sie bitte einen qualifizierten Arzt. Der Verlag und der Autor haften für keine nachteiligen Auswirkungen, die in einem direkten oder indirekten Zusammenhang mit den Informationen stehen, die in diesem Buch enthalten sind.

Ausschließlich zum Zweck der besseren Lesbarkeit wurde auf eine genderspezifische Schreibweise sowie eine Mehrfachbezeichnung verzichtet. Alle personenbezogenen Bezeichnungen sind somit geschlechtsneutral zu verstehen.

1. Auflage 2021

Türkenstraße 89
80799 München
Tel.: 089 651285-0
Fax: 089 652096

Die belgische Originalausgabe erschien 2019 bei Borgerhoff & Lamberigts unter dem Titel *Het nononsense meditatieboek*.

Übersetzung: Martina Fischer
Redaktion: Susanne Meinrenken
Umschlaggestaltung: Manuela Amode
Umschlagabbildung: shutterstock/MiOli
Abbildungen im Innenteil: Olivier Adam: 20; CHU Luik, Michel Mathys/Henk van Rensbergen: 34; Steven Laureys: 60, 65, 100, 102, 145, 200, 256, 258, 265; CHU Luik: 70; CHU Luik, GIGA Consciousness Research Unit: 79; M. Houet, CHU Luik: 288
Satz: Satzwerk Huber, Germering
Druck: GGP Media GmbH, Pößneck
Printed in Germany

ISBN Print 978-3-7423-1813-8
ISBN E-Book (PDF) 978-3-7453-1519-6
ISBN E-Book (EPUB, Mobi) 978-3-7453-1520-2

Dr. Steven Laureys
in Zusammenarbeit mit Matthieu Ricard

Warum Meditation heilt

Der wissenschaftliche Beweis, dass Meditieren die mentale und körperliche Gesundheit verbessert – mit Anleitungen und Praxistipps

riva

Inhalt

Vorwort

Unser Geist kann unser bester Freund sein oder unser schlimmster Feind. Zuweilen fühlt sich die Außenwelt an wie im Chaos, weil man innerlich in Aufruhr ist. Wenn wir die Vergangenheit immer wieder und wieder durchgehen, uns zukünftige Probleme ausmalen und die Automatismen unseres Denkens nicht beherrschen können, besteht die Gefahr, dass wir sogar unsere Lebensfreude verlieren. Es kann bei der Heilung inneren Leidens unschätzbar wertvoll sein, den Geist in der Meditation zu schulen.

Steven Laureys' Buch ist mit seiner klaren Präsentation und den streng wissenschaftlichen Erklärungen ausgesprochen inspirierend. Es ermutigt uns alle, die Fähigkeit unseres Geistes zur Veränderung nicht zu unterschätzen und dieses Potenzial voll und ganz zu entfalten, um bessere Menschen zu werden, was nicht nur uns selbst nutzt, sondern auch dem Wohl der Menschen um uns herum dient. Steven lässt uns daran teilhaben, wie er die Herausforderungen bewältigt hat, vor die das Leben ihn stellte. Im Zuge dessen entdecken wir nicht nur die Meditationstechniken, die ihm auf seinem persönlichen Weg geholfen haben, sondern auch seine wissenschaftlichen Untersuchungen im Kontakt mit erfahrenen Meditierenden.

Es war eine große Freude, mit Steven Freundschaft zu schließen und mit ihm an innovativen wissenschaftlichen Studien zusammenzuarbeiten, die die Schnittstelle zwischen Meditation und der Funktionsweise des Geistes untersuchen. Mein eigener Beitrag war nur gering, doch mich faszinierten die neuen Experimentaltechniken, mit denen er »Wohlfühllevel« oder »Anwesenheitslevel« des Bewusstseins messen konnte, und zwar nicht nur beim geschädigten Gehirn – Stevens Spezialgebiet –, sondern auch in wachen Zuständen und in verschiedenen Zuständen, die der Meditierende kontrolliert hervorruft und die von einer trüben Schläfrigkeit bis zum Zustand der extremen Klarheit variieren.

Steven verweist in seinem Buch häufig auf mein bescheidenes Mitwirken an seinen Experimenten, es ist jedoch wichtig zu wissen, dass die Mut machenden Erkenntnisse aus seiner Forschung sich nicht auf einzelne Menschen mit außergewöhnlichen Fähigkeiten beziehen, sondern auf Fertigkeiten, die jeder und jede von uns mit der Zeit lernen kann. In anderen Studien – insbesondere von den Neurowissenschaftlern Richard Davidson und Antoine Lutz, die den Fokus auf tibetische Mönche sowie Männer und Frauen mit unterschiedlichem sozialem Hintergrund legen – wurde erkannt, dass Menschen, die über einen Zeitraum von mehreren Jahren dieselben Meditationsmethoden ausgeübt haben, auch ähnliche Veränderungen in Funktion und Struktur der Gehirne zeigen. Bei den Ergebnissen aus den Experimenten kommt es also auf die Ausübung an, nicht auf die individuelle Person.

In dieser Art der Forschung ist die meditierende Person in erster Linie ein folgsames und ausdauerndes Versuchskaninchen (bis zu acht Stunden Tests pro Tag!), aber sie arbeitet auch aktiv mit. Schließlich kann sie als Einzige von der Erfahrung berichten, wenn sie sich in unterschiedliche meditative Zustände begibt, die von »offener Präsenz« über »konzentrierte Aufmerksamkeit« bis zu »bedingungsloser liebender Güte« reichen. Die Forscher sind einerseits hauptsächlich die dritte Person – sie analysieren mit verschiedenen Techniken die Funktionszustände des Gehirns – und die zweite Person – sie beurteilen mithilfe eines Fragebogens, welche Erfahrungen die Teilnehmenden während des Experiments gemacht haben. Und doch ist nur die meditierende Person selbst in der Lage, die eigentlichen Interpretationen der wissenschaftlichen Daten aus der Perspektive der ersten Person zu geben.

Wie können wir unseren Geist dahingehend trainieren, konstruktiv zu funktionieren und Obsession durch Zufriedenheit zu ersetzen, Nervosität durch Ruhe und Hass durch Mitgefühl? Vor 20 Jahren herrschte innerhalb der Neurowissenschaft ähnlich einem Dogma die Haltung vor, unser Gehirn enthalte von Geburt an alle Neuronen und seine Struktur werde von unseren Erfahrungen wenig beeinflusst. Heute ist »Neuroplastizität« das gängige Konzept. Der Begriff beschreibt, dass sich das Gehirn auf der Grundlage unserer Erfahrungen fortwährend weiterentwickelt und während seines ganzen Daseins neue Neuronen und Verbindungen herstellen kann. Das Gehirn kann sich durch spezifisches Training besonders einschneidend verändern, zum Beispiel wenn man ein Instrument erlernt, eine neue Sportart betreibt oder Meditation praktiziert. Dies bedeutet, dass Aufmerksamkeit, Mitgefühl und sogar Glück auch entwickelt werden können und ein Know-how sind, das man erwerben kann.

Know-how erwirbt man durch Übung. Niemand kann erwarten, ohne jegliche vorherige Übung gut Tennis oder Klavier spielen zu können. Wenn man also regelmäßig ein wenig Zeit darauf verwendet, Mitgefühl oder eine andere positive Eigenschaft zu üben, wird man leicht erleben, wie man Ergebnisse erhält, die den Resultaten von sportlicher Betätigung nicht unähnlich sind. Im Buddhismus bedeutet Meditieren »sich gewöhnen« oder »entwickeln«. Meditation beinhaltet, sich mit einer neuen Art und Weise des Seins vertraut zu machen, die eigenen Gedanken beherrschen und die Welt wahrnehmen zu können. Dafür muss man über Monate und Jahre fleißig üben.

Heute machen es die Neurowissenschaften möglich, diese Methoden auszuwerten und ihre Auswirkung auf das Gehirn und den Körper zu überprüfen. Viele Untersuchungen haben gezeigt, dass man nicht unbedingt sehr geübt in der Meditation sein muss, um die positiven Effekte zu nutzen, und dass 20 Minuten tägliches Üben schon sehr dabei helfen können, Angst und Stress zu reduzieren und das Immunsystem sowie das emotionale Gleichgewicht zu stärken. Zum Beispiel hat die europäische Silver-Santé-Studie, in der die Auswirkung von Meditation auf den Alterungsprozess untersucht wurde, vielversprechende Ergebnisse hervorgebracht.[1]

Der Dalai-Lama betrachtet den Buddhismus vor allem als eine Wissenschaft des Geistes. Das überrascht nicht, wenn man bedenkt, dass in buddhistischen Texten besonders stark betont wird, dass alle spirituellen Praktiken, ob nun geistig, körperlich oder verbal, direkt oder indirekt darauf ausgerichtet sind, den Geist zu verändern. Wie Yongey Mingyur Rinpoche schreibt (ebenfalls ein buddhistischer Meister, der mit bedeutenden Wissenschaftlern zusammenarbeitet): »Eines der größten Probleme bei der Untersuchung des Geistes einer Person ist die tiefe und oft unbewusste Überzeugung, wir seien so, wie wir sind, und könnten uns nicht verändern. Ich selbst habe dieses Gefühl des unnötigen Pessimismus in meiner Jugend erfahren und auf meinen Reisen durch die ganze Welt begegnete ich ihm oft bei anderen. Ohne dass man sich dessen bewusst wäre, verhindert die Vorstellung, dass der Geist sich nicht verändern kann, jeden Versuch zur Veränderung.«[2]

Die beständige Sorge des 14. Dalai-Lama um das Schicksal seiner menschlichen Brüder und Schwestern und sein jahrelanges Interesse an den Entdeckungen der Wissenschaft haben zur Gründung des Mind & Life Institute durch den verstorbenen Kognitionswissenschaftler Francisco Varela und Adam Engle geführt. Dieses Institut bringt Wissenschaftler höchsten Ranges um den Dalai-Lama zusammen und organisiert seit 1985 eine Reihe faszinierender Tagungen, an denen ich regelmäßig teilnehme.

Als der Dalai-Lama im November 2005 eingeladen wurde, in Washington D. C. die Eröffnungsrede des Meeting of the Society for Neuroscience zu halten – an dem mindestens 37 000 Wissenschaftler teilnahmen –, unterstrich er, dass der Buddhismus dem Wesen nach pragmatisch und experimentell ist, denn er hat zum Ziel, Leiden durch bessere Kenntnis der Funktion des Geistes zu beenden. Und er sprach sich dafür aus, den Inhalt alter buddhistischer Texte dann als überholt zu betrachten, wenn sie inhaltlich den heutigen wissenschaftlichen Erkenntnissen widersprechen, wie zum Beispiel auf dem Gebiet der Kosmologie. »Im Gegenzug«, fügte er hinzu, »kann der Buddhismus sein Wissen aus 2000 Jahren der Geistesschulung mit der modernen Wissenschaft teilen.«

Der ehemalige Direktor der Fakultät Psychologie an der Harvard-Universität, Stephen Kosslyn, erklärte bei einem Treffen von Mind & Life am Massachusetts Institute of Technology in Cambridge (Massachusetts) seinerseits: »Wir müssen Demut vor der großen Menge empirischer Daten zeigen, die kontemplative Buddhisten uns zur Verfügung gestellt haben.« In diesem Geist eröffnet Steven Laureys Buch spannende, ganz neue Perspektiven in diesem neuen Forschungsfeld der kontemplativen Neurowissenschaften.[3]

Matthieu Ricard
Buddhistischer Mönch und Wissenschaftler

Einleitung

»Man muss die eigenen Gedanken nicht kontrollieren. Man muss lediglich aufhören, sich von ihnen kontrollieren zu lassen.«

Dan Millman (Trampolin-Weltmeister und Autor)

Vor ungefähr einem Jahrhundert bekam ein alter japanischer Zen-Meister eines Tages Besuch von einem Universitätsprofessor, der Zen-Meditation praktizieren wollte. Der weise Mann bot seinem Gast zunächst eine Tasse Tee an. Er schenkte die Tasse seines Besuchers randvoll ein und hörte gegen alle Erwartung nicht auf, zu gießen. Der Professor schaute überrascht zu, wie die Tasse überlief, bis er sich nicht mehr zurückhalten konnte: »Die Tasse läuft über, mein Herr. Es passt wirklich nichts mehr hinein.« Der alte Mann schaute den Professor an und sprach mit sanfter Stimme: »Sehen Sie, Ihr Kopf ist ein wenig wie diese Tasse. Er läuft über vor Gedanken, Sorgen und Meinungen. Ich kann Ihnen nichts über Zen-Meditation beibringen, bevor Sie ihn nicht geleert haben.«

Ich bin Arzt und Wissenschaftler. Als solcher möchte ich zunächst gern erläutern, warum ich dieses Buch schreibe und warum es mir so viel bedeutet, diese Geschichten zu erzählen, warum ich darlegen möchte, wie ich Meditation in meiner Klinik für Neurologie im Krankenhaus nutze, und warum es mir so wichtig ist, die wissenschaftlichen Erkenntnisse meines Labors und anderer Forschungszentren auf der ganzen Welt zu präsentieren. Mein beruflicher Werdegang ist recht klassisch. Während des Medizinstudiums lernte ich viel über den menschlichen Körper und das Gehirn, über Krankheiten und die Behandlungen, mit denen man sie heilt oder sich ihnen stellt. Später konzentrierte ich mich mit meinem Forschungsteam auf die Zustände des menschlichen Bewusstseins und mittlerweile sind Hirnverletzungen und die Bewusstlosigkeit mein Spezialgebiet. Dank der Arbeit und der Forschungen, die ich in unserem Labor und dem klinischen Forschungszentrum in Lüttich (Belgien) durchführe, kam ich den Antworten auf Fragen Schritt für Schritt näher, die ich mir schon als Jugendlicher zu stellen begann. Was ist der Zweck unseres Lebens auf der Erde? Warum denken wir? Wie können wir bessere Menschen werden? Welchen Sinn hat das Leben? Ich bekam die Möglichkeit, mein Wissen über die Bewusstseinszustände des Menschen noch mehr zu vertiefen, über Anästhesie und Hypnose, eine Technik, die wir im Universitätskrankenhaus Lüttich gründlich untersucht hatten. Immer wieder lernte ich mehr über das menschliche Gehirn, über unsere Geisteszustände und unsere Denkprozesse und darüber, warum unser Gehirn kontinuierlich in Aufruhr und in Veränderung ist und was passiert, wenn es angeregt wird.

Ich möchte mich keinesfalls mit meinem Wissen und meinen Taten großtun. Genau wie du kann ich Egozentrik und Personenkult oder Verehrung einer einzelnen Person nicht ausstehen. Mit dieser kurzen Zusammenfassung meines Lebenslaufs möchte ich auf Folgendes hinaus: Alles Wissen, das ich als Arzt und Wissenschaftler erworben hatte, konnte mir nicht helfen, als am 17. August 2012 plötzlich meine Welt zusammenbrach. Es war ein Schock. Ich war plötzlich allein mit drei Kindern im Alter von sieben, elf und dreizehn Jahren. Bis zu jenem Moment hatte ich immer viel gearbeitet, unregelmäßige Arbeitszeiten gehabt und danach meine Freizeit mit meiner Familie verbracht. Plötzlich war ich emotional völlig verloren. Ich war nicht nur Vater, sondern auch Ehemann gewesen. Meine unerwartete Scheidung erschütterte mich auch als Mann. Trotz all meiner Studien und all der Bücher, die ich gelesen hatte, schien keine Therapie mein Leiden lindern zu können. Keine Tablette, Salbe oder Operation konnte dieses Problem lösen.

Ich habe nichts zu verbergen und deswegen kann ich durchaus zugeben, dass das erste Jahr nach diesem Bruch besonders schwierig war. Ich war unfähig, gesund zu leben. Gegen den Stress griff ich zu Zigaretten und Alkohol. Ich nahm mir keine Zeit mehr für mich, weder für meinen Körper noch für meinen Geist. Ich hetzte mir selbst hinterher, um meine Karriere und meine Familie unter einen Hut zu bringen. Ich nahm Antidepressiva und Schlaftabletten. Nach mehreren harten Monaten erreichte ich den Tiefpunkt und ich verstand, dass ich so nicht weitermachen konnte. Ich wollte mein Leben wieder in den Griff bekommen und ein Vorbild für meine Kinder sein. Wenn einem so etwas passiert, kommt unweigerlich der Moment, in dem man über sich selbst nachdenken muss. Um wieder in Kontakt mit mir selbst zu kommen, ging ich zu mehreren Therapeuten und Psychiatern.

Ich vertiefte mich in Bücher, die eventuell helfen konnten, mit Problemen dieser Art umzugehen. Ich begann, für einen Marathon zu trainieren, und fand durch Gespräche mit klugen Freunden im Yoga ein Ventil. Über die Bücher, die ich las, und die Yogastunden, an denen ich wöchentlich teilnahm, entwickelte ich echtes Interesse an Meditation. Ich hatte zuvor zwar natürlich schon davon gehört und gelesen, war aber – wie viele Kollegen in der Wissenschaft – skeptisch eingestellt. Ein Journalist hatte mich Jahre zuvor beispielsweise nach meiner Meinung zu Achtsamkeit gefragt, die eine Säule der Meditation ist, und ich hatte abgewunken. Das war bloß ein Hype, eine Modeerscheinung aus den Zeitschriften und dem Internet. Doch je mehr ich darüber las, desto mehr begann ich an meiner vorher eindeutigen Einstellung zu zweifeln.

Auch die Yogameditationsstunden und die Einstellung der Yogalehrerin machten mich neugierig. Ich hatte schon viele Sportarten ausprobiert, aber wegen meines unangepassten Geistes nie Wettbewerbsniveau erreicht. Wenn zum Beispiel mein Tennislehrer meine Technik kritisierte, hielt ich meinen Schläger absichtlich etwas höher oder zu weit nach rechts oder links. Das Disziplinierte an diesen Trainings passte weder zu meinem rebellischen Wesen noch zu meinem etwas dickköpfigen Charakter. Yoga hingegen hatte es mir angetan. Die Lehrerin achtete nicht darauf, ob mein linker Fuß exakt positioniert war oder ob ich mit meiner Nase die Knie berühren konnte. Wichtig war bei diesem Yoga- und Atemunterricht, wie es mir ging und welchen Fortschritt ich persönlich machte, was ich über mich lernte, über meinen Körper und meine geistige Verfassung in jenem Moment.

Dies weckte mein Interesse als Neurologe. In der wenigen freien Zeit, die ich hatte oder, besser gesagt, mir nahm, las ich immer mehr Bücher über Philosophie, Meditation, christliche kontemplative Praktiken und die buddhistische Sicht auf das Leben. Ich beschäftigte mich immer stärker mit dem Thema und fing automatisch an, bewusster zu leben. Ich mochte mich nicht länger über die Vergangenheit beklagen oder mir unnütze Sorgen über die Zukunft machen. Ich wollte nur noch den Moment genießen und erleben, zusammen mit meinen fantastischen Kindern. Ich entdeckte, dass Achtsamkeit nicht einfach nur ein Modewort ist, so wie ich den Journalisten Jahre zuvor belehrt hatte, sondern dass es wirklich ein besonderer Mehrwert in allen Aspekten des täglichen Lebens sein kann: eine Mahlzeit wirklich zu genießen zum Beispiel, darüber nachzudenken, wie man die Zeit plant, oder im Urlaub nicht nur von einer herrlichen Sehenswürdigkeit zur nächsten zu eilen, sondern auch wirklich innezuhalten und diese ganze Pracht und Herrlichkeit in der Welt zu bestaunen.

Von dem Moment an spielte Meditation nicht nur eine große Rolle in meinem täglichen Dasein, sondern sie bekam auch einen Platz in meinem Berufsleben. In unserem Labor in Lüttich war es nur ein kleiner Schritt von unseren Forschungen über Bewusstseinszustände unter Hypnose zur Erforschung der Geisteszustände während der Meditation. Mein wissenschaftliches Interesse an Meditation wurde erst recht angeregt, als ich Matthieu Ricard zum ersten Mal traf: Doktor der Molekularbiologie, buddhistischer Mönch und Französischübersetzer des 14. Dalai-Lama. Die zufällige Begegnung ermöglichte es mir, Gedanken mit einem besonderen Menschen auszutauschen, dessen Bücher über östliche Philosophie, Meditation und Buddhismus ich gelesen hatte. Wir lernten uns am 28. November 2013 bei einem TED Talk in Paris kennen. Bei diesen Konferenzen kommen

Experten zusammen und diskutieren Themen und Ideen aus Wissenschaft, Technik, Wirtschaft, Soziologie und dem Kreativsektor. Zu dieser bestimmten Veranstaltung in Paris waren sowohl Matthieu Ricard als auch ich eingeladen. Obwohl ich an diesem Tag nicht alles anhören konnte, was Matthieu über die Bedeutung von Altruismus im 21. Jahrhundert zu sagen hatte, zog seine Anwesenheit sofort meine Aufmerksamkeit auf sich. Zu meinem großen Vergnügen fanden wir nach der Konferenz Zeit, uns zu unterhalten. Aus Gründen, die ich noch immer nicht richtig benennen kann, verstanden wir uns auf Anhieb. Worüber wir genau sprachen, ist eine vage Erinnerung geworden. Was ich aber noch ganz klar weiß, ist, dass er »Ja, lass uns das machen« antwortete, als ich ihn einlud, in mein Labor nach Lüttich zu kommen, damit mein Forschungsteam sein Gehirn und die Wirkung der jahrelangen Meditation darauf untersuchen könnte.

Er nahm nicht zum ersten Mal an solchen Studien teil. Seit er sein Leben dem Buddhismus und folglich auch der Meditation geweiht hat, haben bereits einige Wissenschaftler Tests mit ihm durchgeführt, um die Auswirkungen meditativer Praktiken auf die Entwicklung und die Funktion des Gehirns zu zeigen. Ich wollte diese Daten gern weiter erforschen – mit Matthieu Ricard als dem perfekten Probanden.

Neben unserer Forschungszusammenarbeit zu Meditation lud Matthieu Ricard mich auch zu einem Retreat von Mind & Life ein. Dieses Institut wurde 1987 in den Vereinigten Staaten gegründet und hat den Dialog zwischen der modernen Neurowissenschaft und den kontemplativen und meditativen Traditionen zum Ziel. In anderen Worten: Es ist ein Institut, das eine Brücke schlägt zwischen kontemplativer Wissenschaft, die die Funktionen des Gehirns über Jahrhunderte erforscht hat, und der Wissenschaft unserer Tage. Das Timing hätte nicht besser sein können! Vanessa (meine neue Partnerin, Psychologin aus Kanada; wir heirateten drei Jahre später) kam im August 2014 mit mir zur ersten Mind-&-Life-Europe-Sommerschule, die in einem

Kloster auf der idyllischen Fraueninsel im Chiemsee stattfand. Matthieu nahm als Referent und auch als Meditationslehrer teil. Dies wurde meine erste echte Erfahrung mit der formalen Meditation. In der Vergangenheit hatte ich im Wesentlichen Yoga dazu genutzt, weniger gestresst und achtsamer durch den Alltag zu gehen. Aber dieser Aufenthalt in Deutschland bot eine faszinierende und anregende Erfahrung, die ausgesprochen inspirierend und wohltuend war.

Täglich um halb sechs Uhr morgens klingelte der Wecker zur ersten Sitzung mit Meditationsyoga und danach folgte eine Stunde formale Meditation. Anschließend frühstückten wir in Stille als Start in einen Tag voller Vorträge und allerlei Meditationssitzungen. Als reine Anfänger waren meine Frau und ich ein wenig verloren. Ich war – und bin es noch immer – etwas tollpatschig bei formalen Meditationssitzungen. Trotzdem fühlte es sich nicht unbehaglich oder unschön an. Wie im Yogaunterricht hatte ich das Gefühl, dass die Meditation für mich greifbar war, dass ich die Übungen auf meine eigene Art und Weise und auf meinem eigenen Niveau ausüben konnte, ungeachtet des Könnens der anderen um mich herum. Anders als bei vielen technischen Sportarten oder Kunstformen, für die man bestimmte Techniken beherrschen muss, bevor man sie korrekt ausführt, ist Meditation für mich nicht nur eine Frage der Technik. Es geht bei ihr nicht um Wettbewerb und es ist nicht nötig, sich zu hohe Ziele zu setzen. Man braucht auch keine Ausrüstung, keinen besonderen Ort. Meiner Meinung nach ist die Haltung, die man einnimmt, nicht wichtig und es muss auch nicht dieselbe Haltung wie bei anderen sein. Wichtig ist, dass man sich gut und wohlfühlt. Es gibt auch keine zeitlichen Vorgaben für die Übungen. Meditation ist, kurz gesagt, eine persönliche Reise, die wir alle nach unserem eigenen Belieben gestalten können. Was kann man sich mehr wünschen?

Im Mai 2015 schritt Matthieu Ricard vom Wort zur Tat, beschloss, sein Zimmer im obersten Stock seines Shechen-Klosters bei Kathmandu in

Nepal zu verlassen, und kam zu meinem Team nach Belgien. Ich durfte ihn nicht nur in meinem Labor empfangen, sondern auch als Gast bei mir zu Hause. Er war ein Unikum! Es war unmöglich, ihn in seinem buddhistischen Gewand zu übersehen – und meinen ältesten Sohn Hugo beeindruckte er besonders. Hugo hatte sich ein Jahr zuvor entschieden, Vegetarier zu werden. Ich fühlte mich damals noch nicht bereit, für ihn extra zu kochen, deswegen hatte ich ihm gesagt, er sei zu jung, um auf Fleisch zu verzichten. Ich gestehe, dass ich ihn glauben ließ, dass er wahrscheinlich keine Schambehaarung bekommen würde, wenn er auf Fleisch verzichte. Das war sehr dumm, ich gebe es zu, aber die Notlüge hatte gewirkt. Als Hugo und Matthieu jedoch an unserem Küchentisch ins Gespräch kamen, wurde ich natürlich entlarvt. Ricard, überzeugter Vegetarier, ermutigte Hugo und versicherte ihm: Der Unsinn, den sein Vater ihm weisgemacht hatte, ergebe keinen Sinn. Obendrein stimmte er Hugo zu: Tiere sind unsere Freunde – die verspeist man doch nicht! Dann führte Matthieu als waschechter Wissenschaftler eine ganze Reihe epidemiologischer Studien mit Hunderten, wenn nicht Tausenden von Probanden an, die belegt hatten, dass eine vegetarische Ernährung tatsächlich gesünder ist als eine auf Fleisch basierende Ernährung. Seither sind wir zu Hause alle etwas flexitarisch geworden, wir essen also weniger Fleisch. Hugo jedoch bleibt unser moralisches Vorbild als ethischer Vegetarier und Vorkämpfer für das Tierwohl.

Manch einer mag nun fragen, ob Matthieu Ricard sich verstellt, wenn die Scheinwerfer auf ihn gerichtet sind. Die Antwort ist einfach: Nein, überhaupt nicht. Bei seinen Besuchen bei uns in Lüttich war Matthieu sich immer treu. Er trug stets sein buddhistisches Gewand, außer, wenn er im Schlafanzug oder in der Badehose am Pool meditierte. Das bewundere ich an ihm. Er reist durch die ganze Welt. Er hat eine riesengroße Anhängerschaft in den sozialen Medien und wird angebetet wie ein Rockstar. Trotz dieses Ruhms bleibt er mit beiden Beinen auf dem Boden. Er ist durch und durch Altruist. Er ist offen für

Diskussionen über alle möglichen und vorstellbaren Themen, sogar über Themen mit Konfliktpotenzial wie Karma und Reinkarnation. Er ist bereit, sich selbst und den buddhistischen Lebensstil infrage zu stellen, und zögert nicht, sich wissenschaftlichen Experimenten auszusetzen.

Das gilt auch für den Dalai-Lama, und das weiß ich aus eigener Erfahrung. Dank meiner Zusammenarbeit mit Matthieu Ricard bekam ich im September 2016 die Chance, einen Tag mit ihm zu verbringen. Gemeinsam mit Matthieu und dem Dalai-Lama nahm ich an einer Konferenz an der Universität von Straßburg über die Wechselwirkung zwischen Wissenschaft und Buddhismus teil. Zwischen den Sitzungen hatte ich die Gelegenheit, mit dem Dalai-Lama privat und ausführlich zu sprechen. Er beantwortete viel mehr Fragen, als ich gestellt hatte. Ich staunte, wie offen und zugänglich er war und dass er bereit war, unsere verschiedenen Ansichten über Bewusstseinszustände und die Dichotomie zwischen Wissenschaft und Glauben zu diskutieren. Wie Matthieu ist auch der Dalai-Lama alles andere als egozentrisch. Im Gespräch sprachen wir einander mit »Bruder« an. Vielleicht war das der Grund, warum ich am Ende des Tages den Mut hatte, zu ihm zu sagen: »Ich weiß nicht, ob Sie ein guter Buddhist sind, aber Sie wären in jedem Fall ein fantastischer Wissenschaftler.«

Dank der Offenheit des Dalai-Lama und Matthieu Ricards bekam ich eine Antwort auf die Kernfrage: »Was macht Meditation mit dem Gehirn?« Nach einigen Tests an Matthieu im Labor entdeckten wir, dass sich sein Gehirn in gewisser Weise von dem seiner Altersgenossen unterscheidet. Bestimmte Regionen seines Gehirns sind besser entwickelt. Wenn er mit über 250 Elektroden auf dem Kopf meditierte, konnten wir zeigen, dass Anteile seines neuronalen Netzwerks besser funktionierten als die neuronalen Netzwerke bei anderen Über-70-Jährigen.[4] Dies ist nur ein Bruchteil unserer Erkenntnisse; im Verlauf des Buchs berichte ich dir mehr darüber.

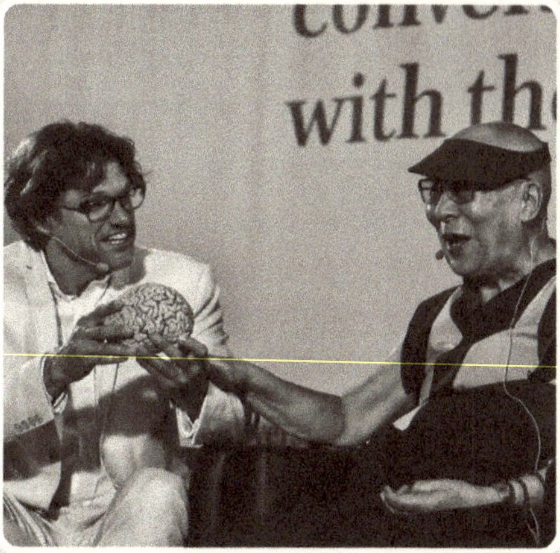

»Meine eigentliche Religion ist die Freundlichkeit.«
Dalai-Lama

Als ich den 14. Dalai-Lama bei einem wissenschaftlichen Kongress an der Universität Straßburg nach der Beziehung zwischen Gehirn und Geist fragte, antwortete der 81-jährige Mönch freundlich: »Unser Gehirn ist mit Materie gefüllt, die wir messen können. Bei unserem Bewusstsein ist das nicht der Fall. Es gibt keine materiebasierte Methode, mit der wir den Geist analysieren können.« Als Neurologe habe ich mit dem Team natürlich das Ziel, unser wissenschaftliches Verständnis von Geist und Gehirn voranzubringen, aber wir dürfen nicht zu viel erwarten. Als Neurowissenschaftler geben wir besser zu, dass wir nicht verstehen, wie etwas Materielles wie das Gehirn immaterielle Gedanken, Wahrnehmungen und Gefühle, kurz gesagt, unser Bewusstsein produzieren kann. Das bleibt eines der größten Rätsel und wir sind nicht in der Position, irgendeine Hypothese auszuschließen.

Jetzt höre ich dich schon denken: Warum ist es für uns Leser interessant, dass ein Neurowissenschaftler das Gehirn eines Meditationsmeisters untersucht? Genauso, wie Wissenschaftler Topathleten untersuchen und mit diesen Schlussfolgerungen daran arbeiten können, den sportlich aktiven normalen Menschen mit neuen Laufprogrammen zu helfen, so hilft die Untersuchung von Meditationsexperten zu verstehen, was Meditation uns allen geben kann. Wie wir untersuchten viele andere Wissenschaftler das Gehirn von Meditationsexperten und auf der Grundlage dieser Erkenntnisse wurden Experimente mit »ganz normalen« Menschen durchgeführt. Heraus kamen interessante Ergebnisse, die ich dir in diesem Buch detaillierter erläutern möchte.

Einige dieser Studien sind natürlich sehr komplex. Als Wissenschaftler hängen unsere Ergebnisse stark davon ab, was für eine Ausrüstung uns für unsere Studien zur Verfügung steht. Außerdem kann man aus einer einzigen Untersuchung keine Schlüsse ziehen, es sei denn, es gab Kontrollgruppen und andere Studien bestätigen die Ergebnisse der ersten Untersuchung. Wissenschaftliche Studien müssen eine ganze Reihe von Kriterien erfüllen, damit die Ergebnisse verlässlich sind und in einer wissenschaftlichen Zeitschrift veröffentlicht werden können: ein akribischer Prozess, den ich dir im weiteren Verlauf dieses Buchs etwas mehr erkläre. In mehreren Jahren Meditationsforschung konnte ich einiges Wissen zusammentragen. In der Meditation bin ich zwar noch immer ein Lernender, aber als Hirnforscher und auch als klinischer Neurologe bin ich aufgrund der vielen veröffentlichten Studien davon überzeugt, dass Meditation deine mentale Gesundheit und deine Lebensqualität wirklich verbessern kann. Dieses Wissen möchte ich hier mit dir teilen. Mein Ziel ist, dich zu ermutigen, es einmal mit der Meditation zu versuchen, sie als eine Änderung des Lebensstils im Sinne der Gesundheitsvorsorge und als interessante Ergänzung zur modernen, westlichen Medizin zu betrachten. Daher stelle ich eine recht provokante Frage: Warum machst du die Erfahrung nicht mal selbst? Es wäre zu schade, wenn du dich weigerst, dich für neue oder andere Wege zu öffnen, oder? Wir leben in einer sich ständig verändernden Welt. Die Wissenschaft bleibt nicht stehen. Lass uns also auch in Bewegung bleiben!

Ich hoffe, ich überzeuge dich davon, dass Meditation die moderne westliche Medizin ergänzen kann.

Dieses Buch soll zeigen, dass es einen goldenen Mittelweg zwischen harter objektiver Wissenschaft und subjektiven spirituellen oder kontemplativen Praktiken gibt. Um es klar zu sagen: Ich möchte dich nicht zum Buddhismus bekehren. Auch ich bin kein Buddhist geworden. Ich kann dir aber die Instrumente an die Hand geben, mit denen du besser verstehst, warum Meditation einen Mehrwert bedeuten kann und wie du anfängst zu meditieren. Ich hoffe, dass du es so schaffst, in einer umfangreichen und spannenden Welt der Meditationstechniken und Hirngymnastikübungen deinen eigenen Weg zu finden – wie ich es getan habe. Es ist eine Welt, in der nichts muss und alles darf, solange du es nur bewusst tust. Nimm dir die Zeit, in Wissen und Praxis der Meditation einzutauchen. Probiere die Übungen aus, die dich am meisten ansprechen, und entdecke, was Meditation für dich heißt.

Klar ist dabei: Man sollte immer deutlich abgrenzen zwischen persönlicher Meinung, anekdotischen Situationen und auf soliden Daten basierenden wissenschaftlichen Studien. Aber ich finde es schade, dass dem individuellen und psychosozialen Aspekt unserer heutigen Medizin so wenig Aufmerksamkeit geschenkt wird. Nehmen wir zum Beispiel den Placeboeffekt: Das ist ein unglaubliches Phänomen, das den starken Einfluss unseres Geistes auf den Körper widerspiegelt. Das gilt genauso für Hypnose und Meditation. Trotzdem werden diese Methoden nicht immer ernst genommen. Natürlich kann man nicht alle Krankheiten durch Meditation heilen, aber Meditation kann ganz gewiss Stress reduzieren und Medikationen ergänzen.

Dieses Buch macht keine Werbung für eine bestimmte Meditationsform, -methode oder -tradition. Im Gegenteil: Ich möchte Wege vorschlagen, wie du deine persönliche Beziehung zur Meditation aufbauen kannst. Vielleicht bringst du Stunden auf einer Matte zu oder beschränkst dich darauf, ein paarmal bewusst ein- und auszuatmen. Das ist unerheblich. Entscheide du, was in welchem Moment für dich passt. Gewisse Zen-Traditionen, bei denen man von einem strengen Mönch mit dem Stock zur Ordnung gerufen wird, wenn die Haltung nicht korrekt ist, wären für mich zum Beispiel nichts!

Ich schlage vor, du beginnst mit einem kleinen Experiment. Nimm dir ein Stück deiner Lieblingsschokolade (aus Belgien!) oder bereite eine schöne Tasse Tee zu. Nimm dir Zeit, diese Köstlichkeit anzuschauen, rieche daran, atme tief ein, würdige sie. Konzentriere dich ganz auf das, was du tust, und lass dich von der Erfahrung ganz einnehmen. Nun isst du die Schokolade oder trinkst den Tee. Was riechst, erkennst, schmeckst, denkst und fühlst du? Du wirst merken, wie bewusst du dieses Stück Schokolade oder diese Tasse Tee wahrnimmst und wie gut es dir schmeckt. Ich wette, die Sinneswahrnehmungen sind viel stärker, als wenn du, ohne darüber nachzudenken, die Schokolade mit einem Happs verschlungen oder den Tee rasch hinuntergestürzt hättest. Das ist Meditation: eine einfache Übung in bewusstem Sein. Tust du's?

1

Glück – zum Greifen nah … für dein Gehirn!

»Das Geheimnis des Glücks ist die Freiheit … das Geheimnis der Freiheit aber ist der Mut.«

Thukydides, Athener Stratege, 460–400 vor Christus

Wir wollen anscheinend alle glücklich sein, wollen uns fröhlich, tatkräftig, liebend und geliebt, entspannt und stark fühlen. Wir wollen eine gute Gesundheit, die Wertschätzung unseres Umfeldes und die Fähigkeit zu friedvoller Weisheit erreichen. Die Frage ist, wie man das schafft, wenn man weiß, dass alles in unserem brillanten Gehirn und Geist entspringt. Darum will ich dir helfen, Gehirn und Geist sowie ihre Funktion zu verstehen und zu erkennen, wie du diese mit Meditation beeinflussen kannst. Aber du kannst sicher sein, dass ich dich dafür nicht mit neurologischem Fachjargon bombardiere, auch nicht mit Begriffen aus dem Sanskrit oder anderen Fremdsprachen. Ich werde nur einige Geschichten erzählen, Begebenheiten aus dem Klinikalltag, und ein paar wissenschaftliche und medizinische Einblicke anführen, damit du verstehen kannst, was im Gehirn geschieht, warum es aller Wahrscheinlichkeit nach so funktioniert, wie es funktioniert, und was sich aus diesen Funktionen ergibt.

Das erinnert mich an eine Begebenheit: Vor ein paar Jahren wurde ich eingeladen, mit einer Gruppe von Jugendlichen über Meditation zu sprechen; gern nahm ich an. Zu meiner großen Überraschung stand ich dann vor etwa 130 Schülerinnen und Schülern, die mich ungeduldig erwarteten. Als ich sie fragte, wer von ihnen denn mit Stress, Sorgen oder Schlafproblemen zu tun hatte, gingen acht von zehn Fingern in die Luft. Völlig anders als erwartet waren diese Kinder ganz erpicht darauf, mit mir Meditationsübungen zu machen, während ich – vermutlich genau wie du – davon ausgegangen war, dass sie ein friedliches und sorgloses Dasein führten. Offenbar brauchten sie genau wie Erwachsene einen ruhigen und stillen Raum, in dem sie ihre Sorgen für eine Weile beiseiteschieben konnten. Es berührte mich sehr, dass so junge Kinder schon so viele Sorgen hatten und so dringend eine Möglichkeit brauchten, sich zu entspannen und den Kopf frei zu bekommen.

Grübeln und sich Gedanken zu machen, ist leider in unserer Natur so eingerichtet! Dieser endlose Fluss von Gedanken, Meinungen und

Analysen in unserem Kopf ist sogar so allgegenwärtig, dass wir einen Namen dafür haben: Monkey Mind oder Gedankenkarussell. Die Tatsache, dass Menschen denken und sich bewusst sind, dass sie denken, hängt mit ihrer Evolution vom Primaten zum Homo sapiens zusammen.

Unser Gehirn ist im Laufe der Jahrhunderte darauf programmiert worden, positive und negative Reize zu identifizieren, also sowohl Chancen als auch Bedrohungen. Das war schon bei den ersten sich bewegenden Mikroorganismen der Fall, die den Planeten besiedelten. Sie waren mit praktischen Fühlern ausgestattet, mit deren Hilfe sie sichere Plätze ausmachten, an denen sie Nahrung fanden, und die gefährlicheren Orte mieden. Dieser Überlebensmechanismus entwickelte sich entsprechend den evolutionären Anforderungen für das Leben auf der Erde. So lernten beispielsweise unsere Vorfahren in der Urzeit, dass sie überleben konnten, wenn sie Beeren pflückten und kleine Tiere jagten, dass sie sich jedoch von größeren wilden Tieren besser fernhielten. Nach und nach entwickelte sich unser Gehirn, wurde immer komplexer und verfeinerte diesen integrierten Überlebensmechanismus.

Unser Gehirn lernte, Sinnesreize aller Art wie Bilder, Geräusche und Gerüche im Schnelltempo zu analysieren, um sofort reagieren zu können. Ein einfaches Beispiel: Du steigst in die Dusche und siehst aus dem Augenwinkel einen kleinen schwarzen Fleck beim Abfluss. Im Nu checkt dein Gehirn alle persönlichen Erlebnisse, die es archiviert hat, und entscheidet, dass dieser schwarze Fleck eine Spinne sein kann. Ergebnis: Du schreist auf, dein Puls geht hoch, du fängst an zu schwitzen und bist im Verteidigungsmodus. Blitzschnell steigst du wieder aus der Dusche. Erst als du genauer hinsiehst, merkst du, dass du bloß ein Haarbüschel gesehen hast und gar kein Grund zur Panik bestand. Dein Körper kommt wieder zur Ruhe und du kannst entspannt duschen.

Dieser überentwickelte Überlebensmechanismus ist der Grund dafür, warum wir es als Mensch in der Evolution so weit gebracht haben. Leider ist er auch der Grund dafür, warum wir im 21. Jahrhundert manchmal überreagieren und so vielen Stresssituationen ausgesetzt sind. Unser innerer Überlebensmechanismus ist so komplex geworden, dass unser Gehirn nie ruhig ist, selbst dann nicht, wenn wir abends einschlafen. Wie oft liegst du wach, weil du mit zu vielen Gedanken gleichzeitig kämpfst? Du hast das Gefühl, dass hinter jeder Ecke Gefahr lauert – sei es ein Verkehrsstau oder seien es Terrorattacken, ganz zu schweigen von drängenden Abgabeterminen und der immer vorhandenen Angst vor der Zukunft oder vor dem, was nach der COVID-19-Pandemie geschehen könnte. Unser innerer Überlebensmechanismus ist überdreht und wir können nicht mehr loslassen: Buchstäblich und im übertragenen Sinne! Denn der Teil in deinem Hirn, der für diese ganze Grübelei sorgt und den wir in der Neurologie dein inneres Bewusstseinsnetzwerk nennen, läuft sogar im Gehirn von Komapatienten immer weiter – ein bisschen wie ein Kühlschrank, der nie aufhört zu summen, solange der Stecker in der Steckdose ist.

Kurz gesagt wird unser Gehirn mit Reizen überladen und wir sind überwältigt. Dann dominieren Gefühle wie Stress, Angst und Depression über angenehme Gefühle wie ein innerer Frieden und Freude. Glücklicherweise gibt es einen Ausweg: Wir haben zwar alle dasselbe Problem, aber wir können damit zurechtkommen. Die Frage lautet: Wie? Indem wir unser zum Teil vorprogrammiertes Gehirn neu konfigurieren, und zwar besonders durch Meditation. Ich spreche aus persönlicher Erfahrung, aber ich bin auch in der Lage, dies aus einer wissenschaftlichen und klinischen Perspektive zu demonstrieren. Jahrzehntelange Forschung auf der Grundlage eines Dialogs zwischen Psychologie und Neurowissenschaften einerseits und der kontemplativen Welt andererseits hat uns gelehrt, dass Meditation ein Mittel sein kann, diese kleine Stimme in unseren Köpfen, die nicht schweigen kann, wieder unter Kontrolle zu bekommen. Meditation ist ein Instrument, durch das wir uns freiwillig dazu entscheiden können, ruhig zu bleiben, losgelöst, und den konstanten Strom unserer Gedanken, Wahrnehmungen und Gefühle im Griff zu haben. So kann sie auch Lösungen für moderne Probleme wie Stress und damit zusammenhängende Erkrankungen, Ängste, emotionale Probleme,[5] Konzentrations- und Aufmerksamkeitsstörungen, Depression und Burnout,[6] Schlaflosigkeit,[7] chronische Schmerzen,[8] Störungen des Immunsystems, Herz- und Gefäßerkrankungen,[9] allgemein mangelndes Wohlbefinden sowie Mangel an Liebe, Verständnis und Mitgefühl[10] anbieten. Mit anderen Worten: Wenn du lernst, dein Gehirn anders zu nutzen, es neu zu »verkabeln« und bestimmte Hirnregionen mehr zu entwickeln, wirst du in der Lage sein, dein Glück selbst in die Hand zu nehmen. Die Ereignisse, aus denen dein Alltag besteht, sind selbstverständlich wichtig, doch es zählt vor allem die Art und Weise, wie du sie erlebst. Schon dadurch, dass du dieses Buch liest, machst du den ersten Schritt hin zu einem ruhigeren, entspannteren, bewussteren und positiveren Leben. Dein Glück liegt also zum Teil sozusagen in den Händen deines eigenen Gehirns und Verstandes.

Wenn du lernst, dein Gehirn anders zu nutzen, es neu zu »verkabeln« und bestimmte Hirnregionen mehr zu entwickeln, wirst du in der Lage sein, dein Glück selbst in die Hand zu nehmen.

2

Was genau ist Meditation?

»Durch Meditation streben wir konkret an, unseren Geist zu beruhigen und lenkbarer zu machen, sodass du wählen kannst, ob du dich konzentrierst oder entspannst, und sodass du dich vor allem von der Tyrannei mentaler Qualen und Verwirrung befreien kannst.«

Matthieu Ricard

Der große japanische Zen-Meister Daisetz Teitaro Suzuki war einst zu einem Symposium unter freiem Himmel eingeladen. Es saß vollkommen bewegungslos da, den Blick starr auf einen Punkt direkt vor sich gerichtet. Er sah aus wie eine Statue. Den anderen Gästen schien es, als wäre er woanders, als erlebe er eine tiefe Trance. Als jedoch ein Windstoß einen Stapel Papiere vom Tisch wehte, war Daisetz Suzuki der Einzige, der wie ein Pfeil aufsprang, um ihn aufzufangen. Er war ganz und gar nicht in einer anderen Welt. Er war im Gegenteil hoch konzentriert und sich aller Dinge bewusst, die um ihn herum passierten.

Diese kleine Begebenheit spricht Bände über die anhaltenden falschen Auffassungen von Meditation. Um zu erklären, was Meditation genau ist und wie sie dir helfen kann, will ich zuerst verdeutlichen, was sie nicht ist.

MEDITATION ≠ ORIGAMI

Das erste Klischee, das ich entkräften möchte, betrifft die origamiartigen Haltungen, die man während der Meditation vermeintlich einzunehmen hat. Du hast vermutlich vom berühmten Lotussitz gehört, bei dem deine Beine gekreuzt sind wie bei einer Brezel, die Hände auf den Knien ruhen, die Handflächen nach oben zeigen, Daumen und Zeigefinger einen Kreis bilden und dein Blick ins Unendliche gerichtet ist. Vergiss es! Meditation braucht keine ideale Haltung und schreibt auch keine vor. Obwohl die Lotusposition für erfahrene Buddhisten eine klassische Haltung ist, ist es gewiss kein Muss, so zu meditieren. Du entscheidest selbst, ob du sitzt, liegst, stehst oder dich bewegst. Ich selbst sitze gerne im Schneidersitz auf einem Kissen. Ab und zu sitze ich auf einem Stuhl und manchmal, zum Beispiel unmittelbar vor einem wichtigen Meeting, steige ich sogar auf meinen

Schreibtisch und genieße die herrliche Aussicht, die ich aus meinem Büro in der obersten Etage des Krankenhauses habe.

MEDITATION ≠ AN NICHTS DENKEN

»Ich kann nicht abschalten, deswegen ist Meditation nichts für mich.« Nichts ist falscher als das! Das Ziel von Meditation ist weder, dass man abschaltet, noch, dass man an nichts denkt. Es bedeutet im Gegenteil, dass man extrem konzentriert ist, auch wenn es nur ein paar Sekunden währt. Bei der Meditation lernst du, aufmerksam zu bleiben und dir bewusster zu werden, was um dich herum geschieht. Das machst du, indem du deine ganze Bewusstheit fest auf ein Objekt richtest und deinen Geist für alle Reize öffnest, die du im Moment erlebst. Wie das genau funktioniert, erfährst du weiter hinten in diesem Buch.

MEDITATION ≠ RELIGION

Als ich dem Dalai-Lama begegnete, fragte ich ihn, was er wichtiger fand: beten oder meditieren? Seine Antwort war eindeutig: »Meditieren natürlich«, denn man wüsste ja nicht, wen oder was man vergöttern sollte. Im Buddhismus gibt es keinen Gott, der einen leitet; man muss den eigenen Weg selbst finden. Die modernen Meditationsformen, die wir im Westen am häufigsten ausüben, sind zwar von fernöstlichen Traditionen inspiriert, sind jedoch häufig an die westlichen Zwecke angepasst worden. Du brauchst also wirklich kein Buddhist, Hinduist oder Mystiker zu werden, um das Gute daraus zu gewinnen.

Meditation kann unabhängig von jeglichem Glauben oder religiösen Überzeugungen praktiziert werden. Ich selbst betrachte das Meditieren mehr als einen Satz praktischer Instrumente, die mir helfen, besser und bewusster zu leben. Und so lautet eines meiner liebsten Zitate zum Thema: »An Meditation muss man nicht glauben, man muss sie ausüben.«

MEDITATION ≠ TAGTRÄUMEN

Ich bin Wissenschaftler. Wenn ich Begriffe wie »Chakra«, »Lebensenergiemeridiane«, »astrale Energie«, »Aura« und »Energiefeld«, »Karma«, »Reinkarnation« oder »kosmisches Bewusstsein« höre, will ich genau wissen, was man damit meint. Das sind nun einmal keine wissenschaftlich definierten und bewiesenen Begriffe, sondern eher metaphorische und spirituelle oder symbolische Begriffe. Ich meine, dass viel Verwirrung und Uneinigkeit in Bezug auf Meditation mit den unterschiedlichen Bedeutungen zu tun hat, die wir diesen Begriffen geben.

Für einen Wissenschaftler hat der Begriff »Energie« beispielsweise eine ganz exakte Bedeutung und bezieht sich auf ein Phänomen, das unterschiedliche Formen annehmen kann, zum Beispiel elektromagnetische Energie, Bewegungsenergie, Gravitations- oder Potenzialenergie, Kernenergie und thermische Energie. Diese bestimmten – ob mathematischen oder physikalischen – Definitionen von Energie unterscheiden sich von dem, was wir in der Biologie oder Psychologie unter Energie verstehen. Das gilt erst recht, wenn wir von mentaler Energie im Geist reden oder von der kosmischen mentalen Energie, die angeblich außerhalb des Gehirns existiert. Wenn ich mit Matthieu Ricard und meinen indischen oder chinesischen Kollegen darüber diskutiere, differenzieren wir stets sorgfältig zwischen diesen vielfältigen Definitionen und Bedeutungen. Wenn du dich für Esoterik begeisterst, kann die Meditation dein spirituelles Erleben um ein wichtiges Ritual ergänzen. Ich als Freund des wissenschaftlichen gesunden Menschenverstands bin der lebende Beweis dafür, dass Meditation auch sehr konkret und bodenständig sein kann. Kurz gesagt: Jeder kann selbst bestimmen, wie spirituell er mit Meditation umgehen will. Das finde ich so schön an der Meditation. Der Filmregisseur David Lynch fasste es perfekt in Worte, als er zu mir sagte: »Die Sache mit der Meditation ist die – du wirst immer mehr du selbst.« Du brauchst also überhaupt keine Bedenken zu haben, so zu meditieren, wie es zu dir passt und dir gefällt.

MEDITATION ≠ FEST VORGEGEBENE ROUTINEÜBUNG

Sofern du Lust zum Meditieren hast, halte ich persönlich es für das Beste, dass du meditierst, wie und wann immer du kannst. Gut ausgebildete Dozenten wie Matthieu Ricard hingegen werden dich ermutigen, regelmäßig und so häufig wie möglich zu meditieren. So besagt ein alter Zen-Spruch: »Wenn du keine Zeit hast, um 20 Minuten zu meditieren, dann meditiere eine Stunde.« Dennoch bedeutet das in meinen Augen nicht, dass du der Meditation jeden Tag gleich viel Zeit widmen oder auf eine bestimmte Art und Weise, an einem bestimmten Ort oder zu einem Moment meditieren musst. In dieser Hinsicht bin ich ganz bestimmt kein Vorbild. Manchmal meditiere ich täglich zehn Minuten und manchmal nehme ich sogar an mehrtägigen Retreats teil, bei denen ich mehrere Stunden am Stück meditiere.

Es kommt vor, dass ich einen ganzen Monat lang keine Zeit für die formale Meditation habe, oder besser: sie mir nicht nehme. Ich muss wie so viele von uns Arbeit und Familie miteinander kombinieren und mein Terminplan ist recht unregelmäßig. Manchmal fehlen mir einfach die Zeit oder der Wille, aber das ist keine Katastrophe. Ich kann es nicht oft genug sagen: Meditation ist eine individuelle Reise, die wir uns so gestalten, wie sie zu uns passt. Du kannst meditieren, wo und wann du willst und auf die Art und Weise, die sich für dich am besten anfühlt. Und wenige Minuten sind immer besser als gar nichts! Ich bin auch ein großer Verfechter der »formlosen« Meditation. In jedem Moment des Tages kannst du eine kurze Weile sehr bewusst tief ein- und ausatmen und eine Pause einfügen, in der du nichts Spezielles machst. Du möchtest vielleicht kurz bewusst verharren bei dem, was du tust, und es genießen oder schlicht und ohne Bewertung beobachten, was du erlebst, oder aber eine emotionale Bestandsaufnahme machen.

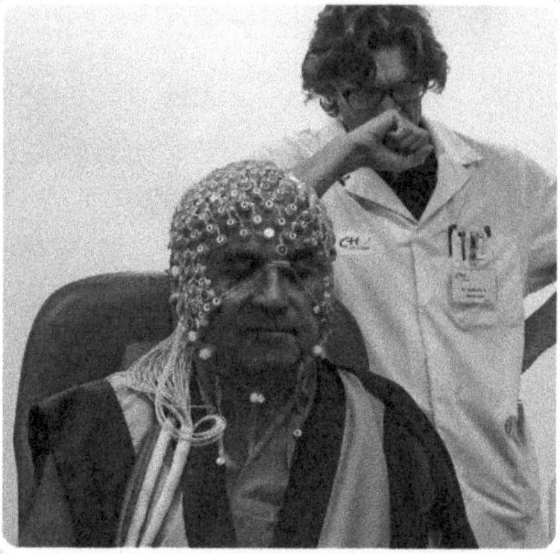

»Mich als den glücklichsten Menschen der Welt zu betrachten, ergibt für mich keinen Sinn.«
Matthieu Ricard

Der buddhistische Mönch Matthieu Ricard bekam von einem Journalisten den Titel »glücklichster Mensch der Welt«. Als Proband in unserem Labor versuchen wir, seine Hirnaktivität so exakt wie möglich zu messen … Aber was fühlt und denkt er nun genau?

Wir sehen Matthieu hier in Meditation versunken, während wir anhand eines EEG (Elektroenzephalografie) mit über 250 Elektroden die elektrische Aktivität in seinem Gehirn messen. Als Wissenschaftler, die versuchen, menschliche Emotionen und Bewusstseinszustände zu verstehen, können wir viel lernen, wenn wir das Gehirn von Meditationsexperten untersuchen. Nach – alle Zeiten zusammengenommen – über fünf Jahren Meditation bei einsamen Retreats in entlegenen Hütten im Himalaja können wir Matthieu mit Fug und Recht als geistigen Leistungssportler bezeichnen. Er praktiziert vor allem offene Bewusstseins- und Mitgefühlsmeditation sowie analytische Formen der Meditation gemäß der Lehre der tibetischen buddhistischen Tradition. Seine Hirnaktivität genau zu untersuchen, während er unterschiedliche Meditationsformen ausübte, brachte für uns viele Herausforderungen mit sich: Als Erstes brauchten wir Zugang zur neuesten Technologie, um die Aktivität von Milliarden Hirnzellen zu messen und korrekt zu analysieren (über die Ergebnisse dieser spezifischen Messung kannst du übrigens später in diesem Buch und in den Darstellungen auf den Seiten 65 und 145 mehr erfahren). Außerdem bin ich Wissenschaftler und als Meditierender lediglich ein Amateur. Ich habe nicht 1000 Stunden meditiert und bin bei Weitem kein buddhistischer Mönch. Es ist für mich nicht einfach, genau zu wissen und zu verstehen, was Matthieu nun subjektiv während einer tiefen Meditation erlebt. Woran denkt er? Wie sind die Emotionen und Sinneswahrnehmungen? Das ist ein großes Problem bei allen Untersuchungen von so persönlichen und individuellen Angelegenheiten wie Meditation, es gilt aber auch für das Studium aller Formen von veränderten Bewusstseinszuständen ganz generell. Wir benutzen zwar objektive Messungen, müssen aber die Ergebnisse dieser Untersuchungen mit dem in Beziehung setzen, was die Person selbst in dem Moment gefühlt und gedacht hat. Das erfordert intensive Zusammenarbeit und absolutes Vertrauen zwischen Forscher und Proband.

MEDITATION ≠ STARRE MUSTER

Dass du die Meditation genau auf dich anpassen kannst, bedeutet natürlich, dass du herausfinden musst, was für dich am besten funktioniert. Ich schlage dir in diesem Buch einige Übungen vor; manche werden dir liegen, andere nicht. Das ist ganz normal und völlig in Ordnung. Alles, was ich dir ans Herz legen möchte, ist: Bleibe dran, bis du die Methode findest, mit der du dich rundum gut fühlst. Sei empfänglich für die unterschiedlichen Möglichkeiten und frage dich: Warum nicht? Es ist so, wie wenn man wieder anfängt, Sport zu treiben. Du musst dir Zeit nehmen und dich fragen, ob du lieber joggen gehst, Fahrrad fährst oder schwimmst.

MEDITATION ≠ SEKTEN UND GURUS

Was ich am meisten verabscheue, sind Personenkulte, in denen ein oder mehrere einzelne Menschen vergöttert werden. Natürlich geben der eine oder andere Anlass zur Bewunderung, zum Beispiel Matthieu Ricard oder der Dalai-Lama. Ihr Leben ist ihre Botschaft, wie auch bei Gandhi, Martin Luther King, Mutter Teresa oder Pater Damien. Aber sich von jemandem inspirieren zu lassen, heißt nicht, ihm blind zu folgen, zu vertrauen oder ihn blind zu lieben. Meditieren schließt auch ein, kritisch denken zu können. Verliere nicht den Kopf! Vertraue auf deinen Instinkt, statt einem Guru zu folgen, ohne sein Tun zu hinterfragen. Gib dein eigenes Denken nicht auf und die Kontrolle über deinen Geist nicht ab.

MEDITATION ≠ ETWAS FÜR SPEZIALISTEN

Wir alle werden irgendwann mit Meditation konfrontiert, auch wenn manche von uns sich dessen nicht wirklich bewusst sind. Wir neigen dazu, die Fähigkeit zur Konzentration zu vergessen, die wir in der Kindheit entwickelt haben. Dabei ist es ein Schlüssel zur Achtsamkeit, wieder zu dieser Form der Versunkenheit zurückzufinden. Vielleicht macht man nicht immer bewusste Atemübungen in Lotushaltung, aber viele von uns führen im alltäglichen Leben ganz unbewusst Achtsamkeitsübungen aus. Denke an den Gourmet, der eine Mahlzeit im Restaurant wirklich genießt, die Musikliebhaberin, die bei einem Konzert ganz und gar in ihrem Lieblingslied versinkt, oder den Schwimmer, der in äußerster Konzentration seine Bahnen zieht. Denke an das Kind, das du warst, als du die Welt mit größter Aufmerksamkeit entdeckt und beobachtet hast. Alle praktizieren eine Art Achtsamkeitsmeditation: Sie sind sich ganz besonders dessen bewusst, was im Moment geschieht. Meditation ist also nicht nur etwas für Spezialisten mit mystischen Ritualen oder komplizierten Übungen. Sie wohnt jedem Aspekt des Lebens inne.

MEDITATION ≠ ÜBER MEDITATION LESEN

Bücher, Filme und Meditations-Apps können dir helfen, Anleitungen, Information über den Nutzen oder interessante Tipps und Tricks zu finden. Es ist so viel Faszinierendes über das kontemplative Leben geschrieben worden, dass du dein ganzes Leben lang darüber lesen könntest! Doch vielleicht ist es klüger, all diese Informationen beiseitezulegen und stattdessen deinen Atem in den Fokus zu nehmen. Ich selbst habe erfahren, dass es etwas völlig anderes ist, Achtsamkeit zu erleben, als über sie zu lesen oder mit Menschen zu reden, die Achtsamkeit praktizieren – wie es auch ganz anders ist, etwas über die letzten Kilometer eines Marathons zu lesen, als sie zu laufen. Man muss es selbst ausprobieren und erleben, um das zu spüren!

UM WAS GEHT ES BEI MEDITATION NUN ALSO WIRKLICH?

Um mit Worten zu erklären, was Meditation ist, greife ich zu einem Vergleich. Meditation ist wie Sport, allerdings ein Sport für das Gehirn. So wie Sport eine Sammelbezeichnung für verschiedene Arten wie Laufen oder Bodybuilding ist, ist Meditation ein Sammelbegriff für die verschiedenen Arten von Übungen für den Geist.

Folglich kannst du auch wie beim Sport eine bestimmte Meditationsform auswählen und auf verschiedenen Niveaus ausüben. So betrachte ich mich eher als Erholungsmeditierenden, während Matthieu Ricard in einer ganz anderen Liga meditiert, nämlich in der eines Olympiameisters. Auf meinem Niveau reicht zuweilen ein bisschen Bewegung aus, während ich an anderen Tagen das Bedürfnis spüre, mich zwei Stunden lang im Fitnessraum auszupowern und alles auszuschwitzen. So bist du an einem Tag mit einer einfachen, formlosen Meditationsübung zufrieden, die nur wenige Sekunden dauert, an einem anderen Tag ist dir danach zumute, dich 20 Minuten lang mit ernsthaften Übungen zu bewusster Meditation zu befassen. Ich finde es unfair, dass Skeptiker die Meditation als Modeerscheinung oder Marketingtrick auffassen, mit dem wir Bücher, trendige Zeitschriften oder überteuerte Kurse verkaufen. Meditations-Apps, -bücher und -videos sind tatsächlich den Jogging- und Fitnessprogrammen im Netz ganz ähnlich. Natürlich, im Grunde brauchst du weder für guten Sport noch für Meditation Geld auszugeben, aber diese Hilfsmittel können praktisch sein. Sie erinnern daran, dass Trainieren gesund ist, und sie geben dir einen kleinen Schubs und Feedback, damit du überhaupt anfängst. Das gilt für Körper und Geist.

Ich bin kein Soziologe oder Anthropologe und kann also nur schwer erklären, warum es in unserer westlichen Kultur so verbreitet ist, den Körper zu trainieren, während es noch immer so viele Tabus rund um das Trainieren des Gehirns gibt und übrigens auch um psychologische oder mentale Störungen. Viel zu häufig sehen wir unseren Körper und unser Gehirn als zwei separate Wesen des Menschen. In Wirklichkeit sind diese beiden untrennbar miteinander verbunden und beide verdienen unsere Aufmerksamkeit.

Meditieren bedeutet, der Funktion, der Entwicklung und der Gesundheit des Gehirns und des Geistes Aufmerksamkeit zu widmen, um besser zu verstehen, wie sie arbeiten, und sich am Gefühl des gesteigerten mentalen Wohlbefindens und Glücks zu erfreuen. So einfach ist das. Als Neurologe will ich deswegen in diesem Buch zeigen, wie Meditation meine medizinische Arbeit sowohl präventiv als auch als Heiltherapie ergänzen kann. Als praktizierender Arzt und Wissenschaftler behandele ich natürlich mit Medikamenten wie Antidepressiva, Beruhigungsmitteln und anderen Produkten, die Einfluss auf die Psyche nehmen, wenn sie notwendig sind. Ich habe aber bei der Arbeit mit Patienten bemerkt, dass sie tendenziell viel zu häufig oder zu schnell Arzneien und Operationen verlangen. Sie leiden an Schlaflosigkeit und wünschen Schlaftabletten. Sie haben zu Hause oder bei der Arbeit zu viel Stress und drängen beim Hausarzt auf Beruhigungsmittel. Das ist schade, denn die moderne Gesellschaft bietet so viele andere Antworten oder komplementärmedizinische Lösungen – und ich bin davon überzeugt, dass Meditation und andere Ansätze in der Lebensführung hier wertvoll sind.

Zu begreifen, dass man mit sich und der eigenen Umgebung, den Gefühlen, der Wahrnehmung und den Gedanken bewusster umgehen kann, ist das erste Stadium des Meditierens. Danach wirst du schrittweise die unterschiedlichen Formen der Meditation entdecken. Denn es gibt eine Menge unterschiedlicher Meditationstechniken. In diesem Buch werde ich dir eine gründliche Einführung in die Atemmeditation, Achtsamkeitsmeditation und die Liebende-Güte-Meditation geben. Diese Meditationsformen sind vom Buddhismus abgeleitet, passen aber perfekt zu unseren modernen westlichen Lebensstilen. Du brauchst dafür kein Mönch zu werden oder die Regeln irgendeiner philosophischen Glaubensrichtung zu befolgen. Außerdem sind diese drei Meditationstechniken wissenschaftlich am meisten untersucht worden; deswegen können wir aufzeigen, welchen Nutzen sie erbringen und wie wichtig es ist, sie zu praktizieren. Trotzdem sind es lediglich einfache Methoden, mit denen wir unser Gehirn trainieren und achtsamer leben können, um für die manchmal stressigen Momente gewappnet zu sein, die das Leben für uns bereithält.

Achtsamkeitsmeditation beispielsweise ist so einfach, dass sie in nur drei Schritte zusammengefasst werden kann:

1. *Suche dir einen ruhigen Ort und setze dich in bequemer Haltung hin, am besten mit geradem Rücken.*
2. *Fokussiere ein einziges Objekt oder öffne deinen Geist für alle äußeren Sinnesreize, ohne die Gedanken umherschweifen zu lassen. (Diese beiden Techniken heißen übrigens »konzentrierte Aufmerksamkeitsmeditation« und »offene Monitoring-Meditation«. Auf den nächsten Seiten erkläre ich sie genauer).*
3. *Konzentriere dich so stark wie möglich auf dieses Objekt oder auf die äußeren Sinnesreize.*

Jetzt kann ich es dir ja verraten: So einfach ist es nicht immer! Du verlierst dich womöglich beim Meditieren in Gedanken, und das ist ganz normal. Was koche ich heute Abend? Habe ich meinem Sohn die Windel gewechselt? Um wie viel Uhr beginnt die Versammlung doch gleich? Du verstehst sicher, was ich meine. Zu bemerken, dass du nicht mehr so stark fokussierst, wie du solltest, bedeutet nicht, dass du beim Meditieren gescheitert bist. Es zeigt sogar, dass du es gut machst. Sobald du merkst, dass deine Gedanken abwandern, sollst du sie wieder auf das betreffende Objekt richten. So einfach ist es und so leicht kannst du dein Gehirn trainieren.

Neben der Achtsamkeitsmeditation gibt es weitere formale Meditationsarten, zum Beispiel mehrere buddhistische Formen wie Vipassana-Meditation (Einsichtsmeditation), Zen-Meditation (Sitzmeditation) und Liebende-Güte-Meditation (hierbei werden positive Gefühle gegenüber sich selbst und anderen gefördert). Außerdem gibt es zahlreiche Meditationsformen aus der Hindu-Tradition, zum Beispiel Mantra-Meditation und transzendentale Meditation; bei diesen konzentrierst du deine Aufmerksamkeit auf die Wiederholung eines Wortes oder einer Silbe wie »om« oder »rama«. Diese Meditationsformen waren lange bei Promis aus dem Showbusiness sehr beliebt. Die Beatles waren in den 1960er-Jahren so etwas wie das Aushängeschild der transzendentalen Meditation des indischen Gurus Maharishi Mahesh Yogi. Auch die chinesische Philosophie kennt eigene Meditationsarten; die bekannteste ist das Qigong, wobei es sich um Meditation mit koordinierten Bewegungen und Haltungen handelt. Sie wird oft in Kampfsportarten praktiziert. In unserer westlichen christlichen Tradition kann man Überschneidungen von kontemplativem Beten und Meditation finden.

Ich will hiermit zeigen, dass es für alle etwas Passendes gibt. Ich werde dir meine drei liebsten Meditationsformen detailliert nahebringen: die konzentrierte Aufmerksamkeitsmeditation, wenn die Aufmerksamkeit sich beispielsweise auf die Atmung richtet, die offene Monitoring-Meditation, bei der du empfänglich bist für alles, was dich umgibt, sowie für dich selbst, und schließlich die mühelose Präsenzmeditation.

KONZENTRIERTE AUFMERKSAMKEITSMEDITATION

Bei dieser Meditationsart richtest du deine ganze Aufmerksamkeit während der gesamten Sitzung auf ein einziges Objekt. Das kann deine Atmung sein, eine brennende Kerze, der Sonnenuntergang, ein bestimmter Körperteil, ein Mantra oder ein Musikstück.

Wie gesagt ist es kein Grund zur Sorge, wenn du bei dieser Übung mit den Gedanken abschweifst. Dass du es bemerkst und deine Aufmerksamkeit dann erneut konzentrieren kannst, ist Teil der Übung. Je mehr du trainierst, desto besser wirst du deine Aufmerksamkeit fokussieren können, desto weniger geistesabwesend wirst du sein und desto weniger wirst du mit diesem endlosen Gedankenstrom kämpfen müssen, der dich von der Arbeit abhält, deinen Schlaf stört oder dir etwas in den Kopf einhämmert. Mit der Zeit können dir diese Übungen auch helfen, dich im täglichen Leben mehr zu fokussieren und dich besser konzentrieren zu können. Du wirst dein Bewusstsein besser kontrollieren und damit auch mit deinen Emotionen, Gedanken, Sinneswahrnehmungen, deinem Stresspegel, mit Schmerz und Ungeduld besser umgehen können.

Wir machen einfach einmal eine kleine Übung. Ich selbst bin ein großer Fan von Atemmeditation und gehe später in diesem Buch genauer darauf ein, warum das so ist. Jetzt möchte ich vorschlagen, dass du für diese erste Übung ein konkreteres und sichtbareres Objekt auswählst, das du in den Fokus deiner Aufmerksamkeit nimmst. Das erleichtert es dir vielleicht etwas und macht den Übergang zu den fortgeschritteneren Übungen weiter hinten in diesem Buch leichter.

Suche dir zu Hause ein ruhiges Plätzchen und versuche, potenzielle Ablenkungen möglichst auszuschließen. Schalte Handy, Radio und Fernseher aus, schließe die Fenster, dämpfe grelles Licht und schalte vibrierende, summende oder rotierende Geräte notfalls aus. Nimm dir Zeit für dich! Stelle eine Kerze vor dich hin und zünde sie an. Stelle eine Signaluhr auf zwei oder drei Minuten ein. Setze dich mit geradem Rücken bequem hin und versuche nun, während dieser paar Minuten deine Gedanken auf die Kerzenflamme zu richten. Wenn du merkst, dass du in Gedanken abschweifst, dann schüttele diese Gedanken ab und führe deine Aufmerksamkeit wieder zur Flamme: Wie bewegt sie sich? Wie kräuselt sich der aufsteigende Rauch? Was riechst du? Wie tanzt das Kerzenlicht auf dem Tisch?

OFFENE MONITORING-MEDITATION

Das Gegenteil von konzentrierter Aufmerksamkeit ist offenes Monitoring. Wenn du dir diese Technik vornimmst, musst du deinen Geist so aufnahmefähig wie möglich sein lassen, damit du alle Sinnesreize bewusst registrierst, die deine Umgebung dir zu geben hat, ohne ein Urteil darüber zu fällen oder tiefer auf sie einzugehen. Beobachten ist das Schlüsselwort. Dadurch intensivierst du deine Wahrnehmung der Welt um dich herum und wirst dir sowohl der inneren Reize und Erfahrungen (wie Emotionen, Gedanken, Erinnerungen) als auch der externen Reize und Erlebnisse (wie Gerüche und Geräusche) bewusster in dem Moment, der ist. So wirst du mit der Zeit lernen, im Augenblick zu leben und deinen Fokus auf das zu richten, was hier und jetzt geschieht, die Vergangenheit loszulassen und dich nicht grundlos um die Zukunft zu sorgen. Wie der vietnamesische buddhistische Mönch Thích Nhất Hạnh einmal sagte: »Unsere Verabredung mit dem Leben findet immer nur im gegenwärtigen Augenblick statt.«

Wir versuchen es einmal gemeinsam. Nimm an einem schönen Ort in deinem Garten oder an einem offenen Fenster Platz. Stelle eine Stoppuhr auf zwei oder drei Minuten ein und schließe die Augen. Fange damit an, aufmerksam zu lauschen: Welche Geräusche hörst du? Höre noch besser hin. Vielleicht zwitschern ein paar Vögel, vielleicht hörst du Hundegebell durch den Straßenlärm hindurch. Spielen Kinder oder summen Maschinen im Hintergrund? Setze deinen Geruchssinn ein. Kannst du nasses Gras riechen? Oder das Aroma aus der Pizzeria um die Ecke? Oder den Duft von frisch gewaschener Wäsche? Öffne dich jetzt auch für innere Reize. Was fühlst du? Woran denkst du? Welche Erinnerungen und Gefühle kehren zu dir zurück? Lass deine Gedanken frei fließen. Versuche nicht, sie zu erklären, und beurteile sie nicht. Beobachte sie stattdessen und lass sie vorüberziehen wie die Wolken am Himmel. Schweifst du trotzdem in Gedanken ab, die nichts mit der Erfahrung dieses Moments zu tun haben? Dann lenke sie um und richte den Fokus wieder auf einen Geruch oder ein Geräusch, sodass sich dein Geist erneut für die Reize dieses Augenblicks öffnet.

MÜHELOSE PRÄSENZMEDITATION

Mühelose Präsenzmeditation, auch *Pure being Meditation* (Meditation des reinen Seins) genannt, lässt sich nicht so einfach erklären und eignet sich eher für Fortgeschrittene. Oft wird angenommen, es hieße, an nichts zu denken – aber das ist weit gefehlt! Wenn man diese Meditationstechnik beherrscht, ist man sich im Akt der Meditation seiner selbst vollständig bewusst. Man hat gelernt, diesen Bewusstseinszustand zu erreichen, ohne ein bestimmtes Objekt in den Fokus nehmen zu müssen. Das klingt vielleicht ein bisschen vage, aber das ist im Prinzip das letztendliche Ziel dieser Meditation: Transzendenz und das Erreichen eines fortgeschrittenen Zustands des »reinen« Bewusstseins; sich seiner Emotionen, Sinneswahrnehmungen, Gedanken, der Welt und der anderen um sich herum und gleichermaßen des eigenen Platzes im Universum und der Art und Weise, wie alles verschlungen und miteinander verbunden ist, bewusst zu sein.

Jetzt kennst du die Unterschiede zwischen diesen drei Meditationstechniken. Welche Übungen am besten zu dir passen, wirst du durch dieses Buch, mit einem qualifizierten Lehrer, per Anleitung aus dem Internet oder durch Apps herausfinden. Die erste Übung gefällt dir nicht? Kein Problem. Versuche es mit der nächsten oder gib ihr eine zweite Chance; vielleicht erschließt sich ihr Sinn dir dann. Übung macht den Meister, wie man so schön sagt, und Beharrlichkeit führt zum Ziel. Stecke dir das Ziel nicht zu hoch, sei freundlich zu dir.

Bevor ich tiefer auf die wissenschaftliche Seite der Meditation und die positiven Auswirkungen auf dein Gehirn eingehe, fasse ich kurz zusammen:

- Meditation beinhaltet mehrere Techniken, die dir schlichtweg helfen können, Gehirn und Geist zu trainieren. Diese Techniken können wir alle erlernen, unabhängig von Persönlichkeit, Lebensstil, Geschlecht, Alter, Gesundheitszustand, religiöser Orientierung oder unserem individuellen »Gepäck«.
- Meditation kann dir helfen, dir deiner Denkprozesse, Gefühle, Sinneswahrnehmungen und deiner Umgebung bewusster zu werden. Sie bietet dir Techniken an, die dir helfen, deinen Bewusstseinszustand auf allen Ebenen zu vervollkommnen.
- Meditation ist eine persönliche Reise, die du nach deinem Belieben gestalten kannst.
- Bei der Meditation kannst du wählen, wie du dein Gehirn trainieren möchtest, um deine Erfahrungen bewusster zu erleben und glücklicher und gesünder zu werden.

Erfahrungsbericht: Sam Harris

»Die meisten von uns erfahren ziemlich regelmäßig psychologisches Leid. Meditation ist eine Methode, grundlegenden Einblick in diesen Prozess zu bekommen und Linderung zu finden.«

Sam Harris ist Neurowissenschaftler, Philosoph und Bestsellerautor. Er betreibt den Podcast »Making Sense«, in dem Geist, Gesellschaft und aktuelle Geschehnisse diskutiert werden. Ferner entwickelte er die App »Waking Up« zur Erkundung von Theorie und Praxis der Meditation. Ich habe mit Sam ein fesselndes Gespräch über viele Themen geführt. Hier stelle ich nun einige seiner äußerst nuancierten Betrachtungen zu Achtsamkeit und Meditation vor.

Die mentale Landschaft

Wie bin ich zur Meditation gekommen? Bei mir – und das ist wirklich nicht ungewöhnlich – kam das Interesse durch eine Drogenerfahrung. Es war MDMA, auch bekannt als Ecstasy, und ich war, glaube ich, 18 Jahre alt. Ich war nicht auf einem Rave oder einer Party, sondern ich habe es genommen, weil ich wusste, dass es etwas Interessantes über das Wesen meines Geistes enthüllen könnte. Ich habe es im Grunde genommen, um mein inneres Universum zu erforschen und zu sehen, welche transformativen Erfahrungen auf der anderen Seite meines normalen Wachbewusstseins sein könnten. Die Erfahrung selbst war für das, was ich später als wahren Zweck der Meditation betrachten sollte, nicht direkt relevant. Sie offenbarte mir aber, dass es möglich war, mich selbst und die Welt, mein Gefühl vom In-der-Welt-Sein, ganz anders zu erleben, und dass es möglich war, sehr viel besser zu leben, als wenn ich einfach nur so lebte, wie es meiner Sozialisation, Erziehung oder auch meinen Neigungen entsprach. Die Erfahrung brachte mich also auf den

Weg, mich selbst zu hinterfragen und mich mit Meditationstechniken zu beschäftigen, mit dem Ziel, die Landschaft meines Geistes weiterzuerforschen.

Ich hatte ein Buch von Ram Dass bekommen. Ursprünglich hieß er Richard Alpert. Er hatte mit Timothy Leary einige der ersten Experimente in Harvard in den 1960er-Jahren geleitet und LSD untersucht. Er und Leary waren von der Universität geflogen, da sie LSD an alle ausgeteilt hatten und es zu Problemen gekommen war. Er ging danach nach Indien, begegnete seinem Lehrer und kehrte mit einem sehr langen Bart und einem Gewand zurück; er nannte sich nun Ram Dass und war viele, viele Jahre lang spiritueller Lehrer. Erst vor Kurzem ist er gestorben. Ungefähr 1987 habe ich zum ersten Mal ein Meditations-Retreat bei ihm gemacht. Er unterrichtete eine aus vielen Quellen gespeiste Mischung von Meditationspraktiken – es war wirklich eine Art Spiritualitäten-Büfett – einschließlich buddhistischer Meditation, insbesondere Vipassana. Zu dieser Methode bekam ich bei jenem Retreat die stärkste Verbindung und anschließend fuhr ich fort, an buddhistischen Stille-Retreats teilzunehmen.

Ich habe viel Zeit damit verbracht, mit meinem Freund Joseph Goldstein zu lernen – er war einer meiner ersten Vipassana-Lehrer –, und meditierte mit seinem Lehrer, dem burmesischen Meditationsmeister Sayadaw U Pandita. Irgendwann entfernte ich mich von der strengen Vipassana-Meditation. Die Logik der Übung, das innewohnende Suchen nach einem Ziel, erschien mir schließlich falsch oder zumindest unnötig und war zudem ziemlich anstrengend und psychisch belastend. Danach wandte ich sowohl innerhalb als auch außerhalb des Buddhismus sogenannte nicht-dualistische Praktiken an. Meine Herangehensweise an Meditation wandelte sich gewaltig, aber das nahm ein paar Jahre in Anspruch.

Es gab also mehrere Jahre, in denen ich zumeist praktizierte, was Menschen im Westen als Achtsamkeit kennen, jedoch sehr unter einer Art burmesischem buddhistischem Einfluss. Dann ging ich über zur tibetischen Dzogchen-Methode, aber ich war auch von Lehrern und Lehren beeinflusst, die ich jenseits des Buddhismus antraf. In meinen Zwanzigern verschlang die Meditation ziemlich viel Zeit. Etwa zwei Jahre habe ich mit Retreats verbracht, nachdem ich Stanford verlassen hatte, und ich war nicht wirklich sicher, wie ich diese ganzen Dinge zusammenbringen konnte. Erst nach diesem Jahrzehnt kehrte ich an die Universität zurück, schloss mein Philosophiestudium ab und erwarb danach den Doktortitel (PhD) im Fach Neurowissenschaften an der Universität von Kalifornien in Los Angeles. Es hat etwas gedauert, aber heute bin ich in der Lage, über die Natur des Geistes und darüber, was man davon verstehen kann und was nicht – gestützt auf Erste-Person-Methoden wie Meditation –, die Gespräche zu führen, die ich möchte.

Meditationsmethoden

Ich glaube, die »dualistische« Meditation ist am besten zu verstehen – vor allem für diejenigen, die versucht haben, zu meditieren –, wenn man den üblichen Ausgangspunkt für Meditation beschreibt. Jemand beschließt also, er möchte meditieren, und man bringt ihm eine Methode bei. Das kann Achtsamkeit sein oder eine andere Technik, vielleicht mit einem Mantra oder mit einer Visualisierung. Die meisten von uns beginnen dieses Projekt von einem bestimmten Blickpunkt aus. Im Allgemeinen schließen die Menschen die Augen und wenn es sich um die gängige Achtsamkeitsmethode handelt, wird man ihnen sagen, dass sie sich auf die Atmung konzentrieren sollen. Wenn man die Augen schließt und versucht, auf die Atmung zu achten, werden die meisten Menschen spüren, dass ihr Bewusstsein praktisch ein Ort der Aufmerksamkeit im Kopf ist, den sie dann auf das Objekt der Meditation ausrichten müssen.

Das echte Hindernis dabei ist natürlich, sich ablenken zu lassen, sich in Gedanken zu verlieren und damit vom Meditationsobjekt weggezogen zu werden. Dann führt man die Aufmerksamkeit wieder zur Atmung zurück oder zum Mantra oder einem anderen Objekt der Aufmerksamkeit; wenn man sich dann immer besser konzentrieren kann, wird die Meditation immer erfolgreicher. An einem gewissen Punkt wird die Aufmerksamkeit wirklich für eine längere Weile auf dem Meditationsobjekt ruhen. Wenn du Achtsamkeit übst, kannst du so gut werden, dass du Gedanken als aufsteigende Objekte wahrnimmst und nicht einfach in irgendeinem Moment von ihnen davongetragen wirst. Hier können viele interessante Veränderungen im mentalen Leben geschehen, doch wenn man dualistisch meditiert, fühlt es sich mehr oder weniger immer so an, als wäre ein Meditierender auf der einen Seite – ein aufmerksames Subjekt – und das Objekt der bewussten Wahrnehmung auf der anderen Seite.

Erfahrungsgemäß ist diese Dualität zwischen Subjekt und Objekt eine Illusion, und zwar diejenige, die vorrangig durch die Meditation durchbrochen werden soll. Wenn du auf diese dualistische Art und Weise wirklich gut übst, wird die scheinbare Distanz zwischen Subjekt und Objekt gelegentlich aufgehoben. Dies kann recht häufig geschehen, wenn du an einem Retreat teilnimmst und 12 bis 18 Stunden am Tag ausschließlich meditierst und deine Achtsamkeit etwas Andauerndes und Müheloses wird. Vielleicht findest du, dass diese Subjekt-Objekt-Distanz sich immer und immer wieder auflöst. Du hörst zum Beispiel einen Klang und in dem kurzen Moment, wenn der Klang auf dein Trommelfell trifft, könntest du bemerken, dass du niemanden als den wahrnimmst, der den Klang hört: Da ist bloß ein Hören; da ist kein »du« im Kopf, das einem Vogel da draußen lauscht, da ist nur diese unwirkliche Erscheinung eines vereinten Hörens. Das Subjekt schwindet, das Objekt schwindet und da ist nur die Einheit des Wissens, doch die wiederum passiert nur zufällig. Du hast keine Kontrolle darüber, und wenn es aufhört, denkst du: »Oh, das war interessant. Wie komme ich da wieder hin?« Bei dieser Übungsmethode scheint es, als bestünde der einzige Weg dorthin zurück darin, noch einmal in geradezu heldenhaftem Maß Konzentration und andauernde Achtsamkeit aufzubringen.

Nicht geteilte Einheit

Die nicht-dualistischen Wege der Meditation haben eines verstanden: Es gibt wirklich eine fundamentale Illusion, die es zu durchbrechen gilt. Es ist nicht so, dass du ununterbrochene Konzentration brauchst, um zu dieser Erfahrung der Einheit oder Nicht-Dualität zu kommen. Bewusstsein an sich fühlt sich in Wahrheit nicht wie eine bestimmte Stelle im Zentrum des Kopfs an, es fühlt sich nicht an wie ein Scheinwerfer aus Aufmerksamkeit, der auf Objekte gerichtet ist. Da ist kein Selbst im Kopf, kein Gedankendenker, da ist lediglich diese Offenheit, in der alles auftaucht, und dies kann sofort als das erkannt werden, was es ist.

Dieses Erkennen ist der Ausgangspunkt einer nicht-dualistischen Methode wie Dzogchen. Man kann im Grunde nicht anfangen, es zu praktizieren, bis man nicht erkennt, dass das Bewusstsein bereits genau so gestaltet ist; hat man das aber einmal erkannt, wird die eigene Achtsamkeit gleichbedeutend mit dieser Erkenntnis. Man wird nicht achtsam für die Atmung oder Klänge oder irgendetwas anderes an sich, sondern dafür, dass da kein Subjekt in der Mitte des Bewusstseins ist. Die Methode selbst fängt praktisch an, dich mit dieser inneren Eigenschaft »Bewusstsein« vertraut zu machen, die du im Grunde in allen vorausgegangenen Momenten deines Lebens übersehen hast.

Das also ist der Unterschied. Es ist irgendwie paradox, darüber zu reden, und kann für viele Menschen verwirrend sein, aber ich glaube, die meisten realisieren – ob sie nun versuchen, zu meditieren oder nicht –, dass sie sich tatsächlich als Subjekt fühlen. Sie fühlen sich nicht mit ihrer Erfahrung identisch: Sie fühlen sich, als wären sie im Zentrum ihrer Erfahrung, sie erleben eine Erfahrung. Sie machen sie sich von einem Ort im Kopf aus zu eigen, und das ist die entscheidende Illusion, die bei der nichtdualistischen Methode durchbrochen wird.

Warum meditieren?

Das am weitesten verbreitete Weil – das Weil, das von östlichen Traditionen mit Sicherheit generell befürwortet wird – ist nicht direkt intellektuelle Neugier. Es geht vielmehr darum, Leiden zu überwinden. Wir alle fühlen uns in unserem Leben in unterschiedlichem Ausmaß unglücklich. Das heißt nicht, dass das Glück nicht kommt, aber es geht auch wieder. Man kann schlicht nicht immerzu fröhlich sein, und wenn man lange genug wartet, fühlt man sich frustriert, man langweilt und ärgert sich, ist traurig und ängstlich. Die meisten von uns erleben recht regelmäßig psychisches Leid. Meditation ist eine Methode, fundamentale Einblicke in diesen Prozess zu bekommen und Linderung zu finden, sodass man nicht genauso sehr und so wie immer gewohnt weiterleidet. Durch Meditation besteht die Aussicht darauf, dass es möglich sein könnte, überhaupt nicht zu leiden und aus der Logik ausbrechen zu können, durch die man dazu neigt, sich selbst unglücklich zu machen. Es hat viel damit zu tun, Einblicke in das Wesen des Denkens an sich zu haben und die eigene Identifikation mit den Gedanken aufzubrechen. Durch unser Nachdenken über die Vergangenheit und die Zukunft und die mangelnde Verbindung zur Gegenwart wird ein so großer Anteil unseres psychischen Unwohlseins verursacht; denn wir denken so viel und bemerken nicht, dass wir uns in unseren Gedanken verloren haben.

Was mich in erster Linie zum Meditieren motiviert hat – es ging allerdings immer auch in gewisser Weise um das Intellektuelle –, war der Wunsch, ein besseres Leben zu führen; damit meine ich, nicht unnötig zu leiden und einfach glücklicher zu sein, mich schneller von den normalen kleinen und größeren Katastrophen im Leben zu erholen, die psychischen Schmerz verursachen. Ich glaube, das ist der häufigste Beweggrund und für mich bestehen beide genannten Motivationen weiterhin. Geändert hat sich für mich, dass es nicht mehr so sehr um das gezielte Praktizieren geht. Ich sitze und meditiere gelegentlich, aber es ist mehr ein Gefühl, immer zu meditieren. Mein Erleben von Augenblick zu Augenblick ist stets von etwas strukturiert, das Meditation wäre, wenn ich mich in einer formalen Meditationssitzung befände. Es bedeutet einfach zu erkennen, was das Bewusstsein eigentlich ist, und das geschieht automatisch. Es passiert nicht immer. Ich verbringe immer noch unglaublich viel Zeit verloren in Gedanken; wenn ich aber nicht gedankenverloren bin, ist diese Nicht-Dualität von Subjekt und Objekt im Bewusstsein die Sache, der ich mir bewusst bin.

Zu Anfang habe ich versucht, zu dieser Erfahrung zu gelangen, und Meditation war ein formaler Versuch dafür. Zunächst war es willkürlich, später konnte ich es mehr oder wenig auf Abruf erleben. Jetzt aber ist da viel mehr ein Empfinden, das mir sagt: »So ist Bewusstsein.« Es kommt vor, dass ich es versehentlich übersehe, aber wenn ich es nicht mehr übersehe, ist es das, was ich sogar in den gewöhnlichen Momenten wiedererlange. Es fühlt sich also nicht mehr an wie Üben. Wenn man wirklich meditiert, macht man in der Tat ja auch nichts, man macht weniger, als man normalerweise macht. Meditation ist einfach die Abwesenheit davon, abgelenkt zu sein, die Abwesenheit von Gedankenverlorenheit in genau jenem Moment.

Ganz einfach menschlich …

Ich habe oft intensiv psychisch gelitten. Das war nichts Ungewöhnliches, einfach normalen seelischen Kummer, den Menschen im Leben erfahren. Als ich 13 Jahre alt war, starb mein bester Freund. Als ich 17 war, starb mein Vater. Als ich 18 war, machte meine Freundin mit mir Schluss. Das sind normale Erfahrungen. Manche Menschen verlieren erst Menschen durch den Tod, wenn sie etwas älter sind, als ich es war, aber man muss ja einfach nur abwarten, und die Menschen um einen herum werden langsam wegsterben. Ich lebte nicht in einem Bürgerkrieg. Mir stieß nichts Ungewöhnliches zu und unterm Strich hatte ich ein sehr glückliches Leben. Aber diese frühen Erfahrungen trafen mich richtig hart. Nachdem sich beispielsweise in Stanford meine Freundin von mir getrennt hatte, war ich vermutlich in einem klinischen Zustand der Depression. Ich war danach einige Monate lang nicht ich selbst und das lag daran, dass ich ständig daran dachte, was ich verloren hatte – im Grunde meditierte ich über Verlust und Einsamkeit und Trauer. Ich hatte keinerlei Einblick in diesen Prozess, aber das liegt wohl in der Natur der meisten Menschen.

Wenn man keine Alternative dazu sieht, sich mit dem nächsten, im Geist aufsteigenden emotionsgeladenen Gedanken zu identifizieren – egal, ob er Angst, Wut oder Trauer über einen erlittenen Verlust erzeugt –, wenn es keinen Spielraum um diesen Automatismus herum gibt, dann bleibt einem nur übrig, die emotionalen Begleiterscheinungen dieses Gedankens, was er auch sei, zu durchleben. Die meisten von uns haben die meiste Zeit über bestenfalls mittelmäßige Gedanken.

Die Mechanismen verstehen

Wir neigen nicht dazu, uns selbst klarzumachen, wie gut das Leben ist, wie dankbar wir für alles sind, was wir haben, was für wundervolle Menschen wir in unserem Leben haben und was für ein Glück wir haben, dass wir mit ihnen zusammen sind. Du kannst aber beschließen, deine Gedanken sehr gezielt in heilsame Bahnen zu lenken, und das wird deine Stimmung heben. Es ist eine sehr nützliche Methode, die sich positiv auf die Achtsamkeit und die anderen Meditationsmethoden auswirkt, über die wir reden, aber die meisten machen dies eher nicht automatisch. Die meisten denken über alle Enttäuschungen nach. Wir bemerken alles, was in der Welt verkehrt läuft. Wir haben eine lange Liste mit Dingen, die wir haben wollen oder die geschehen sollen, und deswegen lassen wir uns leicht von einem Gefühl des Mangels einfangen.

Wir erzählen uns selbst eine Geschichte: Wenn wir doch bloß diese und jene Dinge in unserem Leben ändern könnten. Wenn ich doch wieder eine Freundin finden könnte oder wenn ich doch bloß wieder mit der Freundin zusammen sein könnte, die mit mir Schluss gemacht hat … Wir denken im Grunde: Wenn wir es doch schaffen könnten, unser Leben perfekt einzurichten, würde unsere Aufmerksamkeit im gegenwärtigen Moment ruhen und wir wären zufrieden. Aber das wird nicht passieren, solange dein Geist nicht zu wirklicher Ruhe fähig ist. Du bekommst, was du willst, und merkst dann, dass du einfach andere Dinge haben willst.

Ich sage nicht, dass es besser wäre, eine Enttäuschung nach der anderen zu erleiden, statt das zu bekommen, was man sich wünscht. Ja, es gibt in diesem Leben normale Quellen der Freude und des Glücks, aber sie sind nicht von Dauer. Sie nutzen sich alle ab. Man erreicht ein Ziel, und ganz gleich, wie wunderbar diese Erfahrung ist – keine 15 Minuten später werden die Leute anfangen zu fragen, was man als Nächstes tun wird. Nichts wird letztendlich als das Fundament verbucht, auf dem man ruhen und glücklich sein kann bis an sein Ende. Meditation ist die Methode, ganz allgemein etwas von den Mechanismen dieses Kreislaufs der Unzufriedenheit und der Suche nach dem Glück zu verstehen. Wenn man sich in einem Hamsterrad befindet, bekommt man ab einem bestimmten Punkt überhaupt nichts mehr zustande und die einzige Möglichkeit, wirklich zur Ruhe zu kommen, besteht darin, bewusst auszusteigen. Es klingt vielleicht abgedroschen, aber man kann nicht glücklich werden, man kann nur glücklich sein. Meditation ist eine Methode, diese Wahrheit zu entdecken, und das immer wieder.

Emotionales Wohlbefinden lehren

Vernachlässigen wir das emotionale Wohlbefinden in unserem Bildungssystem? Ja. Meine Frau Annaka hat sich intensiv damit befasst. Sie hat einige Jahre Achtsamkeit an Schulen unterrichtet. Zu Beginn können Kinder lernen, sich einfach mehr bewusst zu werden, was sie fühlen. Sechsjährige können zum Beispiel bestimmte Gefühle klar erkennen und verstehen, wie diese Gefühle sie dazu bringen, sich auf eine bestimmte Art und Weise zu verhalten.

Diese Fähigkeit zu vermitteln, ist fantastisch und ist der erste Schritt hin zu einem kontrollierten Leben. Mindestens tausend Jahre lang stand dies im Mittelpunkt der westlichen Philosophie, bevor wir es aus den Augen verloren haben. Der Grund, warum sich viele Menschen, wie ich auch, zu östlichen Traditionen hingezogen fühlen, ist der Wert der Weisheit, und zwar der Weisheit im Gegensatz zu reinem Wissen. Er ist zwar im Westen nie ganz verschwunden, aber er wurde von anderen Prioritäten überlagert.

Seit Jahrhunderten ist es nun so, dass Philosoph zu sein in der westlichen Tradition überhaupt nicht zugleich bedeutet, dass man sein Leben besser führt. Es besteht nicht notwendigerweise eine Verbindung zwischen Philosophie und Wohlbefinden oder ethischer Lebensführung. Einige der größten Philosophen der westlichen Denker waren hochgradig neurotisch und anderweitig Schaden bringende Menschen. Nietzsche zum Beispiel war zutiefst unglücklich und offenbar als Person unausstehlich. Oder man denke an Schopenhauer, der seine Haushälterin eine Treppe hinunterstieß, oder Wittgenstein, der Schüler schlug und zu seinen Kollegen fürchterlich war. Das sind keine Menschen, denen man in puncto Lebensführung nachstreben sollte.

Offenbar waren sie alle brillant und man kann von der Lektüre ihrer Gedanken profitieren. Allerdings ging die Schere zwischen dem, was Philosophie im Westen wurde, und ihrem ursprünglichen Zweck erheblich auseinander: das Wesen des Seins in der Welt ein Stück weit zu verstehen, sodass dies die eigenen Fähigkeiten als Mensch verwandelt. Philosophie sollte die Qualität deines aus aneinandergereihten Momenten bestehenden Lebens verändern.

Das haben wir weitgehend verloren. Es ist recht eigenartig, dass wir in unserem Bildungssystem Weisheit gar nicht unterrichten und uns einfach darauf verlassen, dass die Menschen das Rätsel des Glücklichwerdens selbst lösen werden, wenn sie erst einmal erwachsen werden. Kindern beizubringen, wie man glücklicher, weiser und ethischer wird, ist, glaube ich, die wichtigste unserer Aufgaben.

3

Nahaufnahme deines brillanten Gehirns

»Wir sind nun alle über das Internet miteinander verbunden, wie Neuronen in einem riesigen Gehirn.«

Stephen Hawking, britischer Mathematiker, Physiker und Kosmologe

Vorab eine Entwarnung: Du musst nicht Neurologie studiert haben, um dieses Kapitel lesen zu können! Ich möchte dir lediglich ein paar Grundlagen mitgeben, denn beim Meditieren findet sehr viel Hirnaktivität statt, und du kannst dann besser verstehen, wie Neurologen, Psychiater, Psychologen, Wissenschaftler und ich zur Schlussfolgerung dieses Buchs kommen: Das Gehirn profitiert sehr wahrscheinlich erheblich von Meditation.

ALLES GESCHIEHT IM GEIST UND FOLGLICH (WAHRSCHEINLICH) IM GEHIRN

Das Gehirn ist eine gallertartige Masse, wiegt knapp anderthalb Kilo und enthält ungefähr 86 Milliarden Nervenzellen oder Neuronen. Diese Zellen übertragen und empfangen externe und interne Informationen aller Art. Sie befinden sich in deiner grauen Hirnsubstanz, dem sogenannten zerebralen Kortex oder Großhirnrinde. Dies ist der eigentliche Sitz unserer kognitiven, sensorisch-motorischen und emotionalen Fähigkeiten. Jedes an der Hirnaktivität beteiligte Neuron ist seinerseits durch Zigtausende Verbindungen – den Synapsen – mit anderen Neuronen verbunden. Über diese Synapsen senden Neuronen mithilfe von Neurotransmittern elektrische Signale. Diese chemischen Moleküle können im Prinzip zweierlei Nachrichten übertragen: »Hey, tue etwas!«, oder: »Hey, höre auf!« Jedes Neuron im Gehirn sendet alle zehn Sekunden ungefähr eines bis 20 dieser Signale weiter. Wenn du am Ende dieses Absatzes angekommen bist, haben deine Neuronen Billionen Signale gesendet. Kein Wunder also, dass sich wegen all dieser Zahlen und Bezeichnungen alles im Kopf dreht.

Diese intensive Aktivität ist auch der Grund dafür, warum das Gehirn 20 bis 25 Prozent der gesamten Energie im Körper verwendet, obwohl es nur zwei Prozent des ganzen Körpergewichts ausmacht. All diese Signale werden ununterbrochen in deinem Gehirn umhergeschickt, sogar wenn du ruhst oder schläfst. Dieses Phänomen kann mit »Geist«, »Bewusstsein« oder »Inhalt des Bewusstseins« bezeichnet werden und umfasst nicht nur Gedanken, sondern auch Sinneswahrnehmungen, Gefühle, Persönlichkeitszüge, Gedächtnis, Wissen, Wünsche, Träume, Schmerz und Glück. Alles (oder fast alles) findet im Geist statt, aber ehrlich gesagt weiß kein Wissenschaftler genau, wie diese Hirnaktivität solche bewussten Erfahrungen produziert. Um dies zu erklären, müssen wir noch auf ein paar Nobelpreisträger warten, oder vielleicht auf einen fundamentalen Paradigmenwechsel in den wichtigsten Konzepten und den Untersuchungstechniken, die in diesem Forschungsfeld angewendet werden.

Um der Komplexität von Geist und Gehirn sowie der Tatsache, dass ununterbrochen Signale gesendet werden, Rechnung zu tragen, wurden verschiedene Hirnregionen und Netzwerke identifiziert, die wiederum mit ganz bestimmten Charakteristiken verbunden sind. Wenn du zum Beispiel ganz angestrengt über eine Entscheidung nachdenkst oder an Projekten arbeitest, ist der präfrontale Bereich deines Gehirns besonders aktiv. Wenn du dich fürchtest oder ängstlich bist, sind diese Gefühle mit einem Gehirnnetzwerk assoziiert, das eine Verbindung zur sogenannten Amygdala hat, einer mandelförmigen Neuronengruppe, die etwa in Höhe der Augen tiefer im Gehirn auf beiden Seiten lokalisiert ist. So wird es viel einfacher zu beschreiben und zu verstehen, auf welche Art und Weise mentale Übungen wie die Meditation sich auf Arbeitsweise und Entwicklung des Gehirns auswirken. Anders als lange Zeit angenommen, entwickelt sich das Gehirn ständig weiter und kann trainiert, verändert und neu programmiert werden – sogar auf eine recht bewusste Art und Weise. Du wirst also nicht von einem Neuronenklumpen definiert, der dich mit einer vorherbestimmten Menge Verstand und Talent ausstattet. Wie sich dein Gehirn im Laufe der Jahre entwickelt, hängt von der Balance zwischen Anlage und Umwelt (im Englischen: *nature and nurture*) ab, das heißt, von der Balance zwischen deinen Genen auf der einen Seite und deiner Kultur, Erziehung, Ausbildung andererseits sowie der Häufigkeit und der Art und Weise des Hirntrainings. Heute wissen wir, dass Anlage und Umwelt eng zusammenhängen: Deine Umgebung und deine Aktivität können bis zu einem gewissen Punkt beeinflussen und verändern, wie deine genetische Information, also deine im Erbgut festgelegten Fähigkeiten und Eigenschaften, sich ausprägen.

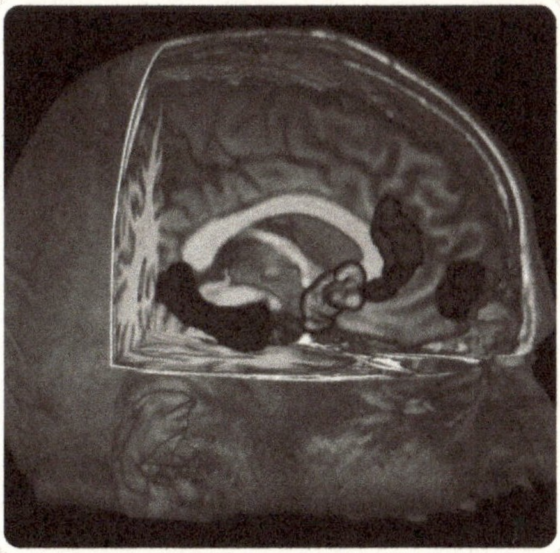

»Glück ist eine Art und Weise, sich zu verhalten, und ein Verhalten kann man lernen.«
Matthieu Ricard

Das Bild zeigt eine 3-D-Rekonstruktion von Matthieu Ricards Kopf und Gehirn (vielleicht erkennst du sein Gesicht). Hirnregionen, die bei Meditationsexperten wie Matthieu höchst aktiv und entwickelt sind, sind im Bild schwarz dargestellt. Von links nach rechts: der Hippocampus (dunkelster Bereich), vorderer Teil des Inselkortex (hellerer Bereich), anteriorer cingulärer Kortex (grauer Bereich) und präfrontaler Kortex (ganz vorn oberhalb der Augen).

Ich fasse hier die Ergebnisse aus zig fMRT-Studien über Meditation kurz zusammen (fMRT steht für »funktionelle Magnetresonanztomografie«, siehe Seite 63). Folgende Bereiche wiesen in Wirkung und Struktur außerordentliche Veränderungen auf:

- Hippocampus (wichtig für Gedächtnis und Emotionen)
- Inselkortex (wichtig für Wahrnehmung und Steuerung innerer Reize einschließlich Schmerzen)
- Anteriorer cingulärer Kortex (wichtig für Aufmerksamkeit und Entscheidungsprozesse)

Es gibt immer mehr Studien, die die Wirkungen der ganz einfachen, von Laien durchgeführten (nicht religiösen) Meditation auf das gesunde Gehirn zeigen. Aber es gibt noch viel zu lernen über die exakten zugrunde liegenden neurobiologischen Prozesse und die Nutzung der Meditation in einem therapeutischen Kontext, um Patienten mit chronischen Schmerzen, Angst oder Depression und anderen psychischen Problemen zusätzlich zu den klassischen ärztlichen Behandlungen weiterzuhelfen. Hirnuntersuchungen, die bestimmte Patientenpopulationen über einen langen Zeitraum begleiten, während diese bestimmte Meditationstechniken erlernen, und diese mit anderen Behandlungen vergleichen, werden sehr wertvoll für uns sein. Solche sogenannten Longitudinalstudien können uns helfen, Indikationen, Wirksamkeit, Kontraindikation und Nebenwirkungen der unterschiedlichen verfügbaren Therapieprotokolle zu verstehen, sei es in der Pharmakotherapie, der Psychotherapie oder der Meditation.[11]

DAS GEHIRN IST FORMBAR

Wir wollen ein kleines Experiment machen: Schaue geradeaus, richte deinen Finger mit ausgestrecktem Arm und auf einer Linie mit deiner Nase zum Horizont. Schaue weiter strikt geradeaus und bewege den Finger ungefähr 60 Zentimeter (deine Armlänge) vor deiner Nase nach rechts oder links. Dein Finger ist dann in der Peripherie oder im äußersten Teil deines Gesichtsfeldes. Wenn du den Finger weit genug nach rechts oder links bewegst, verschwindet er letztendlich aus deinem Gesichtsfeld und du siehst ihn nicht mehr. Bei bestimmten Menschen ist dieses Phänomen weniger ausgeprägt: bei Gehörlosen. Weil die Hirnregion, die normalerweise das Gehör reguliert, von Personen nicht genutzt wird, die gehörlos geboren oder als Kind gehörlos geworden sind, hat dieser Bereich eine andere Funktion angenommen. Ihr Gehirn kompensiert also den Verlust des Gehörs, indem es das Sehvermögen stärker entwickelt als bei hörenden Menschen.

Dieser Mechanismus, durch den sich das Gehirn entsprechend der Stimulierung und der Einflüsse entwickelt und verändert, heißt Neuroplastizität – ein kompliziertes Wort für etwas, das im Grunde nicht so schwer zu erfassen ist. Das Beispiel der Gehörlosen ist extrem, zeigt jedoch, dass sich das Gehirn ständig entwickelt und verändert. Wenn du dir zum Beispiel ein Bein brichst und es eine ganze Weile lang nicht benutzt, verändert sich die Hirnregion, die dieses Bein normalerweise steuert, und wird anderweitig eingesetzt. Neuroplastizität wirkt sich jedoch nicht nur so aus, dass bestimmte Hirnregionen eine andere Funktion unterstützen können, wenn sie (vorübergehend oder dauerhaft) nicht genutzt werden.

Es bedeutet aber auch, dass sich bestimmte Regionen mehr entwickeln können, wenn sie angeregt werden. Wir haben beispielsweise bei professionellen Pianisten beobachtet, dass Hirnregionen, die durch sehr feine Handbewegungen aktiviert werden, besser entwickelt sind als beim Durchschnittsmenschen. Dasselbe Phänomen kann bei mathematischen oder sprachlichen Naturtalenten beobachtet werden, bei polyglotten Menschen wie meiner Tochter Clara, die fünf Sprachen spricht. Beschäftigt man sich regelmäßig mit Fremdsprachen oder Mathematik, wird sich das dafür zuständige Netzwerk im Gehirn tatsächlich mehr entwickeln.

Leider funktioniert dieser Mechanismus in beide Richtungen und arbeitet auch in negativer Weise. Eine Person, die mehrmals mit einer Depression zu kämpfen hatte, kann in der Zukunft empfänglicher dafür sein, wieder zu erkranken, weil das verantwortliche Hirnnetzwerk öfter angeregt wurde. Zusammengefasst lässt sich sagen: Neuroplastizität bedeutet, dass dein Gehirn formbar ist. Auch die Lektüre dieses Buchs verändert dein Gehirn – zumindest, wenn du dir etwas davon merkst. Denn genauso, wie du bestimmte Muskeln durch das Training bestimmter Körperpartien entwickeln kannst, kannst du mit dem richtigen mentalen Training bestimmte Netzwerke und Verbindungen in deinem Gehirn entwickeln. Diese Erkenntnis ist ein Grundpfeiler in der Meditationsforschung.

In den letzten 20 Jahren ist die Untersuchung des Gehirns und seiner immerwährenden Geschäftigkeit viel einfacher und interessanter geworden, und zwar dank medizinischer Gerätschaften wie dem funktionellen MRT, PET-Scan und EEG:

- **fMRT (funktionelle Magnetresonanztomografie):** Ein leistungsstarker Scanner, der Bilder vom Gehirn macht; hiermit können wir die Hirnstruktur, aber auch die Hirnfunktion erforschen.
- **PET (Positronenemissionstomografie):** Dieses bildgebende Verfahren nutzt Radioaktivität, um die Funktion des Hirns zu messen, zum Beispiel, während es Energie verbraucht (anhand von radioaktiv markiertem Zucker). So lässt sich die Hirnfunktion bildlich darstellen.

- **EEG: (Elektroenzephalogramm):** Die Elektroenzephalografie dient dazu, mit Elektroden, die auf der Kopfhaut befestigt werden, die elektrische Aktivität im Gehirn zu messen. Dazu braucht man eine Badekappe mit vielen Kabeln, die die Signale der Elektroden zur Auswertung in das Gerät leiten. Hiermit kann man bis auf die Millisekunde die Aktivität im zerebralen Kortex nachvollziehen. Wir verfügen heute über Geräte, mit denen wir direkt sehen können, was sich im Gehirn des Menschen abspielt. Wir können Aktivitäten und Veränderungen im Gehirn auf einem Bildschirm ablesen – nach zahlreichen und komplexen Berechnungen sowie statistischen Analysen kann ich dir das garantieren. Die Nutzung des EEG ist ein bisschen wie Disneyland für Neurowissenschaftler – vor allem, als wir die Möglichkeit bekamen, die Hirnaktivität von Matthieu Ricard zu beobachten. Warum ist das nun so interessant? Wenn man weiterkommen will, wendet man sich an die Besten der Besten. Wenn man gut kochen will, holt man sich gute Ideen bei guten Kochshows. Um Schach spielen zu lernen, kann es nicht schaden, sich ein Schachvideo mit Garri Kasparow anzusehen. Um zu erfahren, wie Meditation das Gehirn verbessert, könnte es hilfreich sein, das Gehirn eines Mönchs wie Matthieu zu beobachten. So einfach ist das!

Das war für Matthieu übrigens kein reiner Sonntagsspaziergang. Stelle dir mal vor, du musst stundenlang in einem Scanner still liegen, während Forscherinnen und Forscher dir voller Neugier auf dein Gehirn allerlei scheinbar absurde Anweisungen erteilen: »Bitte weniger blinzeln, das kann unsere Ergebnisse verfälschen.« Oder: »Begeben Sie sich in tiefe Meditation; wir machen irgendwann einen lauten Knall neben Ihrem Kopf, um Ihre Reflexe zu untersuchen.«[12] An Matthieus Kopf waren mehrere Dutzend Elektroden und ein großer Magnet befestigt. Dieser Magnet machte fortwährend eine klopfende Bewegung auf seinem Schädel, während er für uns auf Kommando meditierte. Hut ab vor diesem Mann, der dieses Gehämmer erduldete, ohne je zu murren. Die Ergebnisse waren klar und eindeutig und als wir sie durch andere ähnliche Studien ergänzt und analysiert hatten, wussten wir deutlich mehr über die Kraft des Geistes und die Meditation.

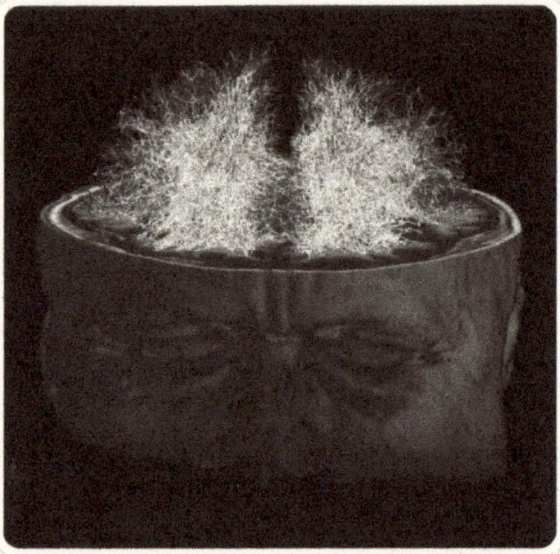

Ein besser vernetztes Gehirn ist ein effizienteres Gehirn

Auch die weiße Substanz (Tausende Milliarden Nervenverbindungen) ist im Gehirn unseres Meditationsexperten Matthieu Ricard im Vergleich zu anderen gesunden 70-Jährigen, die nicht meditieren, außergewöhnlich stark entwickelt.[13]

In Matthieus Gehirn kann man ein erhöhtes Maß an Verbindungen zwischen den beiden Hirnhälften sehen, insbesondere im Balken in der Mitte des Gehirns, sozusagen hinter der Nase. Studien scheinen zu beweisen, dass die Verbindung zwischen den Hirnhälften mit Intensivieren der Meditationserfahrung effizienter wird.[14]

DETAILAUFNAHME VON MATTHIEU RICARDS GEHIRN

Was beobachtet man im Gehirn eines gestandenen Meditationsexperten, der Tausende Stunden mentalen Trainings auf dem Buckel hat? Zweifellos dürfen wir davon ausgehen, dass intensives Meditationstraining mit dem Gehirn etwas macht. Wenn du Meditation für Zeitverschwendung hältst, möchte ich dich einladen, deinen Standpunkt zu überdenken und einen Blick unter Matthieus Schädeldecke zu werfen. Du wirst nicht nur eine starke Auswirkung auf seine Hirnstruktur (mehr graue Substanz) und die Nervenverbindungen untereinander (mehr weiße Substanz) entdecken, sondern auch auf die Hirnaktivität selbst. Mittlerweile wissen wir, dass Hirntraining und Muskeltraining etwas gemeinsam haben: So wie gezielte Übungen die Muskeln stärken und vergrößern, können wir sehen, dass sich Matthieus Gehirn dank gezielter mentaler Übungen entwickelt hat.[15] Konkret geht es um Verdickungen seiner grauen Substanz in Hirnregionen, die für Konzentration (präfrontaler Kortex), interne Regulierung (Inselkortex und Amygdala) und Gedächtnis (Hippocampus) wichtig sind.[16] Matthieu hat diese Veränderungen durch zahlreiche Meditationsübungen selbst verursacht.

Neuronen (Nervenzellen) bilden die graue Substanz und unterscheiden sich insofern von anderen Zellarten, als sie miteinander in direkter Verbindung stehen. Das Gehirn besteht aus Milliarden von Neuronen und die Anzahl der Verbindungen zwischen diesen Neuronen kann 100 Billionen betragen – mindestens 10000-mal so viel, wie Sterne in unserer Galaxie sind. Ein gesundes Gehirn ist ein Gehirn mit zahlreichen und guten Verbindungen, in dem alle Regionen schnell Informationen austauschen können. Die Geschwindigkeit, mit der die Information weitergegeben wird, hängt von der weißen Substanz ab. Bei Menschen wie Matthieu stellen wir eine höhere Anzahl solcher Verbindungen fest. Der Grund sind mehr Myelinschichten, eine fetthaltige weiße Substanz, die die Neuronen umhüllt und schützt und dank der sie Informationen in Form von elektrischen Signalen schneller und effizienter senden können.

Abschließend lässt sich sagen, dass Matthieu für einen über 70-Jährigen ein ausgesprochen gut erhaltenes und gut vernetztes Gehirn besitzt. Wenn wir Hirnverbindungen mit einem Straßennetz vergleichen, dann hat Matthieu einige Fahrbahnen mehr und bessere Kontrolle über die Verkehrsdichte. Doch wir wollen nicht bei den Leistungen eines einzelnen Meditierenden bleiben, vor allem, da Studien mit Dutzenden von Experten allesamt ähnliche Ergebnisse mit wenig Abweichungen der einzelnen Personen untereinander aufwiesen. Der wichtige Punkt hierbei ist, dass die Unterschiede zumeist auf das Training an sich zurückzuführen sind und weniger auf die außergewöhnlichen Eigenschaften eines einzelnen überragenden Champions.[17]

Wenn wir Hirnverbindungen mit einem Straßennetz vergleichen, dann hat Matthieu einige Fahrbahnen mehr und bessere Kontrolle über die Verkehrsdichte.

Neben den strukturellen Veränderungen erkannten wir in Matthieus Gehirn dank der fMRT-Untersuchungen und der EEGs auch verstärkte Aktivitätslevel. Wir bemerkten zudem eine gewisse Stabilität, was dafür spricht, dass Matthieu im Vergleich zu Laien eher fähig ist, seine Gedanken nicht abschweifen zu lassen. Eine solch ausgeprägte Kontrolle über seine Gedanken ist nichts Einmaliges speziell bei Matthieu; dies kann auch bei Lama Zeupa beobachtet werden, bei dem ich an einem viertägigen Retreat teilnahm. Eine frühere Studie an der Universität von Madison unter der Leitung von Antoine Lutz und Richard Davidson[18] beschäftigte sich damit, wie Mitgefühlsmeditation sich während einer Sitzung mit Matthieu und ungefähr 15 anderen erfahrenen Meditierenden auf das Gehirn auswirkte. Man fand eine beispiellos hohe Gammawellenfrequenz in seinem Gehirn und identifizierte stärkere Aktivität im linken Bereich des präfrontalen Kortex verglichen mit dem rechten. Dies wurde als sehr gut entwickelte Fähigkeit gedeutet, positive Gefühle zu erleben (wenn Menschen deprimiert sind, geschieht oft das Gegenteil), und als verringerte Neigung zu negativen Gedanken.

Das hatte die Wissenschaft zuvor noch nie beobachten können. Es brachte Matthieu den Beinamen »der glücklichste Mann der Welt« ein – wobei allerdings der Journalist die Studie zur Sensation aufbauschen wollte, denn eigentlich ging es um Mitgefühl, nicht um Glück. Wie Matthieu selbst dargelegt hat, ist es unmöglich, Glück auf eine Hirnmessung zu reduzieren, denn es ist eine Art des Seins, die aus diversen menschlichen Eigenschaften entsteht, unter anderem Mitgefühl und Freundlichkeit. »Wie könnte man annehmen, die mentale Verfassung von über sieben Milliarden Menschen zu kennen? Aussagen dieser Art sind nett und gut gemeint, aber ein wenig naiv«, lautete sein Kommentar.

Doch was genau ist eine Gammawelle? Es handelt sich um Wellen mit sehr hoher Frequenz, die im Gehirn produziert werden, wenn du zum Beispiel ganz bewusst in einen Apfel beißt und alle Sinne aktiviert sind, also Geschmack, Gehör, Geruch und Sehvermögen. Die elektrische Aktivität in den Gehirnen von Matthieu und seinen Kollegen weist verstärkt Gammawellen auf, unabhängig davon, welche Aufgabe sie gerade ausführen. Die Zunahme der Gammawellen bei Meditierenden scheint proportional höher in Abhängigkeit davon, wie lange meditiert wurde, und je nach geschätzter Anzahl der Stunden. Dies erschwerte es uns als Wissenschaftlern, einen Referenzzustand zu definieren, denn Matthieu ging fast wie von selbst in die Meditation und wir mussten ihn eher auffordern, aktiv nicht achtsam zu sein oder zu meditieren.

Unser Forschungsteam konnte durch die Detailstudien von Matthieu Ricards Gehirn ein paar wundervolle Entdeckungen machen.[19] Wir haben untersucht, wie wir durch die Störung seiner Hirnaktivität mit dem Magneten die elektrische Aktivität des Gehirns verändern und zugleich messen konnten. Mit diesem Test wird normalerweise der Bewusstseinsgrad des Gehirns bei Patienten in einer Klinik evaluiert. Das ist besonders hilfreich, um beispielsweise die Hirnaktivität von Patienten im Koma oder unter Narkose zu bestimmen. Matthieu war die erste Person überhaupt, die – dank der Kraft der Meditation – diesen Test selbst beeinflussen konnte, die Aktivität seiner Nervenverbindungen willentlich erhöhte oder verringerte und seinen Bewusstseinszustand und die gemessene Aktivität seiner Nervenverbindungen bewusst steuerte. Das kann nicht jeder Mensch, nur Meditationschampions können es. Diese Fähigkeit sollte am besten an einer größeren Gruppe aus erfahrenen Meditierenden weiter untersucht werden.

Verständlicherweise waren diese Tests nicht immer ein Vergnügen für Matthieu. Er musste ruhig und bewegungslos sitzen bleiben und hatte die Anweisung, in eine tiefe Meditation zu gehen, während sein Gehirn einem mechanischen laut klopfendem Geräusch ausgesetzt war. Dennoch blieb er stets so freundlich und kooperativ, wie es nur der glücklichste Mann der Welt kann. Als wir ihn aufforderten, unterschiedliche meditative Zustände einzunehmen, wählte er die Liebende-Güte-Meditation, Mitgefühl, konzentrierte Aufmerksamkeit und Achtsamkeit (oder in Matthieus Worten »offene Präsenz«). Einmal bat ich ihn, seine bewusste Wahrnehmung zu verringern und in eine Art »Zombiemodus« zu gehen. Obwohl das nicht das Ziel von buddhistischer Meditation ist, die einen stillen, aber klaren Geist anstrebt, versuchte Matthieu, in den reduziertesten kognitiven Zustand zu gehen. Er nahm die Aufgabe amüsiert an und nannte diese Art der Meditation »selbst verursachten kognitiven Nebel« (*self-induced cognitive opacity*). Er berichtete uns, er stelle sich vor, er sei vollständig in ein

Schlammbad eingetaucht; Gedanken stiegen ab und zu auf wie Bläschen, die sogleich zerplatzten. Es stimmt, dass es – sogar für Matthieu Ricard – unmöglich ist, an nichts zu denken. Eine minimale Hirnaktivität wird es immer geben. Trotzdem, und das ist ziemlich außergewöhnlich, schaffte er es, sich schnell in eine Art pseudokomatösen Zustand zu begeben. Offenbar kann Matthieu nicht nur seine Gedanken und Gefühle steuern, sondern ist ebenso in der Lage, den Grad der Klarheit seines Bewusstseins und die Komplexität seiner Hirnaktivität zu beeinflussen, wie unsere Geräte nachwiesen.

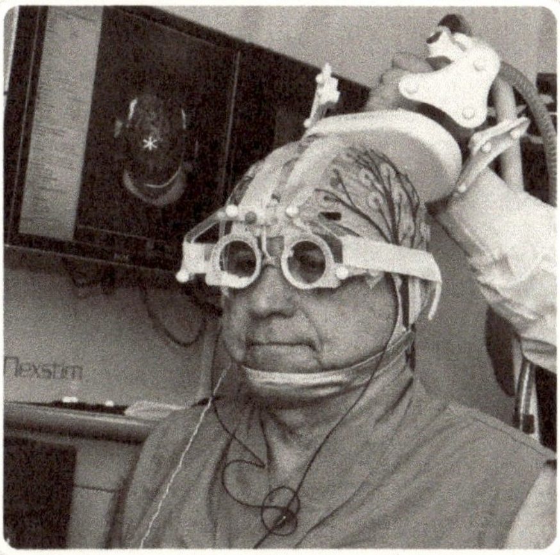

»Meditation ist Befreiung des Geistes.«
Jiddu Krishnamurti, indischer Prophet, 1895–1986

Matthieu Ricard und unser Mitarbeiterteam trugen zu einer Weltpremiere in unserer Abteilung für Bewusstseinsforschung GIGA Consciousness Research Unit bei. Wir baten Matthieu, sich in eine tiefe Meditation zu begeben, während wir bestimmte Bereiche seiner Großhirnrinde mit starken Magnetwellen aus dem weißen, schalenförmigen Instrument über seinem Kopf (wie auf dem Foto zu sehen ist) aktiv stimulierten. Er trug eine Kappe mit Sensoren, die kontinuierlich die elektrische Aktivität seines Gehirns aufzeichneten. Dank der merkwürdigen Brille, der Sensoren auf der Kappe und des Magneten konnten wir exakt erkennen, welche Region seines Gehirns wir gerade anregten. Du kannst das übrigens auf dem Bildschirm hinter seinem Kopf sehen, wo es mit einem Sternchen dargestellt ist. Dieser Test war für unseren Probanden nicht besonders angenehm, wie sich an seinem Gesicht ablesen lässt, aber er gestattete uns, die beeindruckende Kraft der Meditation auf seine Fähigkeit, den Geist und die Hirnfunktion zu kontrollieren, objektiv nachzuweisen. Das war noch nie zuvor gemacht worden. Nach den ersten Messungen bei Matthieu beschlossen wir, weitere Tests mit anderen Personen durchzuführen. Weil unsere Beobachtungen mit Matthieu so außergewöhnlich und unerwartet waren, sind die Ergebnisse dieser Forschung als Falluntersuchung in einer Fachzeitschrift veröffentlicht worden, natürlich mit Dr. Ricard als Co-Autor.[20]

DAS GEHIRN IN VOLLEM MEDITATIONSMODUS

Es versteht sich von selbst, dass wir nicht alle dazu geschaffen sind, über 60 000 Stunden zu meditieren, wie Matthieu es getan hat; das muss aber auch nicht sein. Die Neurowissenschaften haben erklärt, wie unsere Erfahrungen bis zu einem bestimmten Grad bestimmen, wie unser Gehirn physisch aussieht – das ist die Neuroplastizität, über die ich bereits gesprochen habe.[21] Bei chronischem Stress lassen sich beispielsweise Veränderungen in der Funktion der Amygdala erkennen.

Bestimmte Ereignisse in den ersten Lebensjahren sind besonders einschneidend für die Hirnstruktur. Bei Neugeborenen und sehr kleinen

Kindern, die in einer stressigen Umgebung aufwachsen, kann sich das Gehirn manchmal nicht so gut entwickeln. Zum Glück lassen sich aber auch positive strukturelle und funktionale Veränderungen im Gehirn herbeiführen, und zwar durch Training, kognitive Verhaltenstherapie und bestimmte Meditationsformen. Im Rahmen einer Langzeitstudie mit Meditationsanfängern, die einen achtwöchigen Kurs in Achtsamkeitsmeditation absolviert hatten, zeigten fMRT-Scans, dass die Teilnehmenden weniger graue Substanz in der rechten Amygdala aufwiesen. Dies kann als Folge einer Reduzierung von Stress oder des besseren Umgangs mit Stress interpretiert werden.[22] Die Ergebnisse des ReSource-Projekts unter der Leitung von Tania Singer an der Universität Berlin sind sogar noch überzeugender: Sie belegen Veränderungen in neuronalen Netzwerken je nach Meditationstyp, sei es Achtsamkeit, Perspektivübernahme oder altruistische Liebe.[23] Das bedeutet, dass es möglich ist, das eigene psychische Wohlbefinden durch mentales Training zu steuern. Wenn du beschließt, Verantwortung für deine körperliche Gesundheit zu übernehmen, indem du mehr Sport machst – warum solltest du dann nicht Verantwortung für mentales Wohlbefinden übernehmen, indem du dein Gehirn schulst? Meditation ist kein magischer Hokuspokus. Bestimmte Arten von Übungen können die Struktur deiner grauen Substanz verändern und so deinem psychischen, emotionalen und sozialen Leben zugutekommen.

Es ist möglich, das eigene psychologische Wohlbefinden durch mentales Training zu steuern.

DAS GEHIRN BEI KONZENTRIERTER AUFMERKSAMKEITSMEDITATION

Wir wissen schon etwas mehr über die Auswirkungen von Meditation auf das Gehirn, aber was genau passiert bei der Achtsamkeitsmeditation? Wissenschaftler an der Emory-Universität von Atlanta führten mit einer Gruppe aus erfahrenen Meditierenden fMRT-Tests durch, um das Gehirn bei der konzentrierten Aufmerksamkeit zu beobachten.[24] Bei dieser Meditationsübung nimmt der Geist zum Beispiel den Rhythmus der Atmung in den Fokus. Die Teilnehmenden bekamen die Aufgabe, jedes Mal einen Knopf zu betätigen, wenn ihre Gedanken abschweiften. So konnte das Team nachvollziehen, welche Hirnregionen vor, während und nach dem Abschweifen aktiv waren. Sie entdeckten, dass beim Meditieren verschiedene neuronale Netzwerke aktiviert wurden. Man kann erkennen, dass es wohl tatsächlich einen kognitiven Zyklus aus vier Phasen gibt, die jeweils ein anderes Netzwerk aktivieren:

1. **Die Gedanken schweifen ab.** Sogar Matthieu Ricard und die am besten trainierten buddhistischen Lamas schweifen an irgendeinem Punkt mit den Gedanken ab. Dann tritt das berühmte Default-Mode-Netzwerk in Aktion. Dies ist ein Hintergrundsnetzwerk; es besteht aus Hirnregionen, die in einem Zustand der »Ruhe« aktiv sind – wenn das Gehirn nicht auf externe Sinnesereignisse fokussiert ist. Sie liegen im medialen präfrontalen Kortex, im cingulären Kortex und im sogenannten Precuneus.
2. **Die Person bemerkt das Abschweifen.** Wenn dies passiert, kommt das sogenannte »Salienz«-Netzwerk ins Spiel: Hirnregionen, die immer aktiviert werden, wenn ein neues oder Aufmerksamkeit verdienendes Ereignis eintritt. Dazu gehören unter anderem der Inselkortex und der anteriore cinguläre Kortex.
3. **Die Person konzentriert die Gedanken wieder.** Wenn du deine Aufmerksamkeit erneut gezielt auf deinen Atemrhythmus oder auf

ein anderes Konzentrationsobjekt richtest, werden zwei Hirnregionen aktiviert: der dorsolaterale präfrontale Kortex und der untere Parietallappen.

4. **Die Person erhält die Konzentration aufrecht.** Wenn es dir gelingt, deine ganze Aufmerksamkeit auf deine Atmung oder ein beliebiges anderes Objekt zu richten, bleibt der dorsolaterale präfrontale Kortex aktiv.

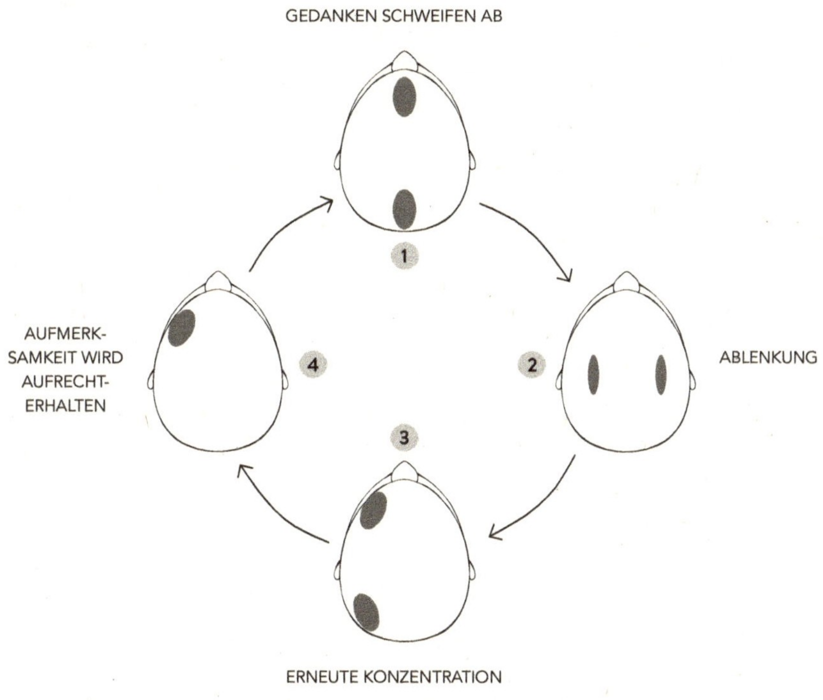

Bei der Meditation geht es nicht darum, an nichts zu denken. Bei Übungen zur konzentrierten Aufmerksamkeit lernst du, deine Gedanken zu beobachten, sie abschweifen zu lassen und dich dann wieder auf die Atmung oder ein anderes Objekt zu konzentrieren. Diese Übungen aktivieren verschiedene Hirnregionen, und wenn du sie mehrmals gemacht hast, wirst du Aufmerksamkeit und Konzentration auf einem höheren und beständigeren Level halten können.[25]

Dieser Zyklus dauert womöglich nur ein paar Sekunden. Je mehr Erfahrung du mit der Meditation bekommst, umso weniger findet dieser Zyklus beim Meditieren statt. Von Meditationsexperten verlangt es weniger Anstrengung, in den Sitzungen fokussiert zu bleiben. Diese Studie hat auf jeden Fall einen wichtigen Beweis dafür erbracht, dass das Abschweifen des Geistes an sich nichts Schlechtes ist, sondern eher ein wesentlicher Schritt im Meditationsprozess. Du kannst es mit den Gewichten vergleichen, die du zum Bodybuilding aufsteckst: Du brauchst einen bestimmten »Widerstand«, um Kraft aufzubauen. Daraus folgt also: Ohne dass die Gedanken auch mal abschweifen, ohne dass du abgelenkt bist oder ohne auch mal an etwas anders denkst als beispielsweise an die Atmung (falls du gerade die Atmung in den Fokus genommen hast), ist es unmöglich, deine Konzentrationsfähigkeit und »gutes« Meditieren zu üben. Wenn du beim Meditieren plötzlich merkst, dass du an deine Arbeit denkst, an deine Kinder, deine Haustiere oder eine anstehende Erledigung, so sei nicht enttäuscht. Bleibe optimistisch und freue dich darüber: Dies ist die Gelegenheit zum Üben und zum Verbessern der Konzentration.

Ob du nun meditierst oder nicht – wenn deine Gedanken nicht beim gegenwärtigen Moment sind und du tagträumst, an etwas anderes denkst, grübelst oder deine Gedanken einfach umherziehen lässt, dann ist in deinem Hirn das Default-Mode-Netzwerk beziehungsweise Ruhezustandsnetzwerk aktiviert. Erfahrene Meditierende zeigen in diesem Netzwerk erwiesenermaßen eine niedrigere und andere Aktivität.[26] Ihr Geist schweift auch im täglichen Tun und Lassen weniger ab. Nützt ihnen das etwas? Wenn du die bahnbrechende, an der Harvard-Universität durchgeführte Studie mit dem unzweideutigen Titel »A wandering mind is an unhappy mind«[27] lesen würdest, dann wäre die Antwort: ja.

Für diese Studie haben Forscher über 2000 Freiwillige über eine Smartphone-App in ausgesuchten oder willkürlich gewählten Momenten kontaktiert. Sie fragten, wie es ihnen ging, ob sie glücklich waren, was sie gerade machten, und ob sie an die Aktivitäten dachten, denen sie gerade nachgingen (also im gegenwärtigen Moment waren, der bei der Achtsamkeit so wichtig ist), oder aber gedanklich bei anderen Dingen waren (beispielsweise über die Vergangenheit grübelten oder sich zukünftige Ereignisse ausmalten).

Die Resultate waren wirklich erhellend: In der Hälfte der Zeit denken wir anscheinend nicht an das, was wir gerade tun. Offenbar verbrachten 47 Prozent der Teilnehmenden ihre Zeit mit Tagträumen. Sie schienen glücklicher zu sein, wenn sie Sex hatten, Sport trieben oder sich mit jemandem unterhielten. Weit weniger glücklich waren sie, wenn sie ruhten oder am Computer arbeiteten. Die überraschendste Schlussfolgerung war, dass nicht so sehr die Aktivität, der sie gerade nachgingen, das Ausmaß des Glücks bestimmte, das die Teilnehmenden empfanden, sondern ihre Gemütsverfassung. Ihr Gefühl des Wohlbefindens ließ sich nur zu einem kleinen Teil einer bestimmten Aktivität zuschreiben, während das Abschweifen der Gedanken und das Grübeln sie offenbar unglücklicher machten.

Wenn deine Gedanken das nächste Mal im Gespräch mit deinem Partner oder bei der Arbeit an einem Projekt mit einem Kollegen abschweifen, dann denke daran, dass ein anderes Hirnnetzwerk aktiviert wird und dieses Abschweifen der Gedanken oder, noch schlimmer, dieses Grübeln dein Gefühl von Glück in dieser Situation ernsthaft gefährden kann.

Viel zu oft neigen wir dazu, zwischen dem, was wir tun wollen, und dem, was wir tatsächlich tun, zu unterscheiden. Wenn wir jedoch die Lücke zwischen unseren Erwartungen und unserem Handeln schließen, nimmt unsere Energie das in den Fokus, was wir in dem gerade präsenten Moment gerade tun. Vergeuden wir unsere Energie nicht damit, darüber nachzudenken, was wir vielleicht hätten tun sollen oder was womöglich in der Zukunft passiert. Das Geheimnis lautet: Immer nur eine Sache tun. Lass uns tun, was wir tun, wenn wir es tun. »Wenn du gehst, dann gehst du.« So einfach ist es, und so kraftvoll.[28] Genieße die Freuden des Monotasking …

Dass die Gedanken abschweifen, ist an sich nichts Schlechtes, sondern eher ein wesentlicher Schritt im Meditationsprozess.

4

Für alle, die ungeduldig und sehr skeptisch sind

*»Du wirst nie tapfer werden, wenn du nie verletzt wurdest.
Du wirst nie lernen, wenn du keine Fehler gemacht hast.
Du wirst nie Erfolg haben, wenn du nie gescheitert bist.«*

Unbekannter Verfasser

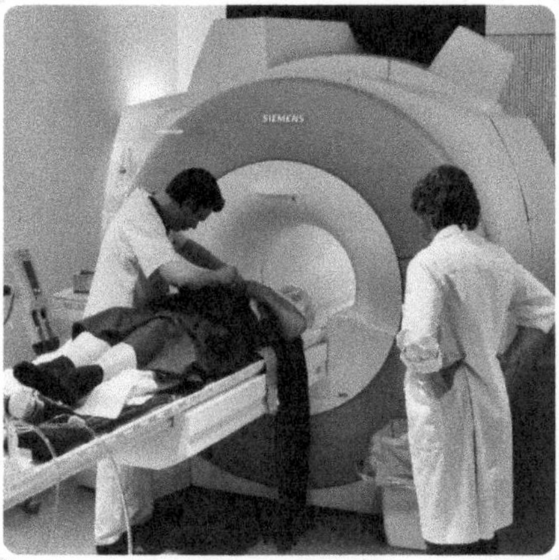

»Messen ist Wissen und Schätzen ist Irren.«
Niederländisches Sprichwort

Matthieu Ricard verschwindet in unserem MRT-Scanner, damit sein Gehirn von unserem neurowissenschaftlichen Team objektiv analysiert werden kann. Wir evaluieren hier, in welchem Ausmaß Matthieu, ein hochgradig trainierter buddhistischer Mönch mit über 60 000 Stunden Meditation hinter sich, Anzeichen für Veränderungen im zerebralen Kortex (also den Milliarden Hirnzellen oder Neuronen, die die graue Substanz bilden) zeigt. In den vergangenen 20 Jahren sind Hunderte von MRT-Studien zu Meditation, Achtsamkeit, Yoga und anderen Geist-Körper-Übungen durchgeführt worden. In diesem Buch verwenden wir die Ergebnisse der mit Matthieu erhobenen Messungen, um zu illustrieren, was momentan über die Auswirkungen von Meditation bekannt ist und in der wissenschaftlichen Literatur veröffentlicht wurde und was noch zu beweisen ist. Der zerebrale Kortex und die Nervenverbindungen sind bei Meditationsexperten stark entwickelt. Aber du brauchst kein Buddhist zu werden, um von den positiven Effekten der Meditation auf Gehirn und Gesundheit ganz allgemein zu profitieren. Studien haben gezeigt: Wenn du acht Wochen lang täglich 20 Minuten meditierst, kannst du bereits positive Auswirkungen auf dein Verhalten und deine Emotionen spüren, und dies wird sich schon in sichtbaren Veränderungen von Struktur und Funktion des Gehirns widerspiegeln, insbesondere im präfrontalen Kortex, im cingulären Kortex, im Inselkortex und im Hippocampus. Das Gehirn ist formbar und entwickelt sich fortwährend.[29]

Bevor wir wirklich in dein Gehirn eintauchen und uns ans Meditieren machen, möchte ich auf die kritischen Bedenken zu sprechen kommen, die du eventuell hegst. Du wärst nicht die erste Person, die sich fragt, ob man der wissenschaftlichen Erforschung von Meditation vertrauen kann. Darum möchte ich klären, wie wir Meditation untersuchen, welche wissenschaftlichen Probleme uns dabei begegnen können und wie wir versuchen, diese zu lösen.

Der britische Journalist und Autor Malcolm Muggeridge hat einmal gesagt: »Vergiss nie, dass nur tote Fische mit dem Strom schwimmen.« Ich halte mich nicht für einen toten Fisch. Wenn man als Wissenschaftler neues Wissen erwerben will, muss man den Mut haben, gegen den Strom zu schwimmen. Das bedeutet, dass man früher oder später Gegenkräfte zu spüren bekommt und die eigene Arbeit von manchen Kollegen möglicherweise als »weiche Wissenschaft« bezeichnet wird. Mit diesem Begriff beschreiben einige Forscher Untersuchungen, deren Genauigkeit, Methodologie und Objektivität schwierig zu überprüfen sind. Die Kognitionswissenschaften, Psychologie und Soziologie werden oft als weiche Wissenschaften betrachtet. Viele skeptische oder auch nur vorsichtige Wissenschaftler, die zum Beispiel Grundlagenforschung in der Zellbiologie bei Tieren betreiben, fragen mich oft, warum ich meinen Ruf als Experte für den

Zustand des Komas aufs Spiel setzen will, um ein so »weiches« Thema wie Meditation oder Hypnose zu untersuchen. Die Antwort ist simpel: Weil ich überzeugt bin, dass es möglich ist, den Nutzen dieser psychischen Veränderungen und Bewusstseinsveränderungen, die Meditation und Hypnose erzeugen, wissenschaftlich nachzuweisen.

Dass Forscherinnen und Forscher nicht von heute auf morgen mit soliden, objektiven Zahlen untermauerte Studien produzieren können, ist kein vernünftiger Grund dafür, Meditation zu verachten oder zu diskreditieren. Die Geschichte – am Rande bemerkt auch mein eigener wissenschaftlicher Werdegang – lehrt uns, dass man sehr engagiert und strategisch arbeiten muss, um neues Wissen und neue Erkenntnisse aufzuzeigen, zu prüfen, erneut zu prüfen und in der wissenschaftlichen Welt zu verbreiten.

Dafür gibt es kein deutlicheres oder extremeres Beispiel als die Entdeckung der Beziehung zwischen Sonne und Erde. Im Jahr 260 vor Christus behauptete der griechische Astronom und Mathematiker Aristarchos von Samos, die Erde drehe sich um die Sonne. Die meisten Zeitgenossen erklärten ihn für verrückt. Sie glaubten nicht, dass sich die Erde bewegt. Erst 1728 – also 20 Jahrhunderte später – konnte bewiesen werden, dass der griechische Astronom die ganze Zeit über recht gehabt hatte. Mit einem Teleskop wies der britische Astronom James Bradley als Erster nach, dass sich die Sterne bewegen und sich die Erde um die Sonne dreht.

Diese Geschichte verdeutlicht sehr gut, dass man als Wissenschaftler lediglich ein Kind seiner Zeit ist. Die eigene Arbeit ist durch die Messinstrumente der jeweiligen Epoche beschränkt. Schritt für Schritt – oder besser Studie für Studie – legt man dennoch das Fundament für das, was einst eine bahnbrechende Erkenntnis werden kann. Gegen den Strom schwimmen zu können und sich Kritik zu stellen, gehört nun einmal dazu. Meine Forschungsteams haben sich dadurch nicht abschrecken lassen. Wir bekamen auch Gegenwind, als wir viele Jahre lang zu den Bewusstseinszuständen von Komapatienten forschten, zu Nahtoderfahrungen und zu Wahrnehmungsveränderungen unter Hypnose. Aber unsere Teams haben den Kampf nie aufgegeben – und das zu Recht! Die wissenschaftlichen Beweise, die diese drei Studien erbrachten, haben sich mittlerweile als unwiderlegbar erwiesen.

Was die Meditation betrifft, wähne ich uns auf einem ganz ähnlichen Weg. Obwohl noch viel zu tun ist und unsere Studien weiterentwickelt werden müssen, bekommen wir mehr Sicherheit und Zuversicht. Aber verstehe mich nicht falsch: Als Wissenschaftler bleibe ich realistisch und vorsichtig. Ich stelle alles infrage, was ich lese oder höre, und stehe meiner eigenen Arbeit kritisch gegenüber. Ich werde auch nicht abstreiten, dass eine beträchtliche Anzahl von Studien zur Meditation – wie übrigens auch in anderen wissenschaftlichen Disziplinen der Fall – nicht ausreichend durch Beweise fundiert ist, dass viele ohne adäquate Begutachtung von anderen Experten (Peer-Review) veröffentlicht wurden und noch viele Fragen aufwerfen. Dies ist umso mehr ein Grund, die Spreu vom Weizen zu trennen! Kritik kommt übrigens nicht nur aus der wissenschaftlichen Gemeinschaft, sondern auch von buddhistischen und religiösen Gruppierungen, die nicht immer darauf erpicht sind, an dieser Art der Forschung mitarbeiten zu wollen. Das ist schade, denn die Zusammenarbeit zwischen Wissenschaft und kontemplativen Traditionen hat für beide Seiten schon faszinierende Ergebnisse erbracht. Unsere Teams haben gern dazu beigetragen – ungeachtet der Herausforderungen oder Hindernisse.

Wenn ich als Neurologe einen Scan von einer Hirnblutung betrachte, kann ich klar erkennen, wo sich das Problem befindet und welche Nachwirkungen es für diesen Patienten haben wird. Um das zu verstehen, muss ich nicht selbst eine Hirnblutung gehabt haben. Es handelt sich um objektive Daten, die ich auf dem Monitor lesen kann. Wenn ich jedoch einen Patienten mit Kopfschmerzen oder

Stress vor mir habe, ist es nicht so offensichtlich. Nur dieser Patient kennt den Schmerz und die Gefühle, die er empfindet. Als Arzt kann ich ihm lediglich gut zuhören und gezielte Fragen stellen, um anhand seiner Erzählung und meiner ergänzenden klinischen Untersuchungen eine passende Diagnose zu stellen und bestimmte Erkrankungen auszuschließen. Aber ich werde Schmerz und Stress nicht in einer bildlichen Darstellung sehen. Deswegen sind diese Daten weniger objektiv.

Man könnte natürlich argumentieren, dass ich doch auch schon Kopfschmerzen hatte, doch es bleibt Tatsache, dass die Art und Weise, in der mein Patient die eigenen Schmerzen beschreibt, subjektiver ist als der Scan meines Patienten, der eine Hirnblutung erlitten hat. Mit der Erforschung der Meditation verhält es sich ebenso. Wir hatten als Forschungsteam das Glück, dass wir einen erfahrenen Meditationsmeister wie Matthieu Ricard mit unseren Hightech-Gerätschaften untersuchten, und konnten Struktur und Funktion seines Gehirns abbilden. Dadurch konnten wir Schwarz auf Weiß sichtbar machen, wie das Gehirn eines Meditationsexperten aussieht und wie es funktioniert.

Als ich Matthieu allerdings fragte, was er fühlte, als er meditierte, und welche Veränderungen er in seinem eigenen Leben sah, waren seine Antworten viel persönlicher, subjektiver und schwieriger zu fassen. Außerdem verwendet er als buddhistischer Mönch manchmal Begriffe, unter denen ich mir nur schwer etwas vorstellen kann. Wenn Matthieu davon spricht, »sein eigenes Ego vollkommen loszulassen« oder »einen Zustand des reinen Bewusstseins zu erreichen«, finde ich es zugegebenermaßen schwer zu verstehen, was er meint. Matthieu ist dann ein wenig wie der Kopfschmerzpatient, der sich nur innerhalb der Grenzen seines und meines Wortschatzes, seiner und meiner Erfahrung ausdrücken kann. Das ist die zweite Herausforderung, vor der wir in der Erforschung der Meditation stehen, und sie ist umso größer, da wir den Umfang unserer Forschung erweitern und von Studien, die schwerpunktmäßig mit Meditationsmeistern (wie Mönchen) durchgeführt werden, weitergehen wollen zu Studien mit größeren Gruppen von Meditierenden und Nicht-Meditierenden.

Schließlich gehört zu unserer Forschung, dass wir zeigen wollen, wie Meditation und Achtsamkeit auch für Laien wie dich und mich hilfreich sein können, und auch für Kinder – also in unserem Bildungssystem –, im beruflichen Umfeld und für Senioren. Derzeit besteht die Herausforderung darin, Daten bezüglich der subjektiven Erfahrungen einer größeren Probandengruppe auf möglichst objektive Art und Weise zu sammeln. Das erfordert eine Menge Arbeit und Organisation, aber dieser Aufgabe war unser Forschungsteam gewachsen und es ist uns gelungen, unseren Weg trotz einiger Fallstricke zu finden. Um zu zeigen, dass die kürzlich veröffentlichten Studien, auf die ich dieses Buch stütze, zuverlässig sind, erkläre ich zunächst an einem Beispiel, auf welche Schwierigkeiten die Pioniere der wissenschaftlichen Meditationsforschung stießen.

Dr. Daniel Goleman, amerikanischer Psychologe und Mitglied im Vorstand des Mind-&-Life-Instituts, erforschte schon in den 1970er-Jahren die unterschiedlichen Stressreaktionen in einer Gruppe mit 30 Meditationslaien und einer Gruppe mit 30 Meditationsexperten, während diese einen brutalen Horrorfilm ansahen. Ab dem Filmstart wurden Puls und Schweißproduktion der Teilnehmenden gemessen. Auf den ersten Blick wirkten Dr. Golemans Ergebnisse nachvollziehbar und verlässlich. Das Stressniveau schien sich bei den erfahrenen Meditationsexperten viel schneller wieder zu normalisieren als bei der Laiengruppe. Dank dieser Ergebnisse erwarb Goleman seinen Doktortitel an der Harvard-Universität und diese Erkenntnisse waren auch tatsächlich sehr interessant. Allerdings bewiesen sie nicht notwendigerweise, dass die beobachteten Auswirkungen nur und vor allem der Meditation zuzuschreiben sind. Meditationsexperten haben normalerweise auch einen anderen Lebensstil und andere Ess- und Schlafgewohnheiten als Laien. Zudem war Dr. Goleman wahrscheinlich unbewusst von den Teilnehmenden beeinflusst worden und womöglich war er bei der Analyse seiner Messungen nicht unparteiisch. Fast 50 Jahre später hat sich unsere Sichtweise auf diese Studie verändert, denn die Ergebnisse einer einzigen wissenschaftlichen Studie können keine absolute Sicherheit geben. Sie können auch nicht als verlässlich betrachtet werden, solange nicht mehrere unabhängige Forschungsteams sogenannte kontrollierte randomisierte Doppelblindstudien durchgeführt und Ergebnisse erzielt haben, die sich nach sorgfältiger Gesamtanalyse als identisch erweisen.[30]

Für diesen Prozess braucht es daher mehrfache Verifizierungen und ein großes Stück Arbeit, doch wenn wir uns an dieses gestrenge Forschungsprotokoll halten, haben wir die Möglichkeit, viel überzeugendere Ergebnisse zu erzielen. Ich bin nicht der erste Forscher, der einen so erfahrenen buddhistischen Mönch wie Matthieu Ricard genauestens inspizierte. Unsere eigene Forschung stellt lediglich ein Teilchen in einem viel größeren Puzzle aus jahrelangen Forschungen dar. Aus diesem Grund sind wir jetzt in der Position, mit viel größerer Sicherheit schlussfolgern zu können, dass Meditation für das Gehirn, für das Konzentrationsvermögen, für das emotionale Wohlbefinden und für die mentale Gesundheit förderlich ist. Es steht noch einiges an Forschungsarbeit an, doch die Hypothese, dass Meditation für die Mehrheit von uns positiv ist, ruht nun auf einer soliden wissenschaftlichen Basis. Angemerkt sei jedoch, dass Meditation auch in weniger wohltätigen Kontexten genutzt werden kann. In der US-amerikanischen Armee dient sie zum Beispiel als »Instrument, um die Soldaten widerstandsfähig zu machen«,[31] in Schulen, um »ruhige und gehorsame Schülerinnen und Schüler« heranzuziehen, oder in Unternehmen, um die Produktivität zu erhöhen, ohne das Wohlbefinden der Beschäftigten berücksichtigen zu müssen.

Zu Dr. Golemans Ehre muss man sagen, dass die Messinstrumente, die ihm als Forscher insbesondere in seiner Studie in den 1970er-Jahren zur Verfügung standen, weit weniger ausgefeilt waren als das Equipment, mit dem wir heute in unseren Labors arbeiten. Zum ersten Mal in der Geschichte können wir dank ausgereifter technischer Geräte wie fMRT, PET-Scan und hochauflösenden EEG die Gehirne von erfahrenen Meditationsexperten und -neulingen beobachten. Mit diesen Geräten können wir live mitverfolgen, was im Schädel geschieht, wenn die Probanden verschiedene Formen der Meditation ausüben, und es mit einem aktiven Kontrollzustand vergleichen. Dank dieser Hirnscans können wir untersuchen, wie sich das Gehirn – beobachtet in Gruppen aus Meditationsamateuren – im Verlauf eines standardisierten und wiederholbaren Meditationsablaufplans verändert. Damit haben wir die Grundlagen für eine umfangreichere Studie mit größeren Probandengruppen geschaffen, die ihrerseits die Vorzüge von Meditation für Menschen wie dich und mich aufzeigen wird. Es ist daher notwendig, unser Wissen und unsere Einblicke in die Meditation weiterzuentwickeln, damit wir besser verstehen, wie sie funktioniert, welche Vorzüge sie hat oder auch welche Risiken mit ihr verbunden sind, und um einen kritischen Blick auf den Forschungsgegenstand zu gewinnen.

An dieser Stelle ist es wichtig, die mutigen Pioniere in der Erforschung der Meditation zu würdigen: Francisco Varela,[32] französischer Neurobiologe chilenischer Herkunft, Richard Davidson,[33] Psychologe an der Universität von Wisconsin in Madison, und Clifford Saron[34] von der Universität von Kalifornien, ferner der amerikanische Molekularbiologe Jon Kabat-Zinn,[35] der das Programm der achtsamkeitsbasierten Stressreduktion entwickelte (MBSR: *mindfulness-based stress reduction*). Vor 30 Jahren begannen sie mit ihrer Arbeit und inspirieren die Forschungsgemeinschaft noch immer auf dem Feld, das man mittlerweile als »kontemplative Neurowissenschaften« bezeichnet.[36] Zu dieser Gemeinschaft gehören, um nur einige zu nennen, Persönlichkeiten wie der amerikanische Psychologe Paul Ekman,[37] die Neurowissenschaftlerin Amishi Jha[38] und meine Freunde, die Neurowissenschaftler Antoine Lutz in Lyon und Tania Singer in Berlin. Tania Singer hat die größte Longitudinalstudie zu diesem Thema durchgeführt.[39] Unsere eigene Forschung starteten wir vor fünf Jahren mit buddhistischen Mönchen und heute wird sie dank der Zusammenarbeit mit anderen Experten, aber auch mit Neulingen fortgesetzt. Hier werden Meditation, Hypnose, Trance und andere veränderte Bewusstseinszustände[40] in den Fokus genommen.

Doch zurück zu unserem ersten Experiment mit Matthieu Ricard: Wir versuchten damals, zwei Hauptfragen zu beantworten:

1. Wie wirkt sich langwährende Meditationspraxis auf das Gehirn aus?
2. Wie verändert sich die Hirnfunktion während verschiedener Meditationsarten?

Für dieses Buch arbeitete ich wiederum mit meinem Lieblingsprobanden Matthieu zusammen, um zu illustrieren, was wir unserer Meinung nach von der Auswirkung der Meditation auf Geist und Gehirn verstanden haben (siehe ab Seite 70).[41] Als er für dieses neue Abenteuer in mein Labor am GIGA-Consciousness und das Hirnzentrum an der Universität Lüttich kam, brachten wir das gesamte uns zur Verfügung stehende Equipment zum Einsatz, um Funktion und Struktur seines Gehirns zu untersuchen und sie mit anderen Individuen seiner Altersgruppe zu vergleichen. Mit dem MRT konnten wir das Volumen seiner grauen Substanz (also der Milliarden von Nervenzellen und Neuronen) und seiner weißen Substanz (der Nervenverbindungen oder Axone) messen (siehe Illustrationen auf den Seiten 60 und 65). Mit fMRT, PET und EEG hingegen konnten wir funktionelle Veränderungen, den Grad der Sauerstoffversorgung, den Zuckerverbrauch und die elektrische Aktivität evaluieren.

Doch einem Instrument zur Messung der zerebralen Konnektivität mit der Bezeichnung TMS-EEG (eine Kombination aus transkranieller Magnetstimulation und einem Elektroenzephalogramm) verdanken wir, dass unser Team wahrhaftig Neuland betrat.[42] Bei diesem Test regt man einen bestimmten Teil der grauen Substanz mit einem starken Magneten an und misst zeitgleich die Komplexität der elektrischen Reaktion im übrigen Gehirn. Ich sollte hinzufügen, dass unser Team diese Technik im Krankenhaus einsetzt, insbesondere bei der Intensivbehandlung und der Neurorehabilitation, und zwar, um den Bewusstseinsgrad von Patienten besser messen zu können, die nach einer schweren Hirnverletzung ins Koma fallen.[43] Dieser Test beruht auf einer Theorie über das Bewusstsein, entwickelt vom italienischen Psychiater Giulio Tononi an der Universität Madison, die besagt, dass zerebrale Informationen integriert werden müssen, damit ein bewusster Gedanke oder ein bewusstes Gefühl da sein kann.

Ohne auf zu komplexe technische oder mathematische Details einzugehen, können wir mit Gewissheit sagen, dass die Teams von Tononi (Wisconsin), Massimini (Mailand) und unseres in Lüttich (unter der Leitung von Olivia Gosseries) alle demonstriert haben, dass dieser Bewusstseinsstufentest sehr solide ist. Er hat zuverlässig festgestellt, dass die Komplexität der Hirnreaktionen sich nur bei den Testpersonen ändert, die im Koma, in Vollnarkose oder im Tiefschlaf sind. In den anderen Fällen konnten die erfassten Hirnreaktionen niemals durch den reinen Willen der mehreren Hundert freiwilligen Teilnehmenden, die wir untersucht haben, beeinflusst werden.[44]

Und dann kam Matthieu ins Labor und offenbarte, wie kraftvoll der Geist eines sehr gut trainierten buddhistischen Mönchs sein kann. Er offenbarte zum ersten Mal, wie es möglich ist, die Ergebnisse der Messungen bewusst und nur durch die Kraft des Willens zu beeinflussen. Wir untersuchten dieses Phänomen über mehrere Sitzungen: den Ausgangszustand, zum Beispiel einfache Ruhe, im Schlaf, in der offenen Monitoring-Meditation und schließlich in der selbst verursachten Trübheitsmeditation, also in einem nahezu gedankenfreien Zustand, den ausschließlich Experten zu erreichen vermögen. Solche Ergebnisse waren in keinem Labor der Welt je zuvor erzielt worden. Sie waren so beeindruckend, dass der wissenschaftliche Artikel, den wir damals veröffentlichten, sich nur darauf beschränkte, nach mehrfacher Verifizierung über den einzigartigen Fall des Mönchs Ricard zu berichten.

Wie andere Meditationsexperten hat Matthieu bei der Kontrolle des Geistes ein außergewöhnliches Niveau erreicht. Aber auch wenn es dank Studien wie unserer möglich war, neue Hypothesen auf dem Feld der Meditation aufzustellen und zu testen, ist und bleibt es wichtig, eines zu verstehen: Wer auch immer es will, kann für sich entdecken, wie Geist und Hirn von Meditation und Achtsamkeit profitieren. Wie gesagt, es ist überhaupt nicht notwendig, ein buddhistischer Mönch zu werden, um von den Übungen und dem mentalen Training durch Meditation zu profitieren!

Erfahrungsbericht: David Lynch

»Wenn du ein Mensch bist, verfügst du über ein Nervensystem, das dafür gemacht ist, und es wird funktionieren.«

David Lynch ist Filmemacher, Schauspieler, Künstler und Musiker; am bekanntesten ist er wohl für seine Filme *Eraserhead, Der Elefantenmensch* und *Blue Velvet* sowie für die Fernsehserie *Twin Peaks*. Seit Langem praktiziert er tanszendentale Meditation und gründete im Jahr 2005 die David Lynch Foundation for Consciousness-Based Education and World Peace (Stiftung für auf Bewusstseinsbildung basierende Bildung und Weltfrieden). Seither hat die Stiftung über 500 000 Kindern und Erwachsenen weltweit die Technik der transzendentalen Meditation nahegebracht, unter ihnen benachteiligten Jugendlichen in Innenstädten, an posttraumatischem Stresssyndrom leidenden Kriegsveteranen sowie Frauen und Kindern, die Gewalt und Missbrauch überlebt haben. Es war eine Ehre für mich, dass er die Zeit fand, mit mir über transzendentale Meditation zu sprechen und mich von ihrem Nutzen zu überzeugen.

Das wahre Glück liegt in uns

Seit 46 Jahren mache ich transzendentale Meditation. Ich hatte einen Satz gehört: »Das wahre Glück ist nicht da draußen, das wahre Glück ist im Innern.« Dieser Satz klang für mich nach Wahrheit. Ich begann, über ihn nachzudenken, aber er regte mich auf, denn er verriet nicht, wo dieses »im Innern« ist oder wie man dorthin gelangt. Ich glaubte, dass es irgendwo innerlich das Glück gibt, aber wie bekommt man es? So wurde ich zum Suchenden. Ich fing an, mich mit allen verschiedenen Meditationsarten zu beschäftigen, und ich hörte zu und ich las und ich sagte: Nein, das klingt nicht richtig.

Dann rief mich eines Tages zufällig meine Schwester an, die gerade mit transzendentaler Meditation begonnen hatte. Ich hörte mir an, was sie davon erzählte, und es gefiel mir; ich hörte aber auch, dass ihre Stimme anders klang: Ich hörte mehr Selbstsicherheit und Glück in ihrer Stimme. Diese positive Veränderung und das, was sie mir berichtet hatte – beides wollte ich auch haben. Ich ging also los und bekam es und habe nie zurückgeschaut. Im Unterricht erhält man ein Mantra und lernt, wie man es anwendet. Meine Lehrerin brachte mich in einen kleinen Raum. Sie sagte: »Setze dich bequem auf den Stuhl, schließe die Augen und fange mit dem Mantra an, wie ich es dir gesagt habe.« Das war meine erste Meditation.

Meine erste Meditation war eine großartige Erfahrung. Andere – zum Beispiel mein Freund Mario – hatten dieses Erlebnis monatelang nicht, aber dann geschah es doch. Der Mensch hat wirklich ein unglaublich großartiges Nervensystem, es ist zum transzendentalen Meditieren gemacht. Wir haben lediglich den Kontakt zu diesem tiefsten Level verloren. Stelle dir die transzendentale Meditation vor, als ob Gold zu dir kommt und du Müll loswerden kannst. Das hereinkommende Gold behältst du und es bleibt dir erhalten. In der realen Welt beglückt uns etwas Neues, etwas, das wir ersehnt haben - aber nach einem Jahr haben wir dann dieses Glück vergessen, wir befassen uns mit etwas anderem. Das Glück aber, das du durch das tägliche Transzendieren gewinnst, behältst du, und es wächst und das Leben wird mit jedem Tag, an dem wir die transzendentale Meditation ausüben, immer besser.

Einen Lehrer finden

Du kannst entweder Achtsamkeit oder Buddhismus praktizieren, was immer du willst. Integriere diese Technik lediglich in dein Leben, und du wirst sozusagen davonrauschen. Du machst einfach die Art der Meditation, die du willst. Ich bin nicht hier, um dir irgendwie vorzuschreiben, was du tun solltest, aber das, was durch das tägliche Ausüben der transzendentalen Meditation passiert, ist eine echte Veränderung. Ich rate dir: Suche dir einen zertifizierten Lehrer für transzendentale Meditation nach der Lehre von Maharishi Mahesh Yogi. Nachdem dir diese Technik erklärt wurde, wirst du dich hinsetzen und eine Meditation erleben. Das funktioniert bei jedem Menschen. Religion, Hautfarbe, Lebenslauf, Nationalität, Kultur – das alles ist egal. Wenn du ein Mensch bist, verfügst du über ein Nervensystem, das dafür gemacht ist; und es wird funktionieren. Möglicherweise ist es keine Erfahrung wie ein Blitzschlag, keine, die man in einem Gedicht besingt, aber du wirst wunderschöne Erfahrungen machen, wenn du die transzendentale Meditation ausübst.

Durch die David Lynch Foundation erlernen viele junge Menschen die transzendentale Meditation. Ab einem Alter von vier, fünf oder sechs Jahren kann ein Kind sein Mantra für die Gehmeditation oder sein »Wort der Weisheit« bekommen. Das gilt für Kinder, die alt genug sind, dass sie versprechen (und sich daran halten) können, ihr Mantra niemandem zu verraten. Sie müssen bloß ein Mantra aufsagen, und ihr Lehrer sagt ihnen dann, was sie machen sollen. Das ist einfach und verhindert, dass Stress ihnen viel anhaben kann. Wenn sie zehn Jahre alt sind, können sie ihr Mantra für die sitzende Meditation bekommen. In diesem Alter können sie morgens und nachmittags jeweils zehn Minuten lang meditieren. Mit zunehmendem Alter fügen sie Minuten hinzu, bis sie bei 20 Minuten ankommen.

Du kannst überall meditieren, denn du stehst ja nicht auf dem Kopf. Du setzt dich bequem hin und schließt die Augen und meditierst so, wie du es gelernt hast. Du sollst dich nicht darum bemühen müssen, das blockiert eher. Mein Freund Charlie Lutes, der das Zentrum leitete, in dem ich anfing, sagte, die beste Einstellung sei: »Hier geht 20 Minuten lang nichts.« Hier geht 20 Minuten lang nichts, und dann legst du los. Es ist sehr, sehr angenehm und es ist immer gleich, aber immer anders. Es ist die merkwürdigste Sache überhaupt und es ist erhaben, es erfrischt, es gibt Energie, es macht glücklich. Kaum zu glauben, dass die Menschen nicht jeden Tag transzendental meditieren. Es ist schlicht umwerfend. Schaue dir die Probleme in dieser Welt an. Das hier bringt Lösungen. Es bringt Glück, Liebe, Energie, Kreativität, Intelligenz – es bringt alles hervor, damit du dich daran erfreust.

Nutzen und Nebenwirkungen

Wenn du jeden Tag transzendental meditierst, wirst du merken, dass es so ist, als würdest du dir eine Schutzweste gegen Stress, gegen Depression, gegen alles Negative, gegen Angst, gegen Sorgenmachen aufbauen; und du kannst dich darauf freuen, weniger mit diesen Dingen zu tun zu haben. Was dich üblicherweise geärgert oder aus der Fassung gebracht hat, passiert nicht mehr so einfach. Wenn du regelmäßig meditierst, bemerkst du die Veränderung eigentlich nicht so sehr, aber die Leute aus deinem Umfeld werden sagen: »Was machst du? Du wirkst glücklicher, du wirkst netter, du wirkst nicht so angespannt. Was ist los? Was ist das?« Und dir wird klar, dass du dich durch die tägliche transzendentale Meditation verändert hast. Dir kommt also alles normal vor, aber wenn du darüber genau nachdenkst, bist du glücklicher geworden. Genau die Menschen, die dich immer gestresst haben, die hast du fast schon gern!

Wenn du zu einem Drogendealer gehen, Heroin holen und dir einen Schuss setzen würdest, hättest du sofort die entsprechende Erfahrung. Und für viele Menschen ist es eine sehr gute Erfahrung, aber sie besitzen diese Erfahrung nicht wirklich. Sie haben sie gemacht, aber sie besitzen sie nicht. Mit der transzendentalen Meditation wird dir das klar vor Augen geführt. Beim Drogenkonsum gibt es außerdem viele Nebenwirkungen. Das tägliche transzendentale Meditieren hat auch eine Nebenwirkung, und zwar die, dass das Negative anfängt, sich zu lichten. Es ist eine Win-win-Situation.

Es wäre toll, wenn man acht Stunden Schlaf bekäme. Bei mir sind es meistens sechs oder sieben. Schlafen ist sehr, sehr wichtig und viele Menschen haben heutzutage Schlafprobleme. Du wirst so viel besser schlafen, wenn du jeden Tag transzendental meditierst. Es ist dafür keine bestimmte Haltung nötig. Die Leute können im Lotussitz sitzen, wenn sie wollen. Sie können so sitzen, wie es bequem ist. Ich setze mich bequem hin. Dann schließe ich meine Augen und mache, was mir beigebracht wurde. Wenn der Körper müde ist, schläfst du beim Meditieren ein, ja, aber das ist mehr wie ein Nickerchen; und wenn du dann aufwachst, meditierst du noch fünf oder zehn Minuten weiter in diesem erfrischten Zustand, stehst dann auf und kümmerst dich um deine Arbeit.

Ich habe keine einzige Meditation ausfallen lassen, zweimal am Tag, seit ich angefangen habe. Wie habe ich die Zeit dafür gefunden? Keine Ahnung. Charlie hat mir schon früh gesagt: »Das Wichtigste, was man für sich tun kann, ist regelmäßiges Meditieren.« Regelmäßig per Meditation einen transzendentalen Zustand zu erreichen, ist großartig; wenn man also darüber nachdenkt, ist es gar nicht so schwierig, morgens und nachmittags jeweils 20 Minuten dafür zu erübrigen. Bekanntermaßen verplempern wir täglich sowieso mehr als 40 Minuten, also kann man sie genauso gut sinnvoll nutzen.

Kunst und Spaß

Ich bin das, was man einen Künstler nennt, und ein Künstler macht die Dinge gern auf seine Art. Er mag nicht, wenn ihm jemand etwas vorschreibt. Er will keinem Verein beitreten. Er will für sich sein, sein eigenes Ding machen, in Freiheit. Deswegen hatte ich ein Problem mit der Meditation. Ich sagte: »Du meinst, ich werde eine Technik lernen, die ein zehnjähriges Kind auch anwendet oder Max Mustermann oder irgendein Hans und Franz. Und ich nutze dann dieselbe Technik? Ich, der ich so besonders bin?« Diese Einstellung muss man überwinden. Kurz und bündig – es ist egal, wer es sonst noch macht, es ist ja für dich. Du bist es, der die Technik bekommt und damit die Fähigkeit zum transzendentalen Meditieren und der so schnell wie es nur geht die Erleuchtung erreicht. Du musst dein Leben leben, aber nimm dies darin auf.

Man kann unmöglich sagen, ob die transzendentale Meditation mein künstlerisches Tun verändert hat. Ich sage immer: Ich war kreativ, bevor ich mit transzendentaler Meditation angefangen habe, aber ich war nicht so selbstsicher. Ich war nicht so glücklich in meinem Tun. Ich habe mich insofern verändert, als dass ich mich mehr am Leben erfreue. Ich erfreue mich mehr an der Arbeit. Ich mag die Menschen mehr. Ich fühle mich in meinem Körper wohler. Ich sehe das größere, hellere Ganze. Ich drücke es so aus: Ich sehe, dass das Leben mehr ein Spiel wird als eine Qual. Ich sehe, dass Dinge, die mich immer gestresst haben, mich runtergezogen und, ja, fast umgebracht haben, nicht mehr diese Macht über mich besitzen. Es heißt, die Menschheit ist nicht zum Leiden erschaffen worden. Freude ist unsere Natur. Wir sollen das Leben genießen, und hier ist eine Technik, die beweist, dass das möglich ist. Du bekommst diese Technik, bleibst regelmäßig in Übung und wirst es nicht bereuen.

Den Unterschied kennen

Ich bin nicht gegen irgendeine der anderen Meditationsarten, aber die Leute müssen den Unterschied kennen. Also: Formen der konzentrierten Meditation sind im Grunde dasselbe wie Konzentration auf irgendetwas, etwa auf ein mathematisches Problem oder darauf, ein Bild richtig zu malen. Das Gehirn arbeitet genauso wie beim Konzentrieren, du hast aber keine Chance, tiefer einzutauchen in das Transzendentale. Kontemplation, Achtsamkeit, die Atmung beobachten, sich der Umgebung bewusst sein, die Rosen riechen, den Wind wahrnehmen und die Blätter in den Bäumen, die Natur wahrnehmen, sie fühlen, ihr nahe sein – das kann entspannend sein, aber du wirst keine Transzendenz erreichen. Du wirst immer noch nahe an der Oberfläche sein.

Es ist nicht mystisch. Man hat es vielleicht früher so genannt, aber es ist wissenschaftlich. Das ist das Verrückte. Es ist so wissenschaftlich wie die universelle Wellenfunktion. Es ist so wissenschaftlich wie zwei plus zwei gleich vier ist. Wenn du diese Technik genau so ausführst, wie du sie gelernt hast, dann wirst du das Wesen der transzendentalen Meditation erleben. Und was man dabei bedenken muss: Maharishi hat sich das nicht ausgedacht. Es kommt aus der vedischen Tradition. Es ist so alt wie die Zeit selbst. Es ist ein Weg nach innen, man geht ihn, erlebt das Transzendentale und entfaltet sein volles Potenzial als Mensch.

Die Menschen haben Erfahrungen aller Art; jeder macht im Laufe seines Lebens die eigenen. Daher lautet eine der Regeln in der transzendentalen Meditation: »Nimm es, wie es kommt.« Kann man ohne Technik transzendieren? Ja. Ich sage dir genau, wie das funktioniert. Angenommen, du bist in einem kreisrunden Raum mit weißen Wänden. An den Wänden hängen drei Vorhänge, ein gelber, ein roter und ein blauer. Und die drei Vorhänge stoßen aneinander, sodass du die weißen Wände nicht mehr sehen kannst. Wir sagen mal, der gelbe Vorhang ist der Wachzustand des Bewusstseins, der blaue ist der Schlafzustand des Bewusstseins und der rote ist der Traumzustand des Bewusstseins. Wachsein, schlafen und träumen ist etwas, das alle Menschen genießen. Wenn du wach bist und kurz vor dem Einschlafen, wenn dein Kopf auf dem Kissen liegt und du sozusagen wegdriftest, bis du ganz am Rand des gelben Vorhangs, du bist im Begriff, in den blauen Vorhang zu gehen. Und in bestimmten Momenten erhaschen Menschen ein kleines bisschen von dem weißen Raum in der Lücke zwischen den Vorhängen und sie sehen vielleicht weißes Licht oder sie fühlen etwas Besonderes und fragen sich, was das ist. Dann hast du das Transzendentale erfahren, du hast die weißen Wände erlebt.

Einmal saß ich gemütlich auf einem Stuhl, in Tagträume versunken, und zack, plötzlich sah ich dieses weiße Licht. Erst als ich transzendentale Meditation erlernt hatte, wusste ich, dass ich gerade das Transzendentale erlebt hatte. Hätte ich diese Erfahrung gern noch einmal gehabt? Ja, aber ich wusste nicht, wie es geschehen war. Ich wusste nicht, wie ich das wiederholen sollte. Aber ich habe die Technik erlernt und jetzt weiß ich, wie es geht. Jetzt weiß ich, wo das »im Innern« ist. Jetzt weiß ich, wie ich dahin komme, weil ich die transzendentale Meditation erhalten und erlernt habe. Lass dich auf die transzendentale Meditation ein, und du wirst es nie bereuen. Es ist das Größte. Es ist alles.

5

Was Körper und Geist durch Meditation gewinnen

»Angenommen, Sie lesen von einer Tablette, die Sie einmal täglich einnehmen, um Angstzustände zu reduzieren und die Zufriedenheit zu erhöhen. Würden Sie sie nehmen? Und weiter angenommen, dass die Tablette eine große Palette Nebenwirkungen hat, die alle gut sind: mehr Selbstwert, Empathie und Vertrauen, sogar ein verbessertes Gedächtnis. Und schließlich nehmen wir an, dass die Tablette ganz natürlich ist und nichts kostet. Würden Sie sie dann einnehmen? Diese Tablette gibt es. Es ist die Meditation.«

Jonathan Haidt, Psychologe

Zusätzlich zu strukturellen und funktionellen Veränderungen im Gehirn als Folge von Meditation möchte ich in diesem Buch besprechen, welchen Gewinn sie für die allgemeine körperliche Gesundheit bringt. Vor dem Freudentanz beginnen wir jedoch mit einer ernsteren kritischen Übersicht. Tatsächlich erfüllen relativ wenige Studien zur Meditation die strengen Kriterien der Qualitätskontrolle, wenige sind mit einer großen Probandengruppe und unter korrekten Kontrollbedingungen durchgeführt worden. Trotzdem zeigen alle Studien, die wir zur Verfügung haben, dass Meditation eine kraftvolle Form der mentalen Gymnastik ist, die positive Effekte für Geist und Körper haben kann. Laut der American Heart Association (US-amerikanische Gesellschaft für Herz- und Gefäßerkrankungen) kann sie auch dazu beitragen, das Risiko für Herz- und Gefäßkrankheiten zu verringern.[45]

Meditation kann bei manchen Krankheitsbildern als ergänzende Therapie neben der Schulmedizin zum Einsatz kommen. Zwar gibt es Nebenwirkungen und Gegenanzeigen bei Meditation, allerdings wenige; leider aber wird ihr vielversprechendes Potenzial im Gesundheitssektor noch nicht genutzt. Die Entwicklung der wissenschaftlichen Forschung in diesem Bereich ist zudem nicht bekannt genug. Das ist im Grunde nicht verwunderlich. Während meiner jahrelangen Ausbildung zum Arzt, dann zum Neurologen und schließlich zum Palliativmediziner bin ich in keinem Kurs an Achtsamkeit und Meditation herangeführt worden. Meine Frau ist Psychologin und auch in ihrer Ausbildung gehörte Achtsamkeit nicht dazu. Der Bildungssektor trägt jedoch nicht allein die Schuld. Die Industrie, besonders die Pharmaindustrie, hat es gewiss nicht eilig damit gehabt, Meditation auf die Tagesordnung zu setzen.

ETWAS WENIGER ARZNEI, ETWAS MEHR MEDITATION

Erst zu Beginn der 1970er-Jahre erwachte bei den Forschern das Interesse für die Möglichkeiten der Meditation. Damals mussten Pioniere wie Richard Davidson Skepsis aushalten, doch obwohl sich die wissenschaftliche Erforschung der Meditation noch in einem frühen Stadium befindet, ist sie äußerst vielversprechend. In den letzten 20 Jahren haben wir einen massiven Anstieg der Anzahl der durchgeführten Studien erlebt und Achtsamkeit hat sich nach und nach in medizinischen Einrichtungen etabliert. Das haben wir der achtsamkeitsbasierten Stressreduktion (*mindfulness-based stress reduction*, MBSR) und der achtsamkeitsbasierten kognitiven Therapie (*mindfulness-based cognitive therapy*, MBCT) zu verdanken.[46] MBSR spielte

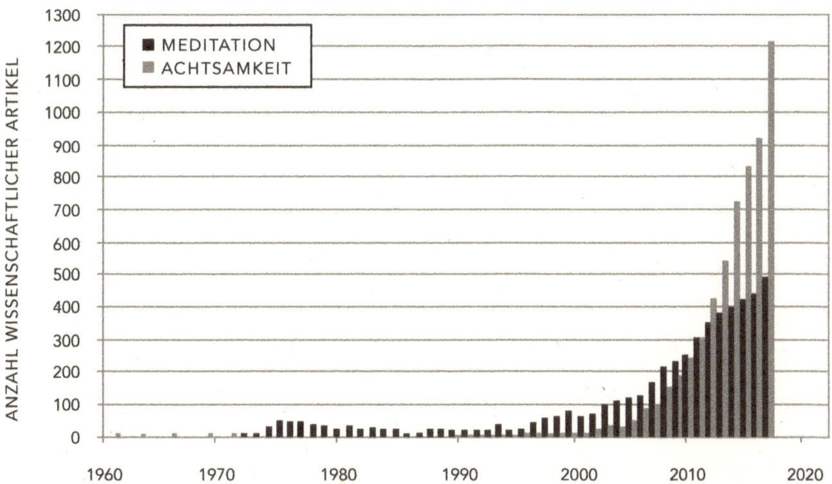

Grafische Darstellung der Anzahl von Forschungsartikeln zu Meditation (dunkelgrau) und Achtsamkeit (hellgrau) in den vergangenen 50 Jahren, die in der National American Medical Library of Medicine (PubMed Medline; US-amerikanische Nationalbibliothek der Medizin) und den US National Institutes of Health (NIH, US-amerikanisches Gesundheitsinstitut) verzeichnet sind.

in der Meditationsforschung eine wichtige Rolle, und zwar nicht nur, weil sie in vielen medizinischen Zentren in Europa und den Vereinigten Staaten angewendet wird, sondern auch, weil die Arbeit an MBSR standardisiert, anerkannt und wiederholbar gemacht wurde; das ist für qualitativ hochwertige Forschung von grundlegender Bedeutung.

Weltweit wurden in den vergangenen 20 Jahren über 1300 klinische Studien zu Meditation und Achtsamkeit durchgeführt.[47] Das mag sich viel anhören, aber im Grunde ist es wenig, wenn man es zum Beispiel mit den 4500 Studien jährlich zu Antidepressiva vergleicht. Medikation stößt wohl auf mehr Interesse als Meditation.

Auf Seite 102 sind zwei Karten mit der Anzahl der kontrollierten klinischen Studien über Achtsamkeitsmeditation dargestellt, die in den verschiedenen Ländern seit dem Jahr 2000 verzeichnet wurden.

Wenn ich an internationalen Kongressen zu Neurologie und Psychiatrie teilnehme, steht Meditation fast nie auf dem Programm. Leider muss man feststellen, dass finanzielle Interessen und die Verlockung des Profits oft bestimmen, mit welchen Inhalten und Themen sich die medizinische und wissenschaftliche Gemeinschaft beschäftigt. Anscheinend haben Studien nur dann Chancen, wenn garantiert ist, dass die Kosten wieder eingespielt werden, und die Patientengesundheit scheint nicht ganz oben auf der Tagesordnung zu stehen. Ich bin zunehmend entsetzt und empört, wenn ich an Kongressen über Hirnleistungsstörungen teilnehme. Manchmal habe ich den Eindruck, dass wir als Ärzte der Gnade der Zuhälter der Industrie ausgeliefert sind. Wenn wir die Pharmariesen gewähren lassen, steuern wir einer Zukunft entgegen, die von Botox und Medikamenten, die vor allem gewinnbringend sind, geprägt ist. Für die Behandlung von neurologischen Symptomen im Zusammenhang mit Stress ignoriert die Industrie alle Alternativen zu Tabletten ganz einfach. Nur drei Pro-

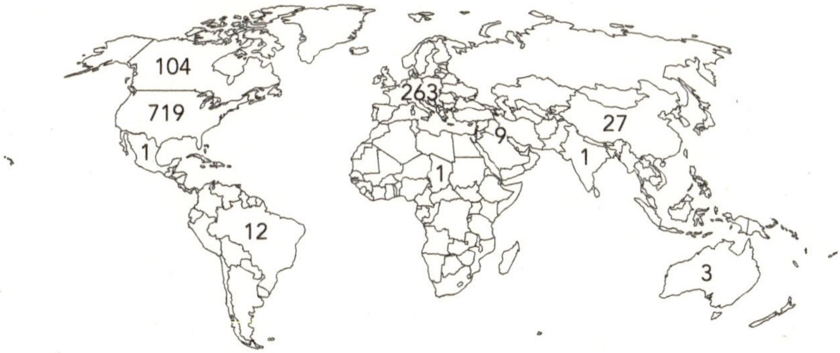

Die USA sind führend mit 719 Studien zu Achtsamkeit und Meditation in den vergangenen 20 Jahren. In Europa waren es 263 und in Kanada 104.

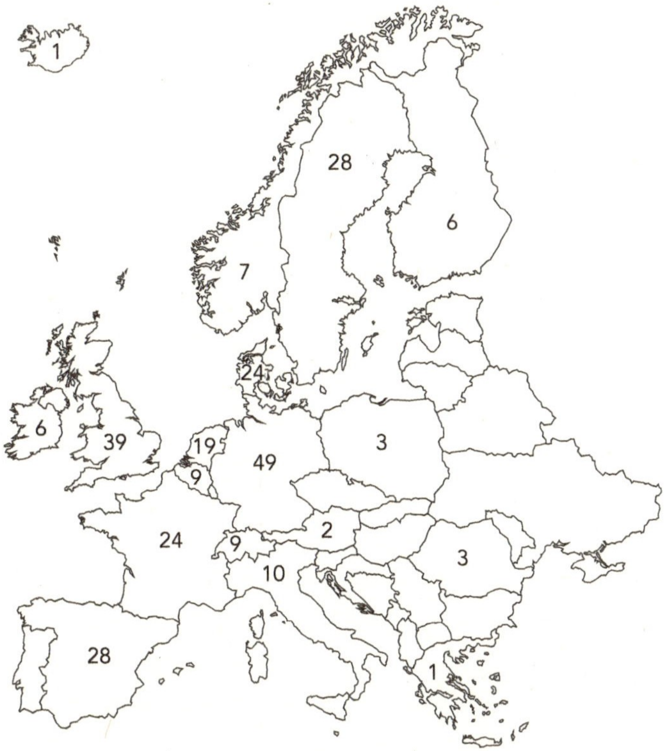

In Europa ist Deutschland führend mit 49 Studien zu Achtsamkeit und Meditation seit dem Jahr 2000.

zent der 1309 Meditationsstudien weltweit wurden von der Industrie finanziert, während es bei Untersuchungen zu Antidepressiva mindestens 37 Prozent sind.

Dabei wissen wir doch ganz genau, dass Meditation günstige Auswirkungen haben kann, auch wenn dies nicht bei allen Menschen oder in jedem Fall klappt. Man sollte sich in der Tat hüten, die Dinge zu sehr zu vereinfachen. Eine analytische Studie, die in der angesehenen wissenschaftlichen Fachzeitung *Nature* veröffentlicht wurde, hob diese positiven Effekte ganz klar hervor: »Die Meditationsforschung der vergangenen zwei Jahrzehnte bestätigt insgesamt die Ansicht, dass Achtsamkeitsmeditation günstige Auswirkungen auf die geistige und körperliche Gesundheit und auf kognitive Leistungen hat. Jüngste Studien mit bildgebenden Verfahren haben gezeigt, welche Hirnregionen und Netzwerke für diese positiven Effekte verantwortlich sind. Die zugrunde liegenden Mechanismen auf der Zellebene bleiben unklarer. Nötig sind Studien mit streng wissenschaftlichen Kriterien, damit wir die neuronalen und molekularen Prinzipien, die den im Gehirn beobachteten Veränderungen zugrunde liegen und die mit der Achtsamkeitsmeditation in Verbindung gebracht werden können, ganz genau verstehen.«[48]

Wir müssen offensichtlich mehr qualitativ hochwertige Studien durchführen, Studien also, die in ihrer Konzeption, Ausführung, Analyse, Schlussfolgerung und Veröffentlichung strengen Kriterien unterliegen. Nur mit einem solchen Vorgehen können wir unser Wissen glaubwürdig weiter ausbauen. Und wir müssen in Zukunft mehr klinische Studien durchführen. Wir müssen mit einer Gruppe von Meditierenden und einer Kontrollgruppe arbeiten und die Studien müssen strenge Kriterien erfüllen. Leider sind die bereits veröffentlichten Studien längst nicht alle klinische Studien mit adäquaten Kontrollgruppen. Weit gefehlt!

Da die Erforschung der Meditation noch immer in den Kinderschuhen steckt und die Studien häufig eine fragwürdige Qualität oder zu wenig Teilnehmende haben, kann es vorkommen, dass Studien einander widersprechen (was in der wissenschaftlichen Forschung sowieso oft geschieht). So besagte zum Beispiel eine Studie,[49] Achtsamkeitsmeditation könne sich für Patienten mit Reizdarmsyndrom schmerzlindernd auswirken, während in einer späteren Analyse der Literatur behauptet wurde, die Verbesserungen seien relativ unbedeutend. In vielen Fällen fehlen uns belastbare Beweise, um unwiderlegbare Schlussfolgerungen zu präsentieren, und daher taucht Meditation häufig nicht in offiziellen ärztlichen Empfehlungen auf (und davon abgesehen haben Ärzte selbst auch erhebliche Vorbehalte!).

In der folgenden Tabelle kannst du sehen, welche Beschwerden in den vergangenen 20 Jahren in Bezug auf Achtsamkeitsmeditation am meisten untersucht wurden. Du wirst sehen, dass die Ergebnisse vieler Studien noch nicht bekannt oder veröffentlicht sind.

Beschwerde/Erkrankung	Anzahl der Studien	Laufende Studien
Psychose	395	185
Depression	241	97
Angststörung	189	86
Schmerzen	170	75
Lebensqualität	83	39
Psychologischer Stress	76	31
Übergewicht	57	23
Krebs	54	29
Hautkrankheiten	54	25
Autoimmunerkrankungen	50	17
Sucht	45	6
Darmerkrankungen	40	16

Beschwerde/Erkrankung	Anzahl der Studien	Laufende Studien
Herz- und Gefäßerkrankungen (darunter Bluthochdruck)	37	20
Schlafstörungen	35	12
Neurokognitive Störungen (darunter Demenz)	34	24
Diabetes	32	13
Atemwegserkrankungen	32	13
Muskel- und Knochenerkrankungen (darunter Fibromyalgie)	31	9
Chronisches Erschöpfungssyndrom	30	12
Hormonelle Störungen	29	14
Multiple Sklerose	15	4
Kopfschmerzen	15	9
Reizdarmsyndrom	13	1
Autismus	8	7
Tinnitus	5	1

MEDITATION AUF REZEPT

Eines Tages fragte jemand den Dalai-Lama: »Kann Meditation im Fall einer Erkrankung eine Lösung sein?« Und er antwortete: »Wenn Meditation alle Gesundheitsprobleme heilen könnte, hätte ich keine Knieschmerzen mehr.«

Zunächst einmal: Sei dir bewusst, dass du nicht alles glauben musst, was über Meditation und Achtsamkeit gesagt wird. Populärwissenschaftliche Medien lieben Gesundheitstrends und Unternehmen und Marketingspezialisten nutzen die Gutgläubigkeit der Leute nur allzu gern aus. Wie man weiß, eignen sich Überschriften in den Medien und Postings in den sozialen Netzwerken, die sensationelle Gesundheitsverbesserungen anpreisen, sehr gut dazu, die Aufmerksamkeit einer großen Leserschaft auf sich zu ziehen und viele Klicks zu generieren. Für Meditation gilt dasselbe, und tatsächlich erzeugt Achtsamkeit allmählich beträchtliche Umsätze. Der finanzielle Wert der Achtsamkeitsindustrie in den USA wurde 2017 auf mindestens 1,1 Milliarden Dollar geschätzt und für 2022 rechnet man mit über zwei Milliarden. Man sollte aber nicht vergessen, dass sich die Tradition der Meditation nicht zum Zwecke der medizinischen und schon gar nicht der finanziellen Nutzung entwickelt hat.

Es ist höchste Zeit, den Effekt von Meditation sorgfältig auszuwerten. Wenn du regelmäßig meditierst, verändert sich die Struktur deines Gehirns. Das haben verschiedene Studien bereits nachgewiesen und wir haben es in unseren eigenen Studien ebenfalls beobachtet. Aber welchen Einfluss hat ein gesunder Geist auf die allgemeine Gesundheit und das Wohlbefinden? Erwarte keine lange Liste mit überzogenen Behauptungen. Meditation ist kein Mittel gegen Haarausfall. Unser Ansatz ist vor allem wissenschaftlich. Wir verlassen uns nicht auf persönliche Meinungen, sondern auf wissenschaftliche Daten. Wir erklären – untermauert von wissenschaftlichen Studien –, wie sich Meditation medizinisch auswirkt und welche vermeintlichen gesundheitlichen Auswirkungen man getrost vernachlässigen kann. Wir haben den Nutzen der Meditation für Menschen untersucht, die unter chronischen Schmerzen, Angstzuständen und Depression leiden. Aber Meditation ist nicht nur für kranke oder unglückliche Menschen gedacht. Wir alle kämpfen gelegentlich mit Stress und es gibt auch interessante Zusammenhänge zwischen Achtsamkeit und Kreativität und der Förderung der Aufmerksamkeit. Meditation könnte ferner nicht nur dazu beitragen, das Leben zu verbessern, sondern auch, es zu verlängern.

Bevor wir die Ergebnisse der kontemplativen (buddhistischen) Neurowissenschaften untersuchen, wollen wir uns daran erinnern, dass je nach angewandter Meditationsmethode unterschiedliche neuronale Netzwerke aktiviert werden. Meditation ist ein Sammelbegriff oder, wie mein Freund, der Psychiater und Zen-Lehrer Edel Maex, gesagt hat: »Meditation ist eine Schachtel, die alles birgt, was du willst.« Wenn jemand also behauptet, Meditation sei günstig für den Kreislauf, ist es hilfreich, sich zu fragen, welche Meditationsform wohl solch einen Nutzen hätte: Achtsamkeitsmeditation, Liebende-Güte-Meditation, konzentrierte Aufmerksamkeitsmeditation oder transzendentale Meditation mit Wiederholung des Mantras?

Die richtige Definition und die Standardisierung von Meditation und Achtsamkeit sind heikle Themen und eine der Herausforderungen in der Meditationsforschung, denn Meditationsübungen müssen gut definiert und wiederholbar sein. Laut Matthieu Ricard ist Meditation einfach »Geistestraining«, aber entscheidend ist, wofür man trainiert. Training für Gewichtheben ist anders als für Jogging oder Badminton. Entsprechend trainiert man für die Entwicklung der Aufmerksamkeit anders als zum Aufbau von liebender Güte. Die beteiligten neuronalen Netzwerke werden sich unterscheiden und folglich auch die Ergebnisse des spezifischen Trainings. Jede Meditationsform hat eine andere neuronale Signatur im Gehirn.

GESUNDHEITLICHER NUTZEN

Als Arzt, Neurologe und im Gesundheitssektor tätiger Mensch werde ich allwöchentlich mit Patienten konfrontiert, die mit Kopf- und anderen Schmerzen, Depression und Angstzuständen, Burn-out, Erschöpfungssyndrom oder Schlafstörungen kämpfen. Stress fungiert oft als Katalysator. Alle wollen schnell von ihrem Leid erlöst werden und scheinen nach einem Wundermittel zu suchen: »Herr Doktor, geben Sie mir bitte eine Tablette, damit meine Symptome verschwinden!« In der westlichen Welt schlucken wir eine Menge Tabletten, die unsere Hirnaktivität und das Nervensystem beeinträchtigen. Natürlich kann eine Medikation nützlich sein, aber es gibt Alternativen, die nicht magisch oder pseudowissenschaftlich sind – Dinge wie Meditation, Achtsamkeit und andere Formen der Psychotherapie, die vielleicht etwas mehr Engagement verlangen, die aber auch generell weniger Nebenwirkungen verursachen. Sehr viel weniger! Bemerkenswerterweise sterben in den USA tagtäglich 128 Menschen an einer Überdosis mit opioiden Schmerzmitteln.[50] In Frankreich greifen geschätzt zehn Millionen Menschen zu Schlaftabletten. In Belgien nimmt einer von drei Menschen über 75 Jahre Schlaftabletten.[51] Viele Jahre lang zählten Belgien und Frankreich zu den Ländern mit den meisten Schlaftablettenkonsumenten weltweit.[52]

In der renommierten Zeitschrift *Nature* wurde ebenfalls über die Theorie berichtet, dass Meditation interessantes Potenzial als Behandlung habe, und es hieß in einer kritischen Analyse, dass Achtsamkeit ein echtes Potenzial für die Behandlung gesundheitlicher Störungen, die Erhaltung eines gesunden Geistes und die Steigerung des Wohlbefindens darstellt. Leider gibt es bei der Suche nach Alternativen zur Schulmedizin viele Fallen: Falsche Versprechungen und skrupellose Scharlatane, sogar selbst ernannte Therapeuten, die labile Menschen in einem empfindlichen Moment ihres Lebens ausnutzen. Und das ist bedauerlich! Wenn du darüber nachdenkst, wegen eines Gesundheitsproblems mit dem Meditieren zu beginnen, dann hole dir fachlichen Rat von jemandem, der auf die Behandlung spezialisiert ist, die du brauchst, also von einem Psychologen, Hausarzt, Neuropsychiater oder einem Experten aus einem anderen Bereich. Wenn du eine Zahnfüllung brauchst, gehst du ja auch zu einem professionellen Zahnarzt, mit Rückenschmerzen jedoch nicht, denn du weißt, dass er dir hier nicht helfen kann.

DU BIST NICHT VON DEINEM SCHMERZ DEFINIERT

»Schmerz ist unvermeidlich. Leiden ist optional.«
Unbekannter Verfasser

Schmerz zählt zu den häufigsten Leiden – das führt bei Menschen in Gesundheitsberufen und vor allem bei Patientinnen und Patienten zu viel Frustration. Wenn der Schmerz chronisch ist, geht er oft mit Depression, Apathie, Erschöpfung und Schlafstörungen einher, was wiederum die Genesung behindert. Daraus entsteht ein Teufelskreis. Bei der Behandlung von Schmerz neigen Ärzte dazu, ausschließlich und zu schnell auf Tabletten und Schmerzmittel zurückzugreifen. Meditation ist ein Ansatz für einen gesunden Lebensstil, mit dem man sich auch stärker den psychischen, körperlichen und sozialen Bedürfnissen zuwendet. Sie verlangt zwar mehr Zeit und Engagement, kann sich aber oft als wirksam erweisen und gegebenenfalls parallel zu einer schulmedizinischen Medikation praktiziert werden.

Dass Achtsamkeit heutzutage Einzug in medizinische Zentren gehalten hat, verdanken wir Dr. Jon Kabat-Zinn. Der Professor für Molekularbiologie ist der Begründer des Programms zur achtsamkeitsbasierten Stressreduktion, der *mindfulness-based stress reduction* (MBSR). Gegen Ende seines Studiums begann er, sich für Yoga und Meditation zu interessieren. Bei einem Vipassana-Retreat (das ist eine Form der Einsichtsmeditation) hatte er die Gelegenheit, die berühmte Bodyscan-Übung auszuprobieren. Dabei konnte er langsam, sorgfältig und unvoreingenommen die unterschiedlichen Sinneswahrnehmungen seines Körpers entdecken. Bei dieser Übung musste er stundenlang in Lotushaltung auf dem Boden sitzen und fühlte allmählich einen starken Schmerz, der anders war als alles, was er je zuvor gespürt hatte. Dann drängte sich ihm während dieser Bodyscan-Übung nach und nach ein neuer Blick auf diesen Schmerz auf: Die Empfindungen waren noch da, aber der Schmerz nicht mehr. Jon schaffte es, den emotionalen und den kognitiven Aspekt des Schmerzes voneinander zu trennen. Diese Übung brachte ihn dazu, darüber noch intensiver nachzudenken: Könnte man Patienten mit chronischen Schmerzen nicht mit Meditation helfen? Es ging nicht darum, ihren Schmerz zu heilen, sondern sie dazu zu bringen, eine andere Perspektive zu gewinnen, die Wahrnehmung der Schmerzen zu verändern. So entstand das MBSR-Programm, das weniger zum Ziel hat, Patienten zu heilen, sondern ihre Lebensqualität steigern soll.

Funktioniert MBSR tatsächlich? Eine Gruppe niederländischer Forscher beschloss, die vorhandene wissenschaftliche Literatur durchzuarbeiten.[53] Sie analysierten insgesamt 22 Studien, durchgeführt an insgesamt 1235 Patienten mit chronischen Schmerzen. Ihr Fazit war mäßig positiv: Bei chronischen Schmerzen können MBSR-Programme rein medizinische Behandlungen teilweise ergänzen. Es ist zwar in keiner einzigen Studie die Rede von einer »klinischen Heilung«, aber auch schmerzstillende Mittel heilen nicht die Ursache des Schmerzes und den Patientinnen und Patienten wurde insofern geholfen, als sie emotional weniger unter dem Schmerz litten. Die Forscher zogen daher den Schluss, dass Meditation – übrigens genau wie andere kognitive Verhaltenstherapien – mindestens genauso effektiv sein kann wie medikamentöse Behandlungen. Es ist jedoch wichtig hervorzuheben, dass Achtsamkeit im Vergleich zu chemischen Schmerzmitteln weniger Nebenwirkungen hat und die Gefahr der Abhängigkeit geringer ist.

Meditation ist also kein Wunderheilmittel, kann aber durchaus chronische Schmerzen und das damit einhergehende emotionale Leid lindern. Dies wurde auch bei meinem Gespräch mit dem Europameister im Zehnkampf Thomas van der Plaetsen ganz klar und deutlich. Dieser Spitzensportler erhielt unter geradezu grotesken Umständen die Diagnose Hodenkrebs und musste sich ihr stellen. Ich komme später darauf zurück, kann aber vorwegnehmen, dass es Thomas dank Achtsamkeit gelang, mit den Schmerzen und den Gefühlen zurechtzukommen, die seine Krebsdiagnose und -behandlung mit sich brachten.

Eine Metaanalyse[54] über sieben Studien, mit denen herausgefunden werden sollte, wie sich Achtsamkeit günstig für Krebspatienten auswirken kann, bestätigt die Eindrücke, von denen mir Thomas berichtete: Achtsamkeitsinterventionen wirken sich positiv auf Angstzustände und Depressionen der Patienten aus. In der Studie wird aber darauf hingewiesen, dass noch weitere Studien nötig sind, um festzustellen, wie lange die günstigen Auswirkungen der Achtsamkeit anhalten. Wie eine weitere Studie[55] ergab, in der speziell Stress und Angst während der Chemotherapie untersucht wurde, wirkte sich Achtsamkeit auch hier positiv auf die 57 teilnehmenden Krebspatientinnen und -patienten aus.

SCHMERZMANAGEMENT UND ZEN-ÜBUNGEN

Wenn es darum geht, wie meditierende Mönche mit Schmerz umgehen, werden sich manche vielleicht an das ikonische Foto des vietnamesischen buddhistischen Mönchs Thích Quảng Đức erinnern, der sich 1963 selbst verbrannte und dabei keinerlei Regung zeigte. Das ist ein trauriges und extremes Beispiel, aber es zeigt, wie weit die Kraft des mentalen Trainings reichen kann. Wenn Meditation tatsächlich eine lindernde Wirkung auf Schmerzempfindungen hat, verheißt dies neue Hoffnung für Patienten mit hartnäckigen Schmerzen wie Kopfschmerzen, Arthritis und Schmerzen im unteren Rücken.[56] Das Mind & Life Institute unterstützt vor diesem Hintergrund eine kanadische Studie zum Schmerzempfinden erfahrener Meditierender während der Meditation.

Wenn man die Hand auf eine heiße Herdplatte legt, passieren zwei Dinge (nicht zu Hause ausprobieren!). Erstens verbrennt man sich –

das ist eine körperliche Reaktion – und zweitens schreit man »Aua!«, eine emotionale Reaktion. Während einer Studie mit erfahrenen Meditierenden und einer Kontrollgruppe mit Menschen, die nicht meditieren, wurde mit einer computergesteuerten Hitzequelle überprüft, ob tatsächlich eine Wechselbeziehung zwischen Meditation und der Wahrnehmung von Schmerz existiert. Die Zen-Experten konnten die beiden Reaktionen voneinander trennen.[57] Sie erlebten die Sinneswahrnehmung genauso stark, empfanden den Schmerz aber als weniger unangenehm.

Schmerz wird im Hirn durch Aktivierung der Hirnregionen übersetzt, die mit ihm verbunden sind. Anhand der fMRT-Tests stellte sich heraus, dass der Kortex der Zen-Meditierenden anders reagierte als der Kortex der Nicht-Meditierenden. Mein Freund, der Québecer Psychologe Pierre Rainville, beschrieb dieses Phänomen mit folgenden Worten: »Obwohl sich die Meditierenden des Schmerzes bewusst waren, wurde die Empfindung selbst nicht in dem Teil ihres Gehirns bearbeitet, der für das Urteilsvermögen, das Denken oder die Ausbildung eines Gedächtnisinhalts zuständig ist. Wir glauben, dass die Zen-Meditierenden die Empfindungen zwar durchaus fühlen, diese Reize aber nicht als Schmerz interpretieren oder mit dem Etikett ›schmerzhaft‹ versehen.« Wir wissen noch nicht im Detail, welche Mechanismen den Schmerz mindern; jüngste Studien zeigen aber, dass bei dieser Reaktion die Opioidrezeptoren im Gehirn nicht involviert sind.[58]

SCHLAFSTÖRUNGEN

»Herr Doktor, ich kann nicht schlafen!« Patienten klagen häufig über Probleme mit dem Ein- oder Durchschlafen. Wir alle haben das schon erlebt. Sobald man im Bett liegt, kann man nicht aufhören, sich Gedanken über alles zu machen, was man noch erledigen muss, oder über die bissige Bemerkung eines Kollegen. Dann können wir nicht einschlafen und sind am nächsten Tag müde und unproduktiv. Langfristig kann Schlafmangel verheerende Folgen für die Gesundheit haben. Patienten mit Schlafproblemen neigen aus Verzweiflung oder aus Bequemlichkeit dazu, vorschnell zu Schlaftabletten zu greifen. Diese haben jedoch besorgniserregende Nebenwirkungen, sowohl lang- als auch kurzfristig. Man wird von diesen Mitteln recht schnell abhängig und bei einer Einnahme über lange Zeit besteht das Risiko, dass man eine immer höhere Dosis benötigt. Schlaftabletten verursachen Benommenheit (übrigens genau wie Alkohol). Man schläft ein wie bei einer Vollnarkose, das heißt, dass man sozusagen in ein pharmakologisches Koma fällt. Sie bescheren einem aber keinen gesunden, erholsamen Schlaf.

Kann Achtsamkeit helfen? Wie in einer vergleichenden Studie[59] nachgewiesen wurde, kann Achtsamkeit eine günstige Wirkung auf den Schlaf haben, ohne dass sich Nebenwirkungen einstellen. Welche Mechanismen hier am Werk sind, ist noch nicht ausreichend untersucht; die Beantwortung dieser Frage erfordert weitere Studien. Eine der Theorien besagt, dass Achtsamkeit Schlafstörungen durch verbesserte Emotionsregulation und bessere Kontrolle über die innere Stimme, die uns wach hält, reduziert. Die Studie liefert jedoch keine Details oder allgemein anerkannte und auf soliden wissenschaftlichen Befunden basierende Anleitungen hinsichtlich der empfohlenen »Dosis« Achtsamkeit für eine bessere Nachtruhe.

Prof. Herbert Benson zufolge, Leiter des Benson-Henry Institute for Mind Body Medicine am angesehenen Massachusetts General Hospital in Boston (eines der besten Krankenhäuser der Welt), könnte es sein, dass Achtsamkeit – so definiert, dass die Atmung und der gegenwärtige Moment in den Fokus genommen werden, ohne sich Fragen über Vergangenheit oder Zukunft zu stellen – uns ermöglicht, eine »Entspannungsreaktion« auszulösen, die zum Einschlafen anregt. Um diesen Vorgang auszulösen, musst du lediglich die folgende Übung machen.

Schritt 1: Wähle zum Fokussieren etwas, das du entspannend findest. Das kann einfach deine Atmung oder ein positiver Satz sein.

Schritt 2: Lass los und entspanne dich. Denke nicht an dich oder deine Empfindungen. Wenn du merkst, dass dein Geist abschweift, atme tief ein und führe deine Aufmerksamkeit wieder zu dem Objekt, das du gewählt hast.

Andere machen vielleicht lieber die Bodyscan-Übung (siehe ab Seite 176) oder rezitieren ihr Mantra. Jeder muss herausfinden, was für ihn am besten funktioniert.

ÄLTER WERDEN

Verlangsamt Meditation den Alterungsprozess? Buddha wurde allem Anschein nach respektable 80 Jahre alt – ein gesegnetes Alter im Indien des 5. Jahrhunderts vor Christus. Rund 2500 Jahre später haben Wissenschaftler beobachtet, dass man mit dem Älterwerden graue Hirnsubstanz verliert. Wir haben gesehen, dass Matthieu Ricard für einen über 70-Jährigen noch erstaunlich viel graue Substanz besitzt. Heißt das, wir könnten dank Meditation länger leben? Mehrere Studien[60] der letzten zehn Jahre haben gezeigt, dass Meditation uns potenziell gegen den Verlust von grauer Substanz schützen kann. Leider beschreiben die Ergebnisse nur eine Wechselbeziehung und wir können noch nicht von einem ursächlichen Zusammenhang reden. Es gibt also zum jetzigen Zeitpunkt noch zu wenig Beweise für eine abschließende Antwort. Ein anderer Weg ist womöglich vielversprechender: Die Untersuchung der Wirkung von Achtsamkeit auf die Zellalterung. Um das besser zu verstehen, müssen wir zunächst etwas über die sogenannten Telomere erfahren.

Telomere befinden sich am Ende deiner Chromosomen und sehen ein bisschen aus wie das Plastikstück am Schnürsenkelende. Die Telomere werden im Laufe der Zeit kürzer. Das ist wichtig, denn anhand der Länge der Telomere können Wissenschaftler die Lebensdauer einer Zelle berechnen. Darüber hinaus gibt es ein Enzym namens Telomerase, das die Länge der Telomere schützt. Viel Telomerase wirkt sich also günstig auf deine Lebensdauer aus.

Mehrere Studien zur Beziehung zwischen Telomeren und Meditation[61] haben ergeben, dass erfahrene Meditierende längere Telomere haben als Menschen, die nicht meditieren. Die meisten Studien beobachten bei Menschen, die Achtsamkeit praktizieren, auch eine höhere Menge an Telomerase. Im Shamatha-Projekt (dazu mehr auf Seite 131) absolvierten die Teilnehmenden drei Monate lang intensive Sitzungen mit Achtsamkeits- und Liebende-Güte-Meditation. In der Gruppe der Meditierenden wurden höhere Konzentrationen an Telomerase festgestellt. Es mag unglaublich klingen, aber es bedeutet, dass eine so einfache Übung wie Stillsitzen und die Aufmerksamkeit auf die eigene Atmung zu richten dir helfen kann, länger zu leben. Trotz der vielversprechenden Ergebnisse[62] bleibt es komplex, unter welchen genauen Bedingungen dies geschieht und wie lange die erhöhten Mengen an Telomerase bestehen bleiben.[63]

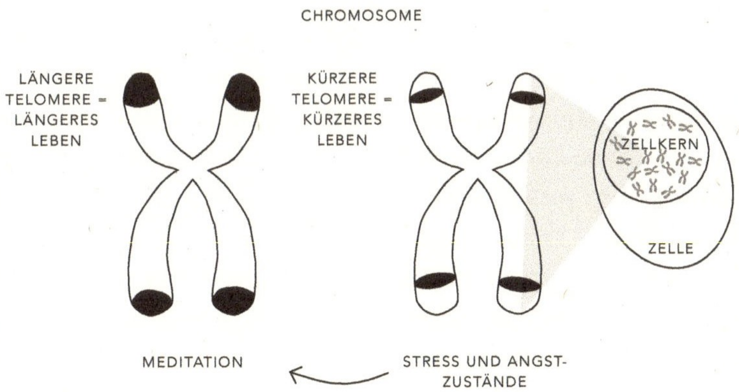

»Ich glaube wirklich, dass Mitgefühl ganz entscheidend ist für das Überleben der Menschheit.«
Dalai-Lama

Wissenschaftliche Studien zeigen, dass Meditation und andere Geist-Körper-Interventionen wirkungsvoll helfen können, unsere mentale und physische Gesundheit zu verbessern. Kürzlich haben Forscher eine erste plausible Erklärung dafür gefunden, wie Meditation sich auf molekularer Ebene auf unsere Zellen und unsere DNA (also dem, woraus die Chromosomen bestehen) auswirkt. Wiederholt wurde gezeigt, dass Meditationssitzungen unsere Chromosomen beeinflussen können, also das Innerste unserer Zellkerne, insbesondere die Telomere, die Endstücke der Chromosomen.

Wenn wir älter werden, werden diese Endstücke kürzer; chronischer Stress und Angstzustände scheinen diesen Prozess zu beschleunigen. Offenbar haben Testpersonen, die viel meditieren, erheblich längere Telomere, und dies bietet unseren Zellen besseren Schutz und uns eine größere Chance auf ein langes Leben. Wir haben auch Grund zu der Annahme, dass die sogenannte Expression (der Prozess, bei dem die Anweisungen in unseren Genen aktiviert werden) genau der Gene, die bei Entzündungsreaktionen und stressbedingten Krankheiten beteiligt sind, von der Meditation positiv beeinflusst werden kann. Aber es besteht noch immer erheblicher Forschungsbedarf, um Licht in die bei bestimmten Krankheitsbildern beteiligten Mechanismen zu bringen. Da nur wenige der bisherigen Untersuchungen die Kriterien einer exakt genauen Forschung erfüllen, ist unklar, welche Rolle andere Faktoren eines gesunden Lebensstils spielen, wie Sport, bessere Schlafqualität oder gute Ernährungsgewohnheiten.

Ich schlage daher vor, dass du deinem körperlichen und geistigen Wohlbefinden mehr Aufmerksamkeit schenkst und es vermeidest, unnötige Medikamente einzunehmen. Aber Achtung: Sei dir bewusst, dass Meditation die Schulmedizin nicht ersetzt! Meditation kann jedoch gemeinsam mit körperlicher Bewegung, einem guten Schlaf und gesunder Ernährung (sowie anderen Geist-Körper-Übungen wie Yoga, Selbsthypnose und Sophrologie, aber auch mit Kampfsportarten wie Tai-Chi) dabei helfen, dass wir länger und besser leben. Mitgefühlsmeditation kann dir womöglich auch helfen, deinem Leben mehr Sinn zu geben.[64]

ANGSTZUSTÄNDE, STRESS, DEPRESSIONEN UND ENTZÜNDUNGEN

»Achtsamkeit verbessert die Emotionsregulation erheblich und reduziert Stress. Die bei diesen Prozessen beteiligten frontolimbischen Netzwerke zeigen verschiedene Aktivierungsmuster durch Achtsamkeitsmeditation.«

Yi-Yuan Tang, Britta Hölzel und Michael Posner[65]

Stelle dir mal vor, dass du ein Zebra bist und in aller Ruhe auf der Savanne grast. Das Wetter ist schön, es weht ein laues Lüftchen, alles ist in bester Ordnung. Plötzlich bemerkst du einen Löwen, der sich durch das hohe Gras heranpirscht. Deine Amygdala und dein Emotionsnetzwerk treten sofort in Aktion und schütten Stresshormone wie Cortisol und Adrenalin aus, sodass du dich in Sicherheit bringen kannst. Wenige Minuten später bist du entweder tot oder du grast in aller Seelenruhe weiter, als wäre nichts gewesen. Die Zeiten, in denen wir vor Raubtieren flüchten mussten, sind aber vorbei. Wir haben die Savanne gegen ein Büro mit Computer, Schreibtisch und Kaffee getauscht. Leider reichen heute reine Gedanken, Verkehrsstaus, Anrufe oder stressige E-Mails aus, um dieselbe Stressreaktion auszulösen wie beim Zebra. Und wenn Stress chronisch wird, ist die Erkrankung mitunter nicht weit. Dr. Robert Sapolsky, ein Kollege und Neurologe aus Stanford, beschreibt diesen Mechanismus ausführlich in seinem Buch *Warum Zebras keine Migräne kriegen.*[66] Seine Botschaft bietet viel Stoff zum Nachdenken. Stress als Dauerzustand – ob nun durch Berufliches, Privates, Finanzielles oder andere Umstände ausgelöst – kann den Menschen langsam umbringen, indem er das Immunsystem schwächt, das Wachstum verlangsamt und unser Gedächtnis und das Lernvermögen erodiert. Wenn wir weniger empfänglich für Stress und Angst sein wollen, müssen wir lernen, wie wir unsere Amygdala und die Emotionsnetzwerke beruhigen. Die Frage lautet daher: Kann Meditation uns hierbei helfen?

Obwohl der Mensch nicht in der Lage ist, Stressquellen samt und sonders auszurotten, so kann er doch den zerstörerischen Auswirkungen auf den Körper Einhalt gebieten. 30 Stunden Achtsamkeitsmeditation oder Übungen zur achtsamkeitsbasierten Stressreduktion reichen dafür aus, dass in der Amygdala ein Rückgang der Aktivität zu beobachten ist.[67] Eine verlangsamte Aktivität der Amygdala ermöglicht uns wiederum einen friedvolleren Geist. Die Verlangsamung geschieht während der Meditation, wurde aber langfristig nach ausreichender Übung und Erfahrung in der Meditation auch bei fortgeschrittenen Meditierenden beobachtet. Achtsamkeit ermöglicht uns also, besser mit äußerlich und innerlich erzeugtem Stress umzugehen, und zwar nicht nur während der Meditation, sondern auch danach. Matthieu Ricard gab mir noch den folgenden Rat für den Fall, dass mein Hang zum Problemewälzen sich wieder einmal durchsetzt: »Wenn es eine Lösung gibt, braucht man sich keine Sorgen zu machen, und wenn es keine Lösung gibt, braucht man sich auch keine Sorgen zu machen.«

Es ist nicht so einfach, ein Studienprotokoll mit geeigneten Kontrollgruppen so zu erarbeiten, dass es wissenschaftlich verlässliche Ergebnisse möglich macht. Ein Beispiel ist der Placeboeffekt: Bei den meisten äußerst exakten klinischen Versuchen verabreicht man Gruppe eins ein Medikament und Gruppe zwei ein Placebo, also ein Scheinmedikament oder eine sogenannte Nicht-Verum-Intervention. Gruppe zwei geht zwar davon aus, die Behandlung zu erhalten, bekommt aber in Wirklichkeit keine, und der Forscher selbst weiß auch nicht, wer die echte und wer die Scheinbehandlung erhält. Aber wie lässt sich Placebo- oder Schein-Achtsamkeit erzeugen? Prof. David Creswell von der Carnegie Mellon University – eine der besten US-amerikanischen Universitäten – und seinem Team gelang es, Achtsamkeitssitzungen zu »fälschen«.[68] Seine Gruppe bestand aus 35 Männern und Frauen, die alle unter starkem Stress aufgrund langer Arbeitslosigkeit litten. Die eine Hälfte erhielt eine echte Unterweisung in Achtsamkeitsmeditation, die andere Hälfte ein Entspannungstraining, das sich aber nicht dazu eignete, Sorgen und Stress von sich fernzuhalten.

Der Lehrer der zweiten Gruppe unterhielt die Probanden zum Beispiel mit Späßen. Vor und nach dem dreitägigen Test wurde ein MRT der Teilnehmer angefertigt; sie gaben zudem vor der Studie und vier Monate danach Blutproben ab. Eine der Aufgaben bestand aus Dehnungsübungen. Die erste Gruppe sollte sich genau auf die angenehmen und die unangenehmen körperlichen Sinnesreize konzentrieren. Die zweite Gruppe mit der Schein-Achtsamkeit wurde hingegen aufgefordert, während der Dehnungsübungen zu plaudern und nicht auf die Signale ihres Körpers zu achten. Nach drei Tagen gaben nahezu alle Teilnehmenden an, dass sie sich wie neugeboren fühlten und dem Stress der Arbeitslosigkeit besser trotzen konnten. Aber die Scans hinterher zeigten, dass Hirnveränderungen fast ausschließlich in der Gruppe mit dem echten Achtsamkeitstraining zu erkennen waren. Konkret bedeutete dies, dass die MRT-Scans eine bessere Kommunikation zwischen den Hirnregionen zeigten, die Stress verarbeiten (wie die Amygdala), und anderen Regionen, die bei Aufrechterhaltung und Kontrolle der Aufmerksamkeit beteiligt sind, wie der präfrontale Kortex. Vier Monate nach dem Experiment wurden erneut Blutproben genommen. Und obwohl zu dem Zeitpunkt nur wenige noch meditierten, wiesen nur die Teilnehmenden aus dem echten Achtsamkeitsprogramm niedrigere Interleukin-6-Werte auf – eine Markersubstanz im Blut, die den Grad einer Entzündungsaktivität anzeigt.

Diese Studie ist besonders interessant, weil sie zeigt, dass die gesundheitlichen Vorteile der Achtsamkeitsmeditation im Vergleich mit einer Intervention bei einer randomisierten Kontrollgruppe anhand von objektiven neurobiologischen Veränderungen erklärt werden können. Diese wurden dann von einem, wie Forscher es nennen, »geblindeten« Wissenschaftler untersucht, der nicht wusste, welche Gruppe die echten Achtsamkeitsübungen gemacht hatte. Damit lässt sich ausschließen, dass die Ergebnisse durch (auch unbewusste) Voreingenommenheit des Forschers beeinflusst werden. Auch in anderen Studien wurde festgestellt, dass Meditation aufgrund ihres Einflusses auf die Genexpression Entzündungen reduzieren kann.[69]

Für depressive Menschen kann Meditation genauso wirkungsvoll sein wie ein Antidepressivum.

Inzwischen besteht kein Zweifel mehr daran, dass wir Meditation zur Bekämpfung von Stress und Depression anbieten können. Eine Metaanalyse[70] der Johns-Hopkins-Universität bestätigte dies. Darin wurden die Ergebnisse von 47 hochwertigen klinischen Studien zu Meditation analysiert. Die insgesamt 3515 Teilnehmenden litten an vielfältigen Gesundheitsproblemen wie Depressionen, Angstzuständen, Stress, Schlafstörungen und chronischen Schmerzen. Die Forscher fanden einen »mäßig starken/moderaten Beweis« dafür, dass die Angstzustände, Depressionen oder Schmerzen nach einem achtwöchigen Achtsamkeitstrainingskurs, insbesondere dem Programm zur achtsamkeitsbasierten Stressreduktion, abgeklungen waren.

Eines möchte ich betonen: Für depressive Menschen kann Meditation genauso wirkungsvoll sein wie ein Antidepressivum. Es scheint, dass nicht genügend Untersuchungsergebnisse für Rückschlüsse auf mantrabasierte Methoden wie die transzendentale Meditation vorliegen. Es muss hervorgehoben werden, dass die Forscher keine schädlichen Nebenwirkungen im Zusammenhang mit Meditation beobachteten. Trotz dieser Erkenntnisse ist es wichtig, dass jeder, der an einer Depression oder anderen Krankheit leidet, zunächst immer professionelle medizinische Hilfe sucht, bevor er versucht, sich selbst zu behandeln.

Mein amerikanischer Kollege Dr. Scott Barry Kaufman

Anfang 2015 hatte der damals 36-jährige Psychologe Scott Barry Kaufman dauerhafte Vorbehalte gegenüber der Meditation, genau wie ich Jahre zuvor. Er war der Meinung, man könne kreativer sein, wenn man die Gedanken umherschweifen lässt. Er dachte, dass die engagiertesten Befürworter der Achtsamkeitsmeditation ihm eigentlich sagen wollten: »Hör doch mit dieser Tagträumerei auf und konzentriere dich auf deine Atmung.« Vom Nutzen des Tagträumens nämlich hatte ihn sein Mentor überzeugt, der Psychologieprofessor Jerome Singer von der Universität Yale, der bahnbrechende Untersuchungen zu diesem Phänomen durchgeführt hatte. Für Singer spielen konstruktive Tagträume eine positive Rolle in unserem Alltag und er meint, dass sie tatsächlich förderlich sind für unsere Kreativität. Dr. Scott hegte deshalb große Zweifel, entschied sich aber dennoch, an einem Achtsamkeitsprogramm teilzunehmen, das ihm acht Wochen lang täglich stolze 40 Minuten Meditation abverlangte: das wohlbekannte MBSR-Programm. Er hatte bereits mehrere Techniken ausprobiert, von Atemmeditation über Gehmeditation bis zum Bodyscan. Um sich voll und ganz auf sein Meditationsabenteuer einzulassen, beschloss er ferner, Facebook, Twitter, Instagram, Pinterest, WhatsApp und alle anderen sozialen Medien auf Computer und Smartphone aufzugeben.

Es gibt noch ein kleines, aber wichtiges zusätzliches Detail: Dr. Scott hatte mit schweren Angstattacken zu kämpfen und war kurz davor, zu Antidepressiva zu greifen. Er beschloss, der Meditation trotz oder wegen seiner Zweifel eine Chance zu geben, bevor er den Ausweg der Medikamente nahm. Nach 56 Tagen Meditation war seine Angst noch immer da, aber er sah die

Empfindungen, die damit einhergingen, aus einer anderen Perspektive. Er hatte gelernt, sie weniger zu verurteilen und mitfühlender mit sich, seinen Emotionen und anderen Menschen zu sein. Er begriff, wie viel Leid er sich selbst durch die Angstgefühle zufügte, die er entwickelt hatte. Und er verstand, dass Tagträumen und Meditieren einander nicht per se entgegenstehen.

Interessant ist in diesem Zusammenhang die Studie eines Lütticher Kollegen,[71] die zeigte, dass Tagträumen nicht notwendigerweise schädlich für unser psychisches Wohlbefinden ist, wohl aber unsere Neigung beeinflusst, uns des gegenwärtigen Moments weniger bewusst zu sein. Im Gegensatz dazu kann unser Wohlbefinden jedoch beeinträchtigt werden, wenn aus dem Tagträumen ein fortwährendes Grübeln wird.

SCHENKE DEN DINGEN DIE AUFMERKSAMKEIT, DIE SIE VERDIENEN

»Achtsamkeit zu üben verbessert die Aufmerksamkeit. Der anteriore cinguläre Kortex ist die Region, die mit Aufmerksamkeit assoziiert ist; Veränderungen der Aktivität und/oder der Struktur genau dieser Region als Reaktion auf Achtsamkeitsmeditation wurden besonders oft in Studien beschrieben.«

Yi-Yuan Tang, Britta Hölzel und Michael Posner[72]

Vielleicht hast du den Eindruck, Meditation sei nur für etwas für kranke, angstvolle oder unglückliche Menschen. Dass »das Leiden« im Buddhismus ein Schlüsselbegriff ist, mag dich darin noch bestärken. Als das Leben liebender Epikureer finde ich es schwierig, solchen Ansichten zuzustimmen. Könnte Meditation nicht auch für glückliche

Menschen lohnend sein? Ihr Einsatz ist gewiss sinnvoll für Patienten, die unter bestimmten Problemen leiden. Aber vielleicht wollen sich auch Menschen mit einer stabilen Gesundheit besser fühlen. Wir sind nahezu ständig von bedrängender Betriebsamkeit umgeben. Jeden Tag werden wir mit SMS, Mitteilungen, E-Mails, Nachrichten und Werbung überhäuft und wir können ihnen kaum widerstehen. Hand aufs Herz: Wer von den Jüngeren und nicht mehr ganz so Jungen checkt vor dem Schlafengehen nicht noch schnell seine sozialen Medien? Und wie lange warten wir morgens, bis wir unsere E-Mails lesen oder ins Internet gehen? Wir lassen unserem Geist kaum noch Zeit, zur Ruhe zu kommen. Wir täten jedoch gut daran, uns aus einer Welt der konstanten Reizüberflutung zurückzuziehen. Unser Gehirn wartet ständig auf Informationen, doch wir sind uns der mentalen Belastung, die uns das abverlangt, sehr wenig bewusst.

Der amerikanische Psychologe Herbert Simon fasst dieses Phänomen sehr treffend in Worte: »Information verbraucht Aufmerksamkeit. Die Fülle an Informationen verschlechtert die Qualität der Aufmerksamkeit.« Bei der Meditation arbeitest du an der Qualität deiner Aufmerksamkeit, aber bleibt deine Aufmerksamkeit dann auch außerhalb der Meditationszeit besser fokussiert? Und können wir das wissenschaftlich nachweisen? Schauen wir mal, was Studien dazu zu sagen haben.

Nimm mal an, man zeige dir hintereinander viele Buchstaben. Blitzschnell ziehen sie vor deinen Augen vorüber – zehn Stück pro Sekunde. Ab und zu taucht eine Zahl zwischen zwei Buchstaben auf. Danach fragt man dich, welche Zahlen du gesehen hast. Wenn die Zahlen sehr schnell nacheinander kamen, ist es wahrscheinlich, dass du die zweite Zahl nicht bemerkt hast. Dieses Phänomen ist als Aufmerksamkeitsblindheit bekannt und verweist auf einen Moment der vorübergehenden Abwesenheit von Aufmerksamkeit. In einer Studie des Psychologen Dr. Richard Davidson[73] war diese Aufmerksamkeitsblindheit bei 20 Prozent der Menschen, die ein dreimonatiges intensives Vipassana-Training absolviert hatten, nicht mehr nachzuweisen. Diese Feststellung wirkt vielleicht nicht weltbewegend, aber in der Wissenschaft hatte man die Aufmerksamkeitsblindheit zuvor als unveränderlich betrachtet. Prof. Davidson und sein Team demonstrierten, dass Meditationsexperten fähig sind, ihre Aufmerksamkeitsblindheit zu überwinden. Nun ist es nicht so furchtbar bedeutend, Zahlen erkennen zu können, trotzdem macht diese Untersuchung deutlich, wie gut wir kleine Veränderungen bemerken können, dass wir also fähig sind, unsere Aufmerksamkeit länger fokussiert zu halten.

Information beansprucht viel Aufmerksamkeit und die Fülle an Informationen sorgt oft dafür, dass unsere Aufmerksamkeit nachlässt. Unsere soziale Umgebung ist bekanntermaßen übervoll mit Informationen. Denk nur an all die subtilen nonverbalen Signale, die unsere Lieben, unsere Freunde oder Kollegen aussenden. Wenn du es schaffst, all diese kleinen Signale zu erkennen, wirst du deine Umgebung besser verstehen.

Yuval Harari, Bestsellerautor und klarer Geist

Der israelische Historiker Yuval Harari hat mehrere kontroverse, aber sehr populäre Bücher geschrieben. In seinem ersten Buch *Eine kurze Geschichte der Menschheit* vollzog er in großen Linien die Geschichte der Menschheit nach. Er nimmt insbesondere an, dass es uns dank unserer Fähigkeit, komplexe Geschichten zu erschaffen, gelang, die komplexen Formen der Zusammenarbeit aufzubauen, die unsere Gesellschaft geformt haben, sei es Religion, Staatsstrukturen oder die Wirtschaft. Das Buch wurde von Persönlichkeiten wie Barack Obama und Mark

Zuckerberg hochgelobt und empfohlen. Um ein solches Buch zu schreiben, braucht es einen scharfsinnigen Geist, und nicht zufällig ist Harari sehr erfahren in der Meditation.

Nach seiner Doktorarbeit war er voller Fragen über die Welt, auf die er keine Antworten finden konnte – bis er auf den Rat eines Freundes hin nach Indien reiste und an einem Meditations-Retreat teilnahm. Anfangs war er sehr skeptisch, aber nach einer Weile glaubte Harari allmählich, das Retreat könnte ihm einige Antworten geben. Er meditiert nun schon seit 17 Jahren täglich zweimal und begibt sich alljährlich zwei Monate zu einem Retreat, wo er stille Vipassana-Meditation praktiziert. »Meditation hat mir geholfen, in meiner Karriere erfolgreich zu werden«, sagt er. Ohne Meditation hätte er weiter über die Militärgeschichte des Mittelalters geschrieben und nicht über die Geschichte der Menschheit. Zu den Eignungen, die er dank der Meditation entwickeln konnte, gehören In-den-Fokus-Nehmen und Aufmerksamkeit.

Deinen Geist darauf zu trainieren, sich auf so etwas wie die Atmung zu konzentrieren, befähigt einen laut Harari dazu, die Aufmerksamkeit auf viel größere Dinge als das Zählen der eigenen Atemzüge zu richten. Es ist eine geistige Übung, die zu einer stärkeren Konzentrationsfähigkeit im Alltag führt. Doch das ist nicht so einfach. Als er damit begann, konnte er seine Aufmerksamkeit nur ein paar Sekunden lang fokussieren. Später half ihm die Meditation, zwischen Fiktion und Realität zu unterscheiden, also zwischen dem, was Teil der realen Welt ist, und dem, was ins Reich der Erzählungen gehört und ein Produkt des Geistes ist.

Yuval Harari glaubt, dass Stille-Retreats ganz besonders anregend sind. Während eines Aufenthalts in einem Meditationsdorf gibt es nichts, was ihn ablenken könnte: keinen Fernseher, keine E-Mails, kein Telefon und keine Bücher. Er schreibt, ohne irgendetwas zu sagen. Es gibt nur den gegenwärtigen Moment, in dem er sich auf das konzentriert, was jetzt geschieht, auf genau diese Realität. Er ist dann fähig, Dinge an sich selbst oder Phänomene in der Welt zu sehen, die er nicht mag, also Sachen, die er in einem anderen Kontext sonst ignoriert oder beiseitegeschoben hätte.

Bei den Retreats beginnt Harari stets mit grundsätzlichen Körperbeobachtungen: »Ich fange mit Ein- und Ausatmen an, beobachte den Bauch und meine Beine, und wenn ich mit diesen Körperteilen in Kontakt gekommen bin, kann ich alles beobachten, was geschieht. In meinem Geist wird alles klarer und ich kann verstehen, was in ihm vor sich geht. Man kann schwerlich Wut, Angst oder Langeweile Bedeutung beimessen, wenn man nicht fähig ist, die eigene Atmung zu beobachten.« Im Verlauf des Retreats wird sein Geist konzentrierter und aufnahmefähiger. Er tut nichts, wenn er spürt, dass Wut in ihm aufkommt, er verdrängt seine Wut nicht und versucht nicht, sie zu bekämpfen. Es kommt ihm dann lediglich auf neutrale Beobachtung an. Nach einer Weile kann er die Ursachen von Wut und Angst ausmachen. Im täglichen Leben erleben wir oft Wut, Angst und Langeweile, aber selten nehmen wir uns die Zeit, diese genau zu betrachten.

Was fühlen wir wirklich, wenn wir wütend sind? Ich glaube wie Yuval Harari, dass die Manifestationen solcher Emotionen zu den überraschendsten Dingen gehören, die ich je habe beobachten können. Ich hoffe, dass du bei deiner eigenen Reise zur Meditation eine ebensolche Erfahrung machen wirst.

KREATIVE GEISTER

Der Regisseur David Lynch meint, einzig die Meditation gestatte ihm, tief einzutauchen und das einzufangen, was er die »großen Fische« nennt, also die Ideen, die er für seine Filme und seine Musik verwendet. Auch viele andere Kreative meditieren oder haben es getan, darunter Prominente wie Yoko Ono, Leonard Cohen, Richard Gere, Moby und Jack Kerouac. Wie oben beschrieben, ist Yuval Harari aus tiefstem Herzen ein begeisterter Vipassana-Anhänger, der seine Arbeit qualitativ und inhaltlich mit der Ausübung von Meditation verbindet. Das ist nicht nur einfach so dahingesagt. Studien haben gezeigt, dass eine gut entwickelte Beobachtungsfähigkeit ein verlässlicher Wegbereiter für Kreativität ist.[74] Darüber hinaus wird diese Fähigkeit durch offene Monitoring-Meditation verstärkt und verbessert nicht nur unser Arbeitsgedächtnis, sondern auch unsere kognitive Flexibilität – alles wesentliche Zutaten für den schöpferischen Prozess.

Eine interessante Metaanalyse[75] nahm die Verbindung zwischen Achtsamkeit und Kreativität in den Blick; 20 Artikel zu diesem Thema wurden kritisch durchgearbeitet. Es bleibt die Frage, wie wir Kreativität messen können. Als einen entscheidenden Aspekt hierfür haben die Forscher die Fähigkeit des »abweichenden Denkens« identifiziert. Eine Person, der es leichtfällt, »anders« zu denken, kann eine größere Anzahl neuer Ideen ersinnen. Oft führt diese Ideenflut auch zu kreativeren Lösungen. Die Wissenschaftler zogen den Schluss, dass Menschen, die Achtsamkeit praktizieren, offenbar mehr Ideen hervorbringen als Menschen, die es nicht tun.

EMPATHIE UND MITGEFÜHL MÜSSEN GEPFLEGT WERDEN

Wir neigen zu heftigen Reaktionen, wenn wir das Gefühl haben, jemand möchte uns täuschen. Wir werden böse und fordern Gerechtigkeit. Manchmal gehen wir so weit, dass wir die »Bösewichter«, die sich so unfair verhalten, bestraft sehen wollen. Das scheint uns wichtiger zu sein, als die Opfer zu entschädigen. Stelle dir mal vor, du wärst Zeuge eines Diebstahls am helllichten Tage. Zwei Jugendliche auf einem Motorroller entreißen einer alten Frau im Vorbeifahren die

Handtasche. Die Szene geht dir so durch Mark und Bein, dass du diese Jugendlichen am liebsten in einem Kerker sterben sehen würdest. Diese Rachegedanken überlagern womöglich fürsorgliche Gefühle für die betroffene alte Dame. Die jeweils vorherrschenden gesellschaftlichen Normen bestimmen hauptsächlich die Schwere der Strafe für die Täter. In unserer heutigen Zeit und in unserem Teil der Welt werden Dieben nicht mehr die Hände abgehackt; vor einigen Jahrhunderten war das anders. Außerdem spielen unsere eigenen sozialen Vorlieben eine wichtige Rolle. Dass beispielsweise eine unfaire Handlung dich sehr ärgert, wird in großem Maße bestimmen, wie schwer du die Täter gern bestraft sehen würdest. Mit anderen Worten: Deine Einstellung wird bestimmen, wie sehr du zur Nachsicht neigst oder ein Bedürfnis nach Rache hast. Es stellt sich also die Frage: Kann Meditation deine sozialen Einstellungen oder Überzeugungen beeinflussen?

In einer Studie am Max-Planck-Institut für Kognitions- und Neurowissenschaften in Leipzig wurden die Auswirkungen von mentalem Training wie der Liebende-Güte-Meditation auf unsere Neigung, Täter zu sanktionieren und Opfer zu entschädigen, untersucht. Bei der Studie waren eine Gruppe erfahrener Meditierender und eine Gruppe ohne Meditationserfahrung aufgefordert, verschiedene Versionen des »Diktatorspiels« zu spielen. Das Forschungsteam rekrutierte eine Gruppe aus Meditations-Superstars, die durchschnittlich über 40000 Stunden mentales Training absolviert hatten. Auch Matthieu Ricard war darunter, der Mensch, der uns zu diesem Buch angeregt hat. Menschen, die noch nie meditiert hatten, wurden als Kontrollgruppe ausgewählt. Die Meditationsexperten hatten auch Erfahrung mit Mitgefühlsmeditation.[76] Die Teilnehmenden spielten verschiedene Versionen des Spiels. Zusätzlich zur üblichen Vergütung für die Teilnahme an Experimenten bekamen alle einen Extrabetrag, der entsprechend der Entscheidungen, die sie im Spiel trafen, variierte. Sie hatten die Option, den Diktator finanziell abzustrafen, und zwar entweder als direkte Opfer des gemeinen Diktators oder aber als Zeugen einer Tat, die der Erzähler an einem anderen anonymen Mitspieler beging. Die Ergebnisse waren ziemlich bemerkenswert: Verglichen mit der Kontrollgruppe tendierten Matthieu und die Meditationsexperten als Opfer von Ungerechtigkeiten weniger dazu, den Diktator zu bestrafen. Die Meditationslaien gaben an, dass sie größere Wut empfanden, wenn sie mit Ungerechtigkeit konfrontiert waren.

Unsere sozialen Einstellungen und Verhaltensweisen sind nicht in Stein gemeißelt, sondern können sich entwickeln.

Diese Daten legen also nahe, dass die Meditationsexperten weniger Ärger spürten, wenn sie Opfer unfairer Behandlung waren, und dieses Verhalten deswegen weniger streng sanktionierten. Wenn es hingegen darum ging, Ungerechtigkeiten zu sanktionieren, die anderen zugefügt wurden, bestraften sie die Täter genauso streng, wie es die Kontrollgruppe tat.

Die Teilnehmenden spielten auch eine Version, in der sie die Opfer zu entschädigen hatten. Die Ergebnisse zeigten, dass die Meditationsexperten häufiger Entschädigungen auszahlten. Die Studie demonstrierte, dass Gerechtigkeit unterschiedlich wahrgenommen wird, wobei die Gruppe der Meditationsexperten weniger empfänglich für die befriedigenden Aspekte der Rache war. Diese Unterschiede legen nahe, dass unsere sozialen Einstellungen oder Verhaltensweisen nicht in Stein gemeißelt sind, sondern sich entwickeln können, und dass altruistische Reaktionen bei Konfrontationen mit Ungerechtigkeit durch geistige Kultivierung von Motivation, Altruismus und Mitgefühl ausgebildet werden können.

Erfahrungsbericht: Das Shamatha-Projekt

2007 führte der Neurowissenschaftler Cliff Saron von der University of California in Boulder (Colorado) eine Studie zu den Auswirkungen von Meditation durch.[77] 60 handverlesene Teilnehmende wurden in zwei Gruppen aufgeteilt. Die erste Gruppe aus 30 Personen begab sich in einen dreimonatigen Retreat und absolvierte täglich sechs bis zehn Stunden Meditationsübungen. Dabei durchliefen sie allerlei Tests. Die übrigen 30 Personen bildeten die Kontrollgruppe. Sie machten dieselben Tests zur selben Zeit, jedoch ohne die intensive Meditation. Sobald die erste Gruppe fertig war, absolvierte die Kontrollgruppe exakt dasselbe Meditationsprogramm. Dieser gründliche Ansatz gestattete es den Forschern, zu prüfen, ob beide Gruppen in ihrem Meditationszeitraum jeweils gleiche Ergebnisse erzielten.

Das Projekts ergab, dass die Teilnehmer beider Gruppen bezüglich der Fähigkeit, sich auf etwas zu fokussieren, Linien mit minimalen Längenunterschieden besser unterscheiden konnten. Diese Verbesserung konnte noch bis zu fünf Monate nach dem Retreat bei den Teilnehmenden beobachtet werden, und zwar bei denjenigen, die weiterhin meditierten. In Bezug auf Emotionen und Wohlbefinden verbesserte sich das psychische Wohlbefinden der Teilnehmenden beträchtlich. Auch fünf Monate nach dem Trainingsprogramm berichteten sie, ihr Wohlbefinden habe sich verbessert und ihr Dasein habe mehr Bedeutung. Man bat die Teilnehmenden ferner, gewalttätige Filmszenen anzusehen, und filmte sie dabei. Sowohl Täter als auch Opfer der Gewalttaten erschienen auf dem Bildschirm. Anhand des Gesichtsausdrucks leiten die Forscher ab, dass die Gruppe, die zuerst meditiert hatte, weniger Abscheu und mehr emotionale Beteiligung zeigte als die Kontrollgruppe.

6

Tu, was du kannst!

»In der Theorie gibt es zwischen Theorie und Praxis keinen Unterschied. In der Praxis schon.«

Yogi Berra, Baseballspieler, 1925–2015

Ein Schüler fragt einen Zen-Meister: »Wie lange dauert es, bis man die Erleuchtung erlebt?« – »Vielleicht 20 Jahre«, antwortet der Meister. »Und wenn ich es eilig habe?«, fragt der Schüler wieder. »Dann sind es 50 Jahre«, stellt der Meister fest.

Kein Wissenschaftler sollte das, was in einem Buch steht oder was der Lehrer sagt, passiv als absolute Wahrheit hinnehmen. Diese kritische Haltung gestattet ihm abzulehnen, was in der Gegenwart als Wahrheit akzeptiert ist, und eine (Übergangs-)Wahrheit für die Zukunft zu schaffen. Ich glaube, ich habe eine solche rebellische Ader und ich habe mich in der Tat nie dadurch ausgezeichnet, dass ich willkürliche Regeln befolgt hätte. Ein Beispiel: Als ich in jener schwierigen Zeit meines Lebens zum ersten Mal an Yogastunden teilnahm, schimpfte die Lehrerin mit mir. Ich hatte direkt vor einer Sitzung mit dem Schwerpunkt auf Atemübungen noch geraucht und stank nach Zigaretten. Als die Lehrerin mir anteilnehmend erklärte, wie dumm das war, sagte ich mir: »Sie hat recht. Ich werde tun, was ich kann.«

Das ist genau die Reaktion, die ich auch bei dir auszulösen hoffe. Wenn ich andere Meditationsbücher durchblättere, störe ich mich oft an dem leicht herablassenden Ton mancher Autoren, die ihre Leserschaft dazu anhalten wollen, jeden Tag eine bestimmte Anzahl von Meditationsübungen zu machen. Verstehe mich aber nicht falsch: Wenn es dir gelingt, zweimal täglich zu meditieren und dies zur Gewohnheit zu machen, kann ich dich nur beglückwünschen und dich ermutigen dranzubleiben.

Je regelmäßiger und häufiger du meditierst, umso mehr kannst du von der Meditation profitieren. Ich bleibe lieber realistisch und vermeide es, feste Übungen aufzugeben, egal, worum es geht. Wenn ich Patienten mit neurologischen Problemen wie chronischen Schmerzen oder Schlafstörungen behandeln soll, ermutige ich sie, sich neben der klassischen Therapie mit verschriebenen Medikamenten auch um eine Verbesserung ihres Lebensstils zu kümmern: Sie sollten besser schlafen und geistige und körperliche Aktivitäten einschließlich psychologischer Hilfe und Meditationsübungen aufnehmen. Wenn diese Patienten zum nächsten Termin kommen und zeigen, dass sie alles gemacht haben, was für sie möglich war, macht mich das wirklich froh.

Wir alle können Situationen erleben oder Phasen durchlaufen, in denen wir nicht die Zeit oder den Mut aufbringen, uns jeden Tag und zu einer festen Uhrzeit bewusst mit formaler Meditation zu beschäftigen. Wir sind schließlich alle Menschen aus Fleisch und Blut, wir arbeiten, haben Familie, berufliche Verpflichtungen und Freizeit. Meditation soll keine Last sein, sondern eine Art und Weise, in manchen Momenten einen Schritt zurückzutreten – dann, wenn es uns gut passt und wenn wir es am meisten brauchen, das heißt, wenn Krankheit, Druck und Chaos im Alltag und in den Gedanken ihren Tribut fordern. Tatsächlich reicht sogar ein kurzes, wiederholtes Training aus, um wirklich etwas zu verändern. Wie beim Sport ist die Regelmäßigkeit wichtig und nicht, dass man sich zu einer ungelegenen Zeit damit stresst. Dass du deine Einstellung änderst und die Vorzüge von Sport und frischer Luft anerkennst, reicht noch nicht, um auch faktisch davon zu profitieren: Du musst tatsächlich trainieren und üben. Es gibt keine Abkürzung, egal, was Anleitungen zur Selbsthilfe womöglich sagen. Meditation ist im Ergebnis ein kleiner Moment der Ruhe und Kontrolle, den du dir selbst schenkst. Wenn du hingegen den Eindruck hast, die Meditation sei nur eine von vielen Verpflichtungen auf einer langen Liste, dann verpasst du meiner Meinung nach wahrscheinlich alles, was sie zu geben hat.

Zu glauben, dass wir alle buddhistische Mönche werden wie Matthieu Ricard, ergäbe natürlich überhaupt keinen Sinn. Ich sage manchmal gern im Spaß zu ihm: Wenn wir alle Mönche würden, bliebe die Welt stehen. Wenn wir alle unser Leben in Meditation verbrächten, würden wir nie etwas Neues zuwege bringen, zum Beispiel neue Behandlungen oder neue Technologien entwickeln. Das ist vielleicht ein extremer Vergleich, zugegeben. Es kommt hier aber darauf an, dass jeder die für sich stimmige, eigene Balance, den besten Weg findet und Meditation so in das eigene Leben einbaut, wie es gut passt, damit auch alle Vorzüge genossen werden können. Stecke dir am Anfang nicht zu hohe Ziele. Und sei nicht zu streng mit dir.

Es ist ein bisschen wie beim Sport. Angenommen, du joggst gern: Wenn du eines Tages mit einem erfahrenen Marathonläufer trainierst, wirst du sofort feststellen, dass er mehr Ausdauer und eine bessere Kondition hat als du. Na und? Das sollte dich nicht davon abhalten, deine kleine Runde am Sonntagmorgen zu genießen.

ICH TUE, WAS ICH KANN, WANN ICH ES KANN

Und höre nicht hin, wenn jemand sagt, es sei lächerlich, weniger als fünf Kilometer und langsamer als zehn Stundenkilometer zu laufen. 2019 bin ich mit meinem ältesten Sohn Hugo beim New-York-Marathon mitgelaufen. Wir erreichten keine außergewöhnliche Zeit, aber wir schafften es bis ins Ziel und genossen den gesamten Lauf. Ich war glücklich mit unserem Erfolg und wirklich stolz!

Deswegen möchte ich dich ermutigen, regelmäßig einen Schritt zurückzutreten, um dich, dein Verhalten, deine Emotionen und das Tempo deines Lebensstils anzuschauen, bevor du zu deiner Normalgeschwindigkeit zurückkehrst. Ich will dich dazu ermutigen, dir Momente der Ruhe zu gönnen, wenn du sie brauchst. Ich verlange vermutlich weniger als Matthieu, der darauf drängt, dass du täglich und immer wieder üben solltest, als würdest du Klavierspielen lernen. Ich bin eher entspannt, ich mache, was mir gefällt – was ich kann und wann ich kann.

Ich kann dir nur ans Herz legen: Probiere es aus, täglich in diesen Bewusstseinszustand, die geistige Übung, die Ruhe einzutauchen. Ich möchte aber auf keinen Fall alle Menschen zwingen, jeden Tag zu einem festen Zeitpunkt eine ganz bestimmte Zeitdauer im Lotussitz zu meditieren. Wenn du tust, was du kannst, und den Willen hast, achtsamer zu leben, kommt der Rest von selbst. Sobald du ein paar Grundtechniken gelernt hast, kannst du den ganzen Tag über achtsam sein und formlos meditieren – bei der Arbeit oder auf dem Weg dorthin, unter der Dusche oder beim Spaziergang, beim Kochen oder wenn du Make-up auflegst.

Das Gefühl, Meditation sei Teil einer aufgebürdeten Routine, für die du im Grunde keine Zeit hast, kann dich vom Üben abhalten. Bevor wir uns den Details von unterschiedlichen formalen oder formlosen Meditationstechniken zuwenden, möchte ich ein paar Fragen beantworten, die du als Anfänger eventuell hast.

WO MEDITIERE ICH?

Die Antwort lautet: wo du willst. Eine formale Meditationssitzung lässt sich oft leichter an einem ruhigen, abgeschlossenen Plätzchen praktizieren, an dem du nicht gestört wirst. Aber im Prinzip kannst du überall meditieren, im Zug oder im Bus, am Schreibtisch oder sogar beim Joggen. Für die formlose Meditation wählst du einfach einen Platz, an dem du dich in dem Moment wohlfühlst. Nach ein wenig Training wirst du dich sogar in schwierigen Momenten darauf einlassen können, egal, ob du im Flugzeug bist, beim Einkaufen in der Schlange stehst, im Stau steckst oder aber im Büro vor oder nach einem stressigen Meeting bist.

IN WELCHER HALTUNG MEDITIERE ICH?

Wähle die Haltung, die für dich am bequemsten ist. Für sehr viele Menschen ist der Schneidersitz mit geradem Rücken und geschlossenen Augen die ideale Meditationshaltung, du kannst aber auch einfach auf einem Stuhl sitzen. Oder vielleicht sitzt du lieber auf einer Bank, legst dich hin oder stehst. Für mich funktioniert das genauso gut.

Am wichtigsten ist, dass du dich wohlfühlst, während du aufmerksam bist. Aus meinen Gesprächen mit Matthieu ging hervor – und er betont es auch in seinen Büchern –, dass die Haltung sich auf unsere mentale Verfassung auswirkt. Er lehrt, dass der Geist durch eine schlaffe Haltung wirr, angespannt und nervös wird.[78]

WIE LANGE MEDITIERE ICH?

So lange, wie du willst. Meditationsexperten wie Matthieu empfehlen oft, mit fünf oder zehn Minuten anzufangen und die Länge der Sitzungen danach allmählich auf bis zu 20 Minuten zu verlängern, wenn sich dauerhafte Veränderungen einstellen sollen. Aber im Prinzip ist jede Minute und sogar jede Sekunde hilfreich, wie Studien bewiesen haben.[79] Für Kinder reichen anfangs ein paar Minuten aus. Sogar wenn deine Sitzung nur daraus besteht, ein paarmal tief durchzuatmen oder innezuhalten und zu schauen, warum du in einer bestimmten Situation auf eine bestimmte Art und Weise reagiert hast, profitierst du von einem kostbaren Moment des Bewusstseins, der Ruhe und der Entspannung. Du tust, was du kannst, solange du es kannst. Nicht mehr und nicht weniger.

WANN MEDITIERE ICH?

Dann, wenn du das Bedürfnis danach oder die Zeit dafür hast. Idealerweise baut man einen festen Zeitpunkt in den Tag ein, zum Beispiel nach dem Aufstehen. Nach einer Weile wird es dann ein Teil deines Lebensstils, wie das Zähneputzen. Aber nochmals: Du tust, was du kannst. Wenn es für dich am besten passt, so starte mit einer kurzen Sitzung in den Tag. Es kann aber gut sein, dass an einem anderen Tag eine gute Meditationsübung vor dem Schlafengehen das ist, was du brauchst. Oder eine Meditation vor einem wichtigen Meeting, damit du entspannen kannst, bevor du hineingehst. Oder du kannst dir, wenn dein Partner, dein Chef oder deine Kinder die ganze Zeit herumgenörgelt haben, einen kleinen Moment nur für dich gönnen. Der ideale Moment für die Meditation ist der, der zu deinen Bedürfnissen passt.

MIT WEM MEDITIERE ICH?

Mit allen, die du dabeihaben willst. Manchen genügt es, mit einer Signaluhr zu meditieren, für andere gibt es nichts Schöneres als eine Klasse und Meditation in der Gruppe. Wieder andere nutzen gern eine App oder eine der vielen begleiteten Meditationssitzungen auf YouTube. Mich faszinieren neue Technologien, daher habe ich mehrere Meditations-Apps ausprobiert. In einem der nächsten Kapitel komme ich darauf zurück.

Manche Leute fangen dann an zu meditieren, wenn sie sich ängstlich oder deprimiert fühlen. Wenn du dich in deiner eigenen Haut nicht wohlfühlst, neigst du eher dazu, in Abhängigkeit zu anderen zu geraten. Ich würde deswegen empfehlen, dass du dich nicht in die Hände eines beliebigen Lehrers oder unqualifizierten Gurus begibst.

Leider gibt es Scharlatane und selbst erklärte Therapeuten. Wenn du als Patient Meditation oder Achtsamkeit erlernen möchtest, so sprich mit deinem behandelnden Arzt darüber und gehe zu einer Person, die eine qualifizierte Ausbildung erhalten hat. Aber nochmals: Es ist deine persönliche Suche. Sogar wenn man beim Dalai-Lama, bei Tsoknyi Rinpoche oder Lama Zeupa – um nur drei großartige Meister zu nennen, die zu treffen ich das Vergnügen hatte – oder irgendeinem anderen Meditationsmeister Unterricht hat, so ist das keine Erfolgsgarantie! Manche meiner Patienten kauften Bücher des berühmten Pariser Psychiaters Christophe André[80] oder des Philosophen Frédéric Lenoir,[81] nachdem ich mit ihnen über Meditation gesprochen hatte. Das kann ein hervorragender Anfang sein und viele Menschen haben auf diese Art schon wertvolle Hilfe gefunden.

Ich bin sicher, du verstehst, was ich meine: Wenn du die Übungen und Instrumente ausprobierst, die ich dir in diesem Buch an die Hand gebe, kannst du sie auf deine eigene Art und Weise, auf deinem eigenen Niveau und in deinem eigenen Rhythmus nutzen. Manche Meditationslehrer oder -handbücher werden behaupten, dass du mindestens 40 Minuten pro Tag meditieren musst, um Nutzen daraus zu ziehen, aber lass dir versichert sein: Ich werde dir nichts aufzwingen. Ich bin eher der Ansicht, dass Meditation wie Fahrradfahren ist – im Grunde verlernt man es nicht. Zweifellos würde Matthieu hier einhaken und darauf hinweisen, dass das nur stimmt, wenn du es schon recht gut konntest! Ich hoffe, niemand vergisst, wie einfach Fahrradfahren ist, auch wenn das Rad eine ganze Weile sicher im Schuppen verwahrt war. Vielleicht haben wir als Kinder alle die Fähigkeit zur Achtsamkeit in uns und müssen uns nur wieder mit der mentalen Kraft verbinden, an der wir uns in der Jugend erfreuten.

Als ich durch diese harte Zeit zu gehen hatte, fand ich die kostbaren Ratschläge meiner Yogalehrerin sehr hilfreich. Vor allem wiederholte sie mit unendlicher Geduld: »Tu, was du kannst!« Meditationstechniken nach den Kriterien »gut« oder »schlecht« zu klassifizieren, ergibt keinen Sinn. Lama Zeupa, mit dem ich ein Meditations-Retreat machte, war derselben Meinung. Du kannst stundenlang auf einer Meditationsmatte liegen, aber genauso gut kannst du den ganzen Tag achtsam ein- und ausatmen und einen riesigen Unterschied spüren.

Erfahrungsbericht: Joachim Meire

»Wenn du Stunden mit deinem Smartphone verbringen kannst, findest du wohl fünf Minuten zum Meditieren.«

Wenn die Rede auf Meditation kommt, denken viele spontan an Yoga. Das überrascht nicht, denn Yoga und Meditation haben viel gemeinsam. Mein Kollege Joachim Meire – Krankenpfleger, Yogalehrer und erfahrener Meditierender – erzählt uns im Folgenden von seiner eigenen persönlichen Geschichte und erklärt die Verbindung, die zwischen den beiden Praktiken besteht.[82]

Ein verlängerter Urlaub und Freitauchen

Nach meinem Studium zum Krankenpfleger in Belgien hatte ich Lust, eine Woche Urlaub zu machen. Ich buchte einen Flug nach Ägypten und blieb drei Jahre. Die Schönheit der Unterwasserwelt überwältigte mich und ich wurde Tauchführer. Eines Tages begleitete ich eine Gruppe Fallschirmspringer. Jeden Tag fuhren wir mit dem Boot hinaus zum abendlichen Tauchgang. An Bord war eine Dame, die mir von Atemtechniken wie Pranayama und Yoga erzählte und wie sie ihr halfen, den Geist klar zu bekommen und den Stoffwechsel zu verlangsamen. Ich fand das faszinierend und probierte es aus. Mir eröffnete sich eine neue Welt. Zum ersten Mal war mein Geist völlig in Frieden, ein bisschen wie aufgewühltes Wasser, das ruhig wird. Ich bin auch Freitaucher; dabei taucht man ohne Sauerstoffflaschen. Die Atemtechniken helfen mir, länger unter Wasser zu bleiben.

Yoga und Meditation

Als ich wieder zu Hause war, stieß ich auf einen Flyer für Yogaunterricht. Es ging um Vinyasa-Sitzungen. Das ist eine intensive Yogaform, die sich von dem meditativen Yoga unterscheidet, von dem mir die Dame in Ägypten erzählt hatte. Heute weiß ich viel mehr über Yoga und Meditation. Ich habe gelernt, disziplinierter und weniger impulsiv zu sein. Früher fing ich spontan viele Dinge an und brachte sie dann nicht zu Ende. Meditation und Yogapositionen (Asanas) haben mich gelehrt, wie ich mich auf Möglichkeiten ausrichte anstatt auf Grenzen.

Ich bin Sportler und liebe Surfen und Yoga. Da ich Arthrose habe, kann ich nicht alle meine Ambitionen verwirklichen, aber ich bin dankbar für das, was ich noch alles tun kann. Yoga eignet sich für fast alle Menschen. Es ist eine der wenigen körperlichen Aktivitäten, die man in jedem Alter tun kann. Gemeinhin wird angenommen, man müsste für Yoga gelenkig sein, aber gerade diejenigen, die steif sind wie ein Brett, werden von Yoga profitieren. Es ist wertvoll für deinen Körper und deinen Geist. Das ist einer der Gründe, warum Athleten aus unterschiedlichen Disziplinen Yoga in ihre Trainingsprogramme integrieren. Es verbessert die Konzentration und löst Spannungen im Körper. Viele Menschen in der westlichen Welt bauen unbewusst Spannung auf, oft in den Schultern, dem Nackenbereich und dem unteren Rücken. Dass wir immerzu den Kopf über unser Handy oder den Computer beugen, verschlimmert diesen Haltungsfehler. Auch unsere unbewussten Ängste spielen uns übel mit und wir sind nicht fähig, den Moment zu genießen, der da gerade ist. In seinem Kern hilft Yoga, diese Übel zu beheben.

Heute biete ich Ausbildungen an und Meditation stellt einen wichtigen Aspekt im Unterricht dar. Zum Meditieren muss man mindestens zehn Minuten still sitzen können. Das ist für viele eine Herausforderung. Beim Yoga werden Haltungen eingenommen, die einen dazu zwingen, das körperliche Gleichgewicht zu finden, und langfristig hilft dies dabei, einfacher still zu sitzen. Deswegen ist Yoga eine so gute Ergänzung zur Meditation – zumindest, wenn man die Asanas korrekt ausführt. Viele Menschen fangen wegen des körperlichen Aspekts mit Yoga an. Sie spazieren in mein Yogastudio und sagen: »Meditieren gefällt mir nicht so, aber ich möchte etwas für meinen Körper tun.« Oft möchten sie sich nach einer Weile doch an die Meditation wagen. Bei mir ist es umgekehrt. Ich beginne meinen Unterricht immer mit einer Einstimmungsübung, mit der Vorbereitung des Geistes auf einen Zustand des Yoga, und beende ihn mit einer Meditationsübung. Ich bringe meinen Schülern mehrere Kelee-Techniken bei. Diese recht einfachen Methoden sind bei Surfern sehr populär; man richtet dabei die Aufmerksamkeit zunächst oben auf die Schädeldecke und führt sie dann allmählich den Körper hinunter.

Yoga und Meditation gedeihen durch Wiederholung und Training. Ich beginne den Tag immer mit einer Yogasitzung und beschließe ihn mit Meditation. Wenn ich diese Gewohnheit ein paar Tage lang weglasse, bemerke ich, dass ich gereizter werde, anfange zu grübeln und schwerer loslassen kann. Manche Leute machen zehn Meditationssitzungen und denken: »Das war's. Ich bin fertig.« So funktioniert es nicht. Es verlangt Disziplin, etwas durchzuhalten. Alle, die es schaffen, können ihre Konzentration lange aufrechterhalten. Ich sage oft zu meinen Schülern: »Wenn du Stunden mit deinem Smartphone verbringen kannst, findest du wohl fünf Minuten zum Meditieren.« Sich jeden Tag fünf Minuten Zeit zum Stillwerden zu nehmen, ist besser, als einmal pro Woche eine Stunde lang zu meditieren. Man kann es mit dem Erlernen einer Fremdsprache vergleichen: Jeder kann Russisch lernen, wenn man Unterricht nimmt und regelmäßig übt.

Meditation auf dem Surfbrett

Ich liebe Yoga, aber ich liebe auch das Surfen, das ist auch eine meiner Leidenschaften. Und mein Surfbrett hat viel mit meiner Meditationsmatte gemeinsam. Beim Surfen wird man mit Ängsten, Zweifeln und anderen inneren Dämonen konfrontiert. Man spielt ein Spiel mit der Natur und ihren Elementen. Die Wellen haben Tausende Kilometer zurückgelegt und ihre Kraft ist beeindruckend. Jede Welle ist anders. Man muss Meister des Moments und auf die Atmung konzentriert bleiben. Das sind die Elemente, die man auch findet, wenn man in die eigene innere Welt schaut.

7

Alles beginnt mit dem Atmen

»Gefühle kommen und gehen wie Wolken an einem windigen Himmel. Bewusste Atmung ist mein Anker.«

Thích Nhất Hạnh, Friedensaktivist und buddhistischer Mönch

Wenn ich so darüber nachdenke, weiß ich eigentlich fast nichts über dich. Ich habe keine Ahnung, warum du dieses Buch liest oder wo du bist, ob du sitzt, liegst oder stehst. Ich habe keine Ahnung, was du über das Buch denkst. Ich weiß noch nicht einmal, wie du heißt, ob du ein Mann oder eine Frau, jung oder alt, Single oder verheiratet bist. Aber eines weiß ich mit Sicherheit: Du atmest und du atmest jetzt gerade. Wenn du diese Zeilen liest, atmest du, manchmal bewusst, die meiste Zeit aber unbewusst. Meistens hält man die Atmung für selbstverständlich, aber sie ist ein ausgesprochen bemerkenswertes Phänomen. Zunächst einmal lässt die Atmung uns leben. Darüber hinaus löst die Atmung eine Menge Reaktionen in deinem Gehirn aus. Aus diesem Grund ist es oft klug, kontrolliert und ruhig bewusst ein- und auszuatmen, wenn du in einer hitzigen Diskussion oder einem schwierigen Meeting steckst.

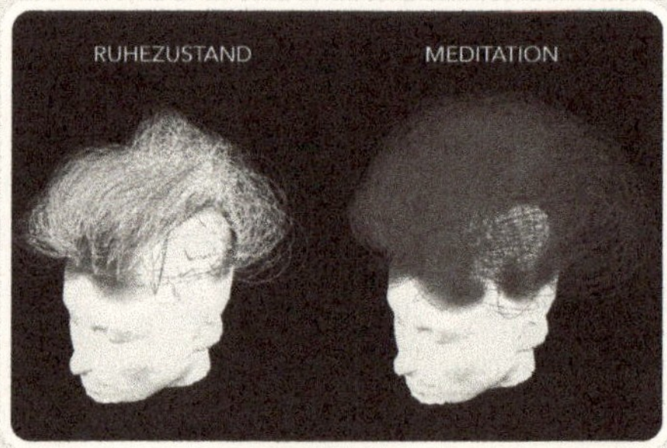

»Das, worauf du dich konzentrierst, formt dein Leben.«

Tony Robbins, autodidaktischer Lebenscoach

Das Foto[83] stellt die EEG-Messung der elektrischen Aktivität dar, die in Matthieu Ricards Gehirn (siehe Foto Seite 34) während eines normalen Bewusstseinszustandes stattfindet, in dem Gedanken kommen und gehen, sowie während »konzentrierter

Aufmerksamkeitsmeditation«, wobei er sich auf seine Atmung konzentriert.

Die elektrische Hirnaktivität und die Konnektivität der Alphawellen[84] nehmen stark zu, wenn Matthieu seine Atmung in den Fokus seiner Aufmerksamkeit nimmt. Das Bild zeigt die Intensität seiner Verbindungen im Gehirn: Je dunkler die Linien sind, desto intensiver ist die Kommunikation zwischen den Hirnregionen. Wie du sehen kannst, ist Meditation nicht »an nichts denken« und hemmt die Hirnaktivität auch nicht, im Gegenteil. Dasselbe kann bei anderen Aktivitäten wie beim Betrachten eines Kunstwerks, beim Musikhören oder in einem Zustand des Flows beim Sport beobachtet werden. In unserer Studie mit dem Spitzensportler und Weltmeister im Freitauchen Guillaume Néry erhielten wir ähnliche Bilder, wenn er sich auf seine Atmung konzentrierte. Wissenschaftliche Studien haben ferner nachgewiesen, dass man kein Meditationsexperte wie Matthieu Ricard oder Spitzensportler wie Guillaume Néry sein muss – wir alle können bei der Meditation diese Art geistiges Wohlbefinden und diese positiven Effekte auf das Gehirn erleben. Praktizieren und Dranbleiben, das ist entscheidend. Übung macht den Meister!

ACHTSAM ATMEN

Atmen ist eine der kraftvollsten Funktionen des Körpers. Die Atmung ist eine der automatischen lebensnotwendigen Funktionen, die du bewusst kontrollieren kannst. Beim Kreislauf oder der Verdauung hingegen ist diese Kontrolle unmöglich. Natürlich atmest du meistens, ohne es bewusst zu bemerken. Dann hast du genauso wenig Kontrolle über diesen Vorgang wie darüber, dass dein Magen das Essen verdaut. Im Schlaf ist es übrigens auch so.

Wenn wir nicht fähig wären, automatisch und unbewusst zu atmen, wäre es auch schwierig, uns auf die Atmung und gleichzeitig auf die Arbeit zu konzentrieren, sauber zu machen und daran zu denken, die Kinder in die Schule bringen zu müssen. Es ist aber ein großer Vorteil, dass wir uns jederzeit entscheiden können, bewusst und kontrolliert zu atmen. Wir können zum Beispiel langsamer oder tiefer, mit dem Brustkorb oder mit dem Bauch atmen. Wir können den Atem anhalten oder beim Ausatmen die ganze Luft sehr kraftvoll aus der Lunge pressen. Wir können durch die Nase oder durch den Mund atmen, regelmäßig, hastig oder stoßweise. Da wir den ganzen Tag lang atmen, vergessen wir oft, wie eigentümlich diese bewusste und unbewusste Atmung ist. Das ist schade, denn unsere Fähigkeit, die Atmung zu kontrollieren und bewusst zu atmen, ist sehr gut für das Gehirn. Das ist der Grund, warum ich Atemmeditation so mag. Um dir mit dieser Methode zu helfen, werde ich in diesem Kapitel ein paar Übungen vorschlagen und spezielle Atemtipps anbieten.

Atemmeditation ist seit sehr langer Zeit eine der populärsten Meditationspraktiken weltweit und wird seit Jahrhunderten insbesondere in der fernöstlichen Medizin angewendet. Auch ich selbst versuche, sie in meine eigene Tätigkeit als Arzt zu integrieren. Aber Achtung: Nur weil es eine althergebrachte Methode ist, muss es nicht unbedingt gleich wahr und effektiv sein! Kontrolliertes Atmen bringt dem Körper mehr als nur Sauerstoff. Die Forschung hat gezeigt, dass die kontrollierte Atmung sichtbare und fühlbare Effekte auf die Hirnaktivität und -gesundheit hat. Die Geschichte von Guillaume Néry bestätigt diese Aussage.

Der Franzose Guillaume Néry ist Weltmeister im Freitauchen. Mein Forschungsteam hatte die Gelegenheit, sein Gehirn zu untersuchen. Freitauchen ist eine Tiefseetauchdisziplin ohne Sauerstoffflaschen. Freitaucher halten also während des gesamten Tauchgangs den Atem an. Mein Freund Guillaume, dessen letzter Weltrekord aus dem

Jahr 2015 stammt, erreichte eine Tiefe von 139 Metern und verlor dabei das Bewusstsein. Als wir sein Gehirn untersuchten, entdeckten wir etwas Faszinierendes: Sein Gehirn scheint eine frappierende Ähnlichkeit mit dem Gehirn großer Meditationsexperten zu haben.

Als Erstes stellten wir fest, dass Freitauchen und sein Training zur Atemkontrolle keinen Schaden in seiner weißen oder grauen Substanz angerichtet hatten. Unsere Untersuchung wurde noch spannender, als wir begannen, seine Hirnaktivität zu messen, während er den Atem anhielt. Er hielt den Atem im fMRT sechs Minuten und 50 Sekunden lang an, sieben Minuten und 15 Sekunden hielt er ihn angeschlossen an die 256 Elektroden des EEG an. Zu unserer großen Überraschung verlangsamte der Sauerstoffmangel seine Hirnaktivität nicht. Im Gegenteil: Wir bemerkten, dass einige Hirnnetzwerke eine intensivere Aktivität aufwiesen. Genau wie bei den großen Meditationsexperten waren die Netzwerkverbindungen, die für innere Wahrnehmung, Bewusstsein und Aufmerksamkeit zuständig sind, am aktivsten. Im Gegensatz dazu sank die Kommunikation zwischen den Hirnregionen, die für motorische Aktivität und verbale Kommunikation sowie für den Grad der allgemeinen Aktivität in diesen Regionen zuständig sind. Das bedeutet: Wenn Guillaume freitaucht, erlebt er dieselben stabilen Zustände des Friedens, der Konzentration und des Wohlbefindens, wie die großen Meditationsmeister sie beim Meditieren erleben, und wie sie bleibt er ganz bei Bewusstsein und wachsam.[85]

Wenn wir einatmen, nimmt der Körper Sauerstoff auf und stößt Kohlenstoffdioxid aus, aber du möchtest vermutlich wissen, was in deinem Gehirn passiert, wenn du eine Atemmeditationsübung machst. Die Antwort ist einfach: Jedes Mal, wenn du langsam ausatmest, schlägt dein Herz ein wenig langsamer und dein Stresspegel sinkt.

Probieren wir es mal aus: Atme tief durch die Nase ein und zähle dabei bis vier. Achte darauf, dass du in deinen Bauch atmest und dein Brustkorb sich ganz mit Luft füllt. Halte nun den Atem an, zähle bis vier und atme dann, bis vier zählend, die ganze Luft wieder aus der Lunge heraus.

Merkst du, wie entspannt du dich fühlst? Dieses Gefühl der Entspanntheit lässt sich einfach erklären. Wir verwenden jetzt ein paar grundsätzliche Begriffe aus der Neurologie, aber ich versichere dir, du wirst schnell verstehen, was ich meine.

Der Teil deines Nervensystems, den du nicht kontrollieren kannst, heißt autonomes Nervensystem. Es hat zwei Hauptäste: den Sympathikus (vergleichbar mit einem Gaspedal; er sorgt für Erregung, wenn du zum Beispiel unter Stress stehst und dich angesichts einer potenziellen Gefahr bereit machst zum Handeln) und den Parasympathikus (vergleichbar mit einem Bremspedal; er sorgt für Entspannung und Ruhe, wenn du dich sicher fühlst). Diese beiden Systeme regeln die lebenswichtigen Funktionen des Körpers. Sie arbeiten also ständig und kontrollieren entgegengesetzte Aktionen. Ihre Funktion kann auch durch körperliche und mentale Anregung beeinflusst werden.

Wenn ich sage, dass Sympathikus und Parasympathikus gegensätzliche Aktionen steuern, meine ich damit, dass sie gegensätzliche Funktionen haben. Der Sympathikus entspricht unserem »fight or flight«-System (Kampf oder Flucht) und der Parasympathikus dem »rest and digest«-System (Ruhe und Verdauung).

Der Sympathikus bereitet den Körper darauf vor, sich einer Stresssituation zu stellen – zu kämpfen oder zu fliehen. Dein Herz fängt an, sehr schnell zu schlagen, Blutdruck und Zuckerspiegel steigen und die Pupillen weiten sich. Dies entspricht einem natürlichen Stressmechanismus zum Überleben. Wird der Sympathikus aber durch chronischen Stress ständig aktiviert, fordern der Druck und der dauernde Habachtzustand ihren Tribut und schädigen Körper und Geist.

Der Parasympathikus hat hingegen einen beruhigenden Einfluss und dämpfende Wirkung. Er verlangsamt den Puls und regt die Verdauung sowie die Nährstoffaufnahme im Organismus an. Einer der wichtigsten Komponenten dieses Systems ist der Vagusnerv. Er verdankt seinen Namen der Tatsache, dass er ein großes Gebiet des Körpers abdeckt (*vagare* bedeutet »umherschweifen« auf Lateinisch), denn er startet im Hirnstamm, läuft entlang der Halswirbelsäule hinunter und innerviert den gesamten Oberkörper. So stellt er sicher, dass Signale des Gehirns adäquat in den Körper übertragen werden. Er verbindet das Gehirn mit Zunge, Rachen, Stimmbändern, Lunge, Herz, Magen und inneren Organen sowie mit verschiedenen Drüsen; diese produzieren Enzyme, die unter anderem Verdauung und Stoffwechsel beeinflussen. Das Wichtigste sind hier die Verbindung und die Interaktion zwischen Gehirn, Lunge und Herz, denn diese Organe sind alle für lebenswichtige Funktionen zuständig.

Warum erzähle ich dir das nun? Weil die Kontrolle des Parasympathikus und des Vagusnervs der Schlüssel zur Kontrolle deiner Gedanken, Emotionen und deines Stressniveaus ist. Aber habe ich zu Beginn nicht gesagt, wir könnten diese Nervensysteme nicht kontrollieren? Allerdings. Normalerweise kannst du das autonome Nervensystem nicht kontrollieren, doch ebendies ist die Ausnahme, die die Regel bestätigt: Wenn du ruhig einatmest und den Atem vor dem Ausatmen eine Weile anhältst, regst du den Vagusnerv an, und dies wiederum wirkt besänftigend auf deinen Körper und dein Gehirn. Deswegen ist Atemmeditationstraining ein hervorragendes Instrument, um unbewusste Stressreaktionen bewusst zu lindern. So wird es uns möglich, unsere Hirnaktivität zu verändern (wie wir im Labor demonstriert haben),[86] um Ängste zu überwinden, Blutdruck und Zuckerspiegel zu senken (und so das Risiko für Herz- und Gefäßkrankheiten zu verringern), das Immunsystem und den Stoffwechsel zu stärken und viele Krankheitssymptome günstig zu beeinflussen. Meditieren bedeutet natürlich nicht, dass du schulmedizinische Behandlungen, die dir eventuell verordnet wurden, beenden darfst, aber es kann durchaus einen positiven Einfluss auf unsere Konzentrationsfähigkeit[87] haben und auf viele Symptome, die mit chronischem Stress zusammenhängen oder durch ihn verursacht oder verschlimmert wurden.

ATEMPRAXIS

Das war die Theorie; kehren wir nun zurück zur Praxis. Natürlich erwarte ich nicht, dass du mit formaler Meditation beginnst, sobald du dieses Buch zuklappst. Die Übungen, Techniken und Tipps sollen als Hilfsmittel und Leitfaden dienen. Du kannst sie anwenden, wo und wann du willst. Und wie du jetzt weißt, darfst du sie auch immer anpassen und nach Belieben auf dich zuschneiden. Ich fange mit einer allgemeinen Einführung in die Atemmeditation an. Danach gebe ich dir ein paar Tipps, die dir beim Üben helfen. Zum Schluss erkläre ich dir einige bestimmte Atemtechniken, die du während deiner Meditationssitzungen anwenden kannst, falls dir danach zumute ist.

Wähle einen Ort, an dem du gern meditieren möchtest, und mache es dir sitzend, stehend oder liegend bequem. Ich sitze am liebsten im Schneidersitz auf einem kleinen Kissen, aber es steht dir ganz frei, die Haltung zu wählen, die dir am angenehmsten ist. Wichtig ist, dass du es bequem hast und zugleich aufmerksam bleibst. Deine Haltung soll also nicht körperlich unangenehm sein, sie soll aber auch nicht bewirken, dass du sofort einnickst (außer natürlich, du machst die Übung absichtlich zum Einschlafen).

Fange damit an, deine Atmung einfach bewusst zu beobachten. An diesem Punkt solltest du noch keine bestimmte Atemtechnik anwenden. Es geht vor allem darum, bei jedem Atemzug bewusst und lebendig zu bleiben, locker zu lassen und nach und nach mit jedem Atemzug die Anspannung aus deinem Körper weichen zu lassen. So wirst du dich öffnen und eine entspanntere Einstellung haben können, auch wenn es sich zunächst etwas seltsam anfühlt, so zu sitzen, zu stehen oder zu liegen. Man gewöhnt sich daran. Beurteile dich nicht. Atme ruhig weiter und konzentriere dich auf deine Atmung – dein Geist und dein Körper werden sich automatisch lockern.

Wahrscheinlich wirst du innerhalb von Sekunden von deinen eigenen Gedanken und Gefühlen abgelenkt und von den Geräuschen um dich herum … Sei nicht zu enttäuscht und akzeptiere die Tatsache, wie sie ist, ohne dich zu sehr damit zu beschäftigen. Klammere dich nicht daran fest! Beobachte dein Gedankenkarussell, die Art und Weise, wie deine Gedanken und Wahrnehmungen überall herumwandern. Das ist die Hauptsache bei einem meditativen Zustand: erkennen können, dass diverse Dinge geschehen, ohne ihnen zu viel Bedeutung beizumessen, sie einfach zu akzeptieren. Du wirst feststellen, dass diese Gedanken nicht bleiben – sie kommen und gehen spontan. Was dann bleibt, bist du – und das Objekt, auf das du dich konzentrieren willst: in diesem Fall deine Atmung.

Sobald du schön entspannt in deiner Haltung sitzt, lässt du deine Aufmerksamkeit dauerhaft für einige Minuten auf deiner Atmung ruhen. Forciere zu Anfang nichts und versuche nicht, eine bestimmte Anzahl spezieller Atemtechniken anzuwenden. Atme ein und aus und lass dich von all den Sinneswahrnehmungen mitnehmen, die du erlebst. Ich möchte dich einladen, den Fokus auf das Gefühl der Luft zu richten, die in den Nasen-

löchern kitzelt, dann auf die Bewegung, die dein Bauch oder der Brustkorb beim Ein- und Ausatmen macht. Entdecke, was die Atmung mit dem Körper macht. Ziel ist, dass du auf die Atmung konzentriert bleibst, ohne sie unbedingt kontrollieren zu wollen. Versuche, die einfache Tatsache zu genießen, dass du gerade atmest. Atmen kann sich als sehr entspannend, sanft, beruhigend und erholsam erweisen. Je mehr du lernst, dies zu genießen, desto einfacher wird es sein, mit der Aufmerksamkeit bei der Atmung zu bleiben.

Wenn deine Aufmerksamkeit dennoch abschweift, kann es helfen, beim Atmen bis zehn zu zählen – eins, zwei, drei … – oder die Atembewegungen zu benennen: einatmen, ausatmen, einatmen, ausatmen. Du kannst auch visualisieren, wie die Luft in deine Lunge hinein- und hinausströmt. Nimm dir die Zeit und genieße diesen Moment, in dem die Konzentration auf die Atmung das Einzige ist, was zählt. Das hilft dir, konzentriert zu bleiben. Eine kleine Weile keine Einkaufslisten, Abgabetermine oder Zeitpläne … Das Einzige, was gerade wichtig ist, sind das Einatmen und das Ausatmen. Wenn der Gedanke an die Einkaufsliste dich überrumpelt, dann rege dich nicht auf, denn Gedanken kommen und gehen, das ist völlig normal. Konzentriere dich einfach wieder auf die Atmung. Immer und immer und immer wieder.

Es kann sein, dass deine Gedanken zu Anfang ziemlich viel umherschweifen oder dass dich die kleinsten Sinnesreize ablenken. Mache dich deswegen nicht verrückt und sei nicht zu streng mit dir. Abschweifen ist ganz normal. Du hast dein Gehirn schließlich jahrelang gewähren lassen. Kein Wunder, dass es nicht sofort macht, was du von ihm willst. Das bedeutet jedoch nicht, dass du falsch meditierst. Diese Gedanken und Ablenkungen sind wie Wolken, die durch deinen Geist ziehen.

Versuche nicht, sie zu analysieren, und sei nicht zu kritisch mit dir. Im Gegenteil, es ist gut, dass du deine Ablenkung bemerkt hast. Akzeptiere, dass deine Gedanken unterwegs waren, und konzentriere dich dann einfach erneut auf das Atmen und das Wohltuende, das du fühlst. Dass du das Abschweifen deiner Gedanken bemerkst, wird im nächsten Kapitel behandelt, in dem wir tiefer auf die Achtsamkeitsmeditation eingehen.

Fahre mit den Atemübungen fort, richte deine Aufmerksamkeit auf deine Atmung und nimm wahr, wenn deine Gedanken abschweifen, sodass du dich wieder auf die Atmung konzentrieren kannst, und mache dies bis zum Ende der Meditationssitzung.

Die Dauer der Übungen bestimmst du selbst, zum Beispiel, indem du eine Signaluhr auf zwei, fünf oder zehn Minuten einstellst. Ich empfehle dir, auch danach noch eine Weile sitzen zu bleiben, sodass du die nachklingenden Empfindungen genießen kannst. Dann öffne deine Augen weit, strecke dich, stehe behutsam auf und gehe zurück in deinen Tag – mit einem neuen Blick auf ihn.

Damit deine Aufmerksamkeit auf die Atmung konzentriert bleibt, hier ein paar praktische Tipps. Stelle sie dir als eine Art Erste-Hilfe-Kasten für die Meditation vor.

- Zähle alle vollständigen Atemzüge (eins, zwei, drei …).
- Benenne die Atemphasen (einatmen, ausatmen, einatmen, ausatmen).
- Wiederhole stetig einen kurzen Satz (nur atmen, nur atmen).
- Fühle deine Atmung. Lege dir die Hände auf den Bauch oder den Brustkorb und richte den Fokus auf die Bewegung, die durch deine Atmung entsteht.

- Visualisiere deine Atmung. Du kannst dir zum Beispiel vorstellen, dass deine Atmung eine Schaukel ist. Bei jeder Einatmung schwingst du nach hinten und bei jeder Ausatmung wieder nach vorn. Du kannst deine Atmung auch als Welle im Meer visualisieren, die beim Einatmen auf den Sand aufläuft und sich beim Ausatmen wieder zurückzieht. Auch eine Perlenschnur mit gleich großen Perlen kann dazu dienen, deiner Atmung zu folgen. Wie bei Gebetsperlen wandern deine Finger bei jedem Atemzug eine Perle weiter. Mit dieser Technik wird deine Atmung greifbarer und es wird dir zweifellos leichter fallen, deine Aufmerksamkeit zu konzentrieren.
- Kontrolliere die Dauer deiner Meditationssitzung mit einer Signaluhr. So musst du dir während des Meditierens keine Gedanken darum machen und kannst dich auf deine Atmung konzentrieren.
- Meditiere am Anfang nur wenige Minuten; du kannst die Dauer dann schrittweise verlängern. Es gibt hervorragende Apps mit geführten Meditationen, die ich an anderer Stelle in diesem Buch bespreche.
- Sei geduldig und mitfühlend mit dir selbst und deinem Lehrer. Fälle kein übereiltes Urteil!

ATEMMEDITATIONSTECHNIKEN

Erfahrenere Meditierende wählen in ihren Meditationssitzungen oft eine bestimmte Atemtechnik. Das ist kein Muss, kann sich aber als hilfreich erweisen, denn dadurch lässt sich die Art und Weise des Atmens noch besser kontrollieren. Ich gehe nun kurz ein paar dieser Techniken mit dir durch, aber ich empfehle ausdrücklich, dich professionell anleiten zu lassen, falls du sie ausprobieren möchtest.

Die Technik der symmetrischen Atmung fühlt sich sehr natürlich an, folgt aber doch einem bestimmten Rhythmus. Es ist eine ideale Technik, um Stress zu reduzieren, die Konzentration anzuregen und die Nerven zu bewahren.

---

1. *Atme tief durch die Nase ein und zähle dabei bis vier.*
2. *Atme sanft durch die Nase aus und zähle dabei bis vier.*
3. *Wiederholen.*

Im Gegensatz zur symmetrischen Atmung, die vor allem Entspannung und Beruhigung zum Ziel hat, macht dich diese anregende Atmung wacher und energievoller.

---

1. *Stelle eine Signaluhr auf drei oder fünf Minuten ein.*
2. *Sobald die Zeit läuft, atmest du durch die Nase und achtest darauf, dass die Ein- und Ausatemzüge jeweils so kurz wie möglich sind. Ein- und Ausatemzüge sollten gleich kurz dauern.*
3. *Wenn die Uhr abgelaufen ist, atmest du wieder langsamer, bis du schließlich wieder bei deinem normalen Atemrhythmus ankommst.*

Die wechselnde Nasenlochatmung fühlt sich zu Beginn etwas seltsam an, ist aber eine gute Technik, um Körper und Geist anzuregen. Achtung: Diese Technik ist nicht so ideal, wenn deine Nase verstopft oder dein Nasengang verlegt ist.

---

1. *Putze dir gründlich die Nase und achte darauf, dass die Nasenlöcher völlig frei sind.*
2. *Hebe den rechten Arm. Schließe die Hand zur Faust, strecke Daumen und kleinen Finger aus. Wenn der kleine Finger nicht ausgestreckt bleiben will, strecke den Ringfinger mit aus.*
3. *Drücke das rechte Nasenloch mit dem Daumen zu und atme tief durch das linke Nasenloch ein.*

4. *Kippe die Hand ein wenig, sodass das rechte Nasenloch wieder frei ist und du mit dem kleinen Finger dein linkes Nasenloch zuhalten kannst. Atme dann langsam durch das rechte Nasenloch aus.*
5. *Atme wieder tief durch das rechte Nasenloch ein.*
6. *Kippe die Hand wieder um, gib das linke Nasenloch frei und halte mit dem Daumen das rechte Nasenloch zu. Atme nun langsam durch das linke Nasenloch aus.*
7. *Wiederhole die Übung und lass dich von den Sinneswahrnehmungen mitnehmen.*

Die 4-7-8-Atmung wird auch als Entspannungsatmung bezeichnet. Es hat eine besonders beruhigende Wirkung, ein paar Minuten so zu atmen. Sie wird oft von Menschen mit Einschlafschwierigkeiten angewendet.

---

1. *Lass die Zungenspitze an der Rückseite der oberen Schneidezähne ruhen.*
2. *Atme mit einem langen, tiefen Seufzer die ganze Luft in deinen Lungen aus.*
3. *Schließ den Mund und atme tief durch die Nase ein; zähle dabei bis vier.*
4. *Halte den Atem an und zähle dabei bis sieben.*
5. *Lass alle Luft wieder aus der Lunge entweichen und zähle dabei bis acht.*
6. *Wiederhole den ganzen Zyklus.*

Erfahrungsbericht: Tim Parks

»Ich habe mich sofort extrem für den meditativen Prozess interessiert, aber zu der Zeit wusste ich noch nicht einmal, dass es Meditation war.«

Der preisgekrönte Schriftsteller Tim Parks ist Autor zahlreicher Romane und mehrerer Sachbücher. Obwohl er sich zunächst sehr gegen den Gedanken sträubte, kam er zur Meditation, als er verzweifelt versuchte, einen Umgang mit extremen körperlichen Schmerzen zu finden. Diese Erfahrung beschrieb er in dem Buch Die Kunst stillzusitzen. Ein Skeptiker auf der Suche nach Gesundheit und Heilung. *In unserem Erfahrungsbericht geht er darauf ein und erzählt uns, wie sich seine Methode im Laufe der letzten 15 Jahre entwickelt hat.*

Druck und Schmerzen

Zum Hintergrund: Ich war Ende 40. Ich lebte seit ungefähr 20 Jahren in Italien und hatte wahrsinnig viel gearbeitet. Ich hatte über 20 Bücher veröffentlicht und war Dozent an der Universität in Mailand. Ich übersetzte, lebte in zwei Sprachen zugleich und hatte drei Kinder; mein Leben war sehr hektisch und angefüllt. Ich begann, an Beschwerden wie Bauch- und Harnblasenschmerzen zu leiden – Symptome für Prostataprobleme, aber meine Schmerzen waren viel stärker. Ich ging zum Urologen, wie man das so macht; er führte viele Tests durch und kam zu dem Schluss, dass mit meiner Prostata alles in Ordnung war. Er bot mir trotzdem eine Operation an, um den Harnabfluss durch die Prostata zu verbessern – die berühmte TURP (transurethrale Resektion der Prostata) –, die ich klugerweise ausschlug. Dann ging ich zu einem sehr teuren Urologen in London und er wiederholte alle Tests und auch er sagte mir, er könne kein ernsthaftes Problem erkennen und er wisse wirklich nicht, warum ich solche Schmerzen hätte. Obwohl er zu den Besten seines Berufsstandes gehört, gab er zu, dass da eine Situation vorlag, die er nicht deuten konnte.

Die Schmerzen waren so erheblich, dass ich nicht länger als fünf Minuten sitzen konnte. Am Tage schrieb ich im Stehen und abends lag ich halb auf dem Sofa und ich musste jede Nacht vier-, fünf- oder sechsmal aufstehen und zur Toilette gehen. Doch abgesehen davon war ich total fit und sogar voller Energie. Ich versuchte es mit Schmerzmitteln, die im Grunde nicht viel bewirkten. Interessanterweise erschien in den letzten zehn Jahren viel Literatur, in der es heißt, dass 50 Prozent der Menschen mit diesen Beschwerden mit nahezu jedem beliebigen Medikament in den Genuss eines Placeboeffekts kommen, bei mir aber gab es nie einen Placeboeffekt, niemals. Wenn ich Diazepam nahm, linderte es die Symptome in der Nacht, aber zu einem hohen Preis, den ich nicht zahlen mochte. Ich wurde während dieser Phase am Fuß operiert, wofür es eine Vollnarkose brauchte, und interessanterweise hatte ich in den 48 Stunden nach dieser Vollnarkose keine Unterleibsschmerzen, obwohl das Narkosemittel offenbar im Körper bereits abgebaut war, das heißt, es hatte mir eine Art Tiefenentspannung gebracht, die ich gebraucht hatte.

Nach unheimlich viel Internetrecherche stieß ich auf einen Mann namens David Wise und ein Buch mit dem Titel *Kopfschmerzen im Becken*. Er hatte ein Syndrom identifiziert, das mittlerweile offiziell als Beckenschmerzsyndrom anerkannt ist. Der Grundgedanke besagt: Man sitzt das ganze Leben lang angespannt auf einem Stuhl am Computer und dadurch verspannt sich die Beckenbodenmuskulatur. Die Nerven, die von Prostata, Blase, von allen möglichen anderen Stellen über den Beckenboden zum Rückenmark verlaufen, werden eingeengt und man bekommt allmählich einen Schmerz, der in der Medizin übertragener Schmerz genannt wird. Das bedeutet, dass man allmählich an den Stellen Schmerzen spürt, zu denen die eingeklemmten Nerven hinführen, das eigentliche Problem aber im Beckenboden sitzt.

Laut Dr. Wise musste man also lernen, sehr tief zu entspannen. Er hatte Lösungen aller Art dafür parat, einschließlich Massage und Analmassage in seiner Klinik in Kalifornien. Vor allem aber – und am leichtesten durchführbar – empfahl er eine Reihe von Entspannungsübungen, die er paradoxe Entspannung nannte. Er forderte einen auf, sich hinzulegen, in die Reflexatmung zu kommen und die Muskeln des Körpers tief zu entspannen, vor allem die des Beckenbodens. Ich habe fast unverzüglich davon profitiert. Es war bemerkenswert. Nach allen Ärzten, bei denen ich gewesen war, war David Wise der Erste, der wirklich alle Symptome in den Fokus nahm, die ich hatte, und noch ein paar, die ich zum Glück nicht hatte!

Atemübungen

Ich hatte mindestens zwei Jahre lang Schmerzen und große Angst, was das Ganze natürlich verschlimmerte. Dann fing ich mit diesen Atemübungen an und erkannte allmählich, dass es so etwas wie ein psychisches Profil gab, ein Verhaltensmuster, aufgrund dessen ich meinem Körper sozusagen erlaubt hatte, überhaupt in einen solchen Zustand zu geraten. Vor allem war da diese Besessenheit, immer etwas tun zu müssen: Ich gehöre zu den Menschen – oder gehörte früher zu ihnen –, die niemals auch nur zwei Minuten eines Tages verplempern.

Ich interessierte mich sofort extrem für den meditativen Prozess, ohne mir bewusst zu sein, dass es sich um Meditation handelte. Ich bekam zu der Zeit Shiatsu-Massagen, die ausgesprochen nützlich waren. Der Shiatsu-Masseur war es, der zu mir sagte: »Was Sie da machen, ist im Grunde Meditation.« Ich sträubte mich dagegen, denn ich war in einem sehr religiösen Haus aufgewachsen und lehnte alles ab, das nur entfernt nach Religion oder Mystizismus roch.

Ich sträubte mich also, aber ich war auch sehr, sehr neugierig, und schließlich ermutigte mich mein Shiatsu-Masseur, zu einem Vipassana-Retreat zu gehen. Vipassana ist eine sehr elementare und sehr alte Meditationsform und auch eine Art »harte Meditationsschule«. Es ist also als Einstieg nicht leicht. Ungefähr drei Jahre nachdem das alles begonnen hatte, besuchte ich zum ersten Mal ein Vipassana-Meditations-Retreat. In den letzten Jahren nahm ich jedes Jahr an einem solchen Retreat teil, normalerweise zehn Tage, mindestens aber sieben Tage lang.

Anfangs habe ich mich diesen Entspannungsmethoden zugewandt, um ein bestimmtes Problem zu lösen, und hatte die klassische Vorstellung, dass ich mit dieser lästigen Zeitverschwendung aufhören könnte – so, wie man aufhört, ein Medikament einzunehmen –, sobald das Problem überwunden wäre. Es wurde aber sofort klar, dass die Meditationspraxis nur funktioniert (besonders die Vipassana-Meditation), wenn man sie nicht nur macht, damit sie funktioniert. Mit dem Standpunkt, dass dies eine körperliche Betätigung ist, durch die man ein Ziel erreicht, und die man dann wieder unterlässt, wird man nicht weit kommen. Schrittweise wurde mir klar: Ich musste meinen Lebensstil ändern. Und dann wurde Meditation eine so wichtige, positive Ergänzung in meinem Leben, dass ich sowieso weitermachte.

Ich glaube, dass es in der westlichen Welt auch deshalb so schwer ist, Meditation auf einem ernsthaften Niveau einzuführen, weil damit die ganz starke Aufforderung einhergeht, die eigenen Lebensziele grundsätzlich zu ändern sowie zu verstehen, wie viel des eigenen Missbehagens mit einem bestimmten Ehrgeiz, einer bestimmten getriebenen Aktivität zu tun hat. Das war also wirklich ein entscheidender Wendepunkt für mich. Nicht, dass ich keinen Ehrgeiz mehr gehabt hätte, aber ich konnte mich viel besser davon distanzieren. Ich konnte einen Schritt zurücktreten und meinen Ehrgeiz gelassener sehen und ich hatte diesen anderen Ort, der wichtiger schien und der tatsächlich wichtiger ist.

Reaktion von Leserinnen und Lesern

Die Kunst stillzusitzen wurde ein Bestseller und ich erhielt wirklich starke Reaktionen von den Lesern. Seit ich es 2010 geschrieben habe, habe ich sicherlich mehrere Tausend E-Mails von Menschen mit denselben Beschwerden bekommen. Alles, was mit der Blase, mit dem Urinieren zu tun hat, ist schambehaftet, ganz klar, und wenn Menschen ein Problem dieser Art haben, fällt es ihnen nicht leicht, darüber zu sprechen. Dadurch wird das Problem immer größer, denn sie werden immer angespannter. Manche Menschen denken ernsthaft über Selbstmord nach, weil ihre Schmerzen einfach immer weiter bestehen. Deswegen glaube ich, dass viele Menschen mir einfach dafür danken wollten, dass ich damit an die Öffentlichkeit gegangen bin.

Als ich die ersten Kapitel des Buchs schrieb, sagte mein Verleger: »Also bitte, tun Sie das nicht. Reden Sie nicht über peinliche und intime Dinge, Sie haben Ihre Karriere als Romanautor und Sie wollen doch nicht damit in Verbindung gebracht werden.« Man kann sich nicht vorstellen, dass Ronaldo offenbart: »Ich habe Prostatakrebs«, oder dass Donald Trump sagt: »Ich habe das Problem, dass ich nachts immer Wasser lassen muss.« So etwas macht ein Siegertyp nicht und viele der Menschen mit Beckenschmerzsyndrom sind Getriebene, die Sieger sein wollen. In *Die Kunst stillzusitzen* geht es viel darum, die eigenen Ambitionen zu betrachten und zu schauen, warum wir mit unseren Körpern so umgehen, wie wir es tun.

Ich sage den Leuten immer: »Seht mal, ich erzähle diese Geschichte in diesem Buch und ich habe seither einen langen Weg zurückgelegt.« Was Menschen mit diesen Beschwerden vor allem hören wollen, ist, dass sie nicht sterben werden. Als Nächstes wollen sie hören, dass man gesund werden kann. Und dann ist es, glaube ich, nützlich für sie, wenn sie hören, dass sie vermutlich ihre Lebensweise ziemlich gründlich werden überprüfen müssen, um gesund zu werden. Ich kann ein Buch empfehlen oder zwei, das sie sich ansehen können, und vielleicht eine Website oder zwei, auf die sie gehen können, aber ich glaube, das ist genug Input von meiner Seite. Als ich mit allem anfing, war ich nicht bereit, sofort mit Meditation zu beginnen. Wenn nun Menschen sich an mich wenden, halte ich es für wichtig, sie nicht aufzufordern, etwas zu tun, wofür sie vielleicht noch nicht bereit sind. Deswegen sage ich: »Schau, das ist die Erfahrung, die ich gemacht habe; vielleicht willst du es eines Tages auch ausprobieren.«

Meditation praktizieren

Meine Partnerin und ich meditieren jeweils 45 Minuten, aber nicht absolut jeden Morgen, denn wir versuchen, uns das nicht streng aufzuerlegen, aber wir meditieren wahrscheinlich an fünf Tagen in der Woche. Außerdem gehen wir zu Retreats, wo man ungefähr acht Stunden am Tag meditiert. Am Meditationsprozess finde ich so außergewöhnlich, dass ich mich immer noch als Anfänger betrachte, obwohl ich es seit 15 Jahren praktiziere. Es ist eine sich ständig verändernde Sache und man lernt, dass das, was man zuvor für einen entspannten Zustand gehalten hat, es in Wirklichkeit nicht ist – vielleicht so ähnlich wie die Schichten einer Zwiebel. Es gibt immer einen tieferen und noch tieferen Ort, an den man gehen kann, und dieser tiefere Ort geht immer einher mit einer neu erlernten Einstellung.

Man könnte sagen, dass es bestimmte Einstellungen des Geistes gibt oder bestimmte Verhaltensweisen, die man in der Meditation lernt, die aber sehr schwierig zu beschreiben sind, weil man sie nicht sehen kann. Die Leute, die dich Meditation lehren, können lediglich Techniken und Herangehensweisen und Einstellungen dazu vorschlagen, aber erst, wenn du verschiedene Tiefen der Versunkenheit erlebst, wird dir klar: »Ah, das haben sie also gemeint.« Dafür ist es wichtig festzulegen, wie lange man vorhat zu meditieren. Wenn man sich zum Beispiel keine Stoppuhr stellt, wird man immerzu vor der Entscheidung stehen, wann man aufhört, und sobald man das zu entscheiden hat, kann man nicht meditieren; ich verwende deswegen einen Timer. Ich habe einen schönen Timer mit einem Gong auf meinem Computer, das ist weicher als ein Alarm und man muss ihn nicht ausstellen. Wenn man beim Gong nicht aufhören möchte, muss man auch nicht.

Zu den interessanten Dingen bei Meditation und Buddhismus gehört die Lehre von der »Nicht-Anhaftung«. Es ist eine schwierige Lehre für Menschen, die mit einem solchen Hintergrund aufgewachsen sind wie ich, denn damit ist nicht gemeint, sich wie ein Zyniker von allem abzutrennen. Man soll lernen zu akzeptieren, dass Dinge zu Ende gehen und man womöglich leiden wird, wenn sie enden – dass das aber nicht heißt, dass man sich nicht jetzt an ihnen erfreuen könnte. Bei einem Retreat ärgerte ich mich, als der Gong zum Ende der Stunde ertönte, weil ich wirklich vertieft gewesen war und weitermachen wollte. Dann wurde mir klar, dass auch dies eine weitere Form der Anhaftung ist – am besten war es also loszulassen: Der Moment war schön, aber nun ist er vorbei.

Ich kann nicht im Lotussitz sitzen, aber in der burmesischen Haltung, bei der die Unterschenkel nebeneinanderliegen. Zunächst empfand ich diese Haltung als sehr schmerzhaft und einer der interessanten Punkte bei der Meditation ist, wie sie eine Art von Schmerz hervorrufen kann, mit der man lernen will umzugehen. Das Sitzen mit gekreuzten Beinen bereitet vielen Menschen starke Schmerzen, bis sie sich daran gewöhnt haben. Bei den meisten hat dieser Schmerz keine Folgen – aber das musst du herausfinden – und er verschwindet, sobald sie sich bewegen.

Ich habe sehr früh gelernt, dass der Schmerz sich auflöst, wenn ich auf Atmung, Beobachtung und tiefe Entspannung konzentriert bin. Dadurch werden die vorübergehenden Schmerzen aufgrund der Sitzhaltung zu einem Anreiz, weiterzuüben. Ehrlich gesagt, kann man das nicht verstehen, bis man es selbst gemacht hat – ich konnte das auch nicht und habe ein paar Jahre dafür gebraucht. Wenn man aber in einem Zustand der tiefen Versunkenheit ankommt, mit geradem Rücken und in einer Haltung mit gekreuzten Beinen, ist es eine wunderbare Erfahrung.

Für mich ist Meditation nichts anderes gewesen als den Prozess des Daseins und Beobachtens zu erlernen. Bei Vipassana gibt es den Begriff »in den Flow kommen«, wobei man praktisch das

Gefühl bekommt, das Selbst sei einfach übergegangen in ein »strömendes Beobachten«. Man behält die Möglichkeit auszusteigen, wenn man es möchte, aber ich finde es wirklich erstaunlich, wie sehr es bei diesem Prozess darum geht, einerseits Kontrolle abzugeben und andererseits Kontrolle auszuüben. Bei einem Retreat begibt man sich in viel tiefere Grade der Versunkenheit, in den Klang der Welt um einen herum oder in das, was im eigenen Körper geschieht. In deinem Körper passieren enorm viele Dinge, die man normalerweise kaum wahrnimmt und die mit der Meditation allmählich emporkommen. Einer meiner Freunde meditiert sehr viel, und als er sich sehr langsam auf die verschiedenen Regionen seines Körpers konzentrierte, wurde ihm bewusst, dass da Dinge vor sich gingen, die er so nicht kannte. Weil er während der Meditation so genau wahrgenommen hatte, was in seinem Körper passierte, ging er zum Arzt – und fand heraus, dass er einen Tumor hatte.

Fasziniert vom Buddhismus

Der Buddhismus interessiert mich sehr, aber ich bin kein Buddhist geworden, und schon die Frage danach scheint die falsche Art von Frage zu sein. Soweit ich weiß, braucht es im Buddhismus kein Glaubensbekenntnis. Buddhismus ist eine Einladung, das Leben in einer bestimmten Art und Weise zu betrachten und bestimmten Praktiken zu folgen, aber man muss sich nicht auf alle einlassen. Die Retreats, zu denen ich gehe, werden von buddhistischen Organisationen veranstaltet, aber was ich am Buddhismus so liebe – im Gegensatz zu der evangelikalen Religion, in der ich aufwuchs –, ist das Fehlen jeglicher Missionierungsversuche. Niemand sagt je: »Ist es nicht so langsam mal Zeit, dass du Buddhist wirst?«

Soweit ich weiß, ist der Glauben an die Reinkarnation nicht notwendigerweise Bestandteil des Buddhismus und Buddhisten sprechen auch nicht speziell über die Notwendigkeit, an solch ein Zeug zu glauben. Ich glaube mit Sicherheit nicht daran. Das

Christentum bietet das ewige Leben sozusagen als Gegenleistung für den Glauben an die Identität von Christus und das Wesen seines Opfers, aber im Buddhismus gibt es so etwas nicht. Entsprechend ist Karma eine Beschreibung dessen, was das Selbst nach einer gewissen Zeit ist, und wenn man an Reinkarnation glaubt, akzeptiert man womöglich, dass das eigene Karma seinen Weg in irgendein anderes Wesen findet. Das ist mystische Spekulation, aber Karma ist eine interessante Art zu beschreiben, was wir mit dem Selbst meinen, denn es ist klar, dass das Selbst kein statisches Ding ist, sondern dass Verhaltensweisen und Erinnerungen angehäuft werden, aber auch wieder verloren gehen. Das Selbst ist eine Ansammlung dessen, was du gewesen bist und gemacht hast, und das ist vermutlich eine bessere Beschreibung, als einfach nur zu sagen: »Ich bin Tim Parks … Ich war Tim Parks, als ich fünf war … Ich war Tim Parks, als ich 40 war.« Ich bin eindeutig heute ganz anders als mit 40 und erst recht als mit fünf Jahren oder mit zehn.

Kreativität und Veränderung

Wie hat Meditation mich als Künstler, als Schriftsteller, als kreativen Menschen beeinflusst? Das ist eine schwierige Frage. Es beeinflusst einen natürlich in jeder Hinsicht, aber nicht so, dass man das mit diesem oder jenem Satz sofort beschreiben könnte. Ich nehme an, dass es mich vor allem daran erinnerte, nicht so sehr am Erfolg zu haften und mehr Vergnügen am eigentlichen Schaffensprozess zu finden, am guten Schreiben – es einfach zu genießen. Man kommt an einen Punkt, an dem einem die Dinge zwar nicht egal sind, aber man weiß: Diese oder jene schlechte Nachricht kann mir das Mittagessen vermiesen, aber das Abendessen schon nicht mehr! Wichtig ist, dass ich jetzt hier bin, es mir körperlich recht gut geht und ich glücklich bin – und das ist ja im Grunde schon ziemlich viel.

Der kreative Prozess verändert sich ständig, wie jeder andere lebendige Prozess, aber ich glaube, diese Erfahrung hat verändert, was für Geschichten ich mittlerweile erzähle. Ich habe einige Bücher geschrieben. Eines heißt *Europa* und war auf der Shortlist für den Booker Prize, und eines heißt *Schicksal*; es war in Deutschland sehr erfolgreich. Es sind Bücher, die psychisch in einer tiefen, ausweglosen Sackgasse enden, und ich empfinde das Leben einfach nicht mehr so. Deswegen schreibe ich solche Bücher nicht mehr. Ich schreibe Bücher, die zwar voller Spannung und Schwierigkeiten sein mögen, aber sie werden nicht in einer Sackgasse enden, die Dinge ändern sich also. Lustigerweise habe ich ein paar E-Mails von Lesern bekommen, die enttäuscht waren, dass ich nicht mehr so pessimistisch bin wie früher!

8

Achtsamkeit hier und jetzt

»Achtsamkeit ist nicht schwer, wir müssen nur daran denken, sie zu praktizieren.«

Sharon Salzberg, Mitbegründerin der Insight Meditation Society (Gesellschaft für Einsichtsmeditation)

Warum rast die Zeit so schnell vorbei, wenn man erwachsen ist? Ich bin sicher, dass diese Frage auch dich ab und zu beschäftigt. Als Kind scheinen die Stunden viel langsamer zu vergehen. Die Zeit kommt einem dann so unendlich vor wie die Prärien in den Cowboygeschichten, die einem die Eltern vorlasen. Ein paar Jahrzehnte später rinnt einem die Zeit wie Sand durch die Finger. Wie kommt das bloß? Die Antwort ist im Grunde recht einfach. Alles ist eine Frage der geistigen Verfassung und der Einstellung. Als kleines Kind hast du komplett im Hier und Jetzt gelebt. Die Ereignisse vom Vortag waren nicht mehr so wichtig und die Zukunft hatte noch keine konkrete Bedeutung. Solange du gefüttert wurdest, wenn du hungrig warst, und jemand bei Bedarf deine Windel wechselte, war die Welt in Ordnung. Das bewundere ich immer, wenn ich meinen Sohn anschaue, den dreijährigen Louis. Er verliert sich nie in Erinnerungen und macht keine langfristigen Zukunftspläne. Für ihn zählt nur das, was seine Neugier weckt und ihn im Moment in Staunen versetzt. Mit dem Erwachsenwerden wird er jedoch begreifen, dass er schon viele Jahre seines Lebens gelebt hat und dass seine Zeit begrenzt ist. Er wird Erinnerungen schätzen und vor allem Zukunftspläne machen wollen. Dieses Erfassen von Vergangenheit und Zukunft geht mit einem wachsenden Verantwortungsgefühl einher und ebenso mit Zeitdruck. Wie sein Vater wird er diesen Zeitdruck bewusst wahrnehmen und das erklärt, warum wir als Erwachsene das Gefühl haben, die Zeit rase wie ein ICE dahin. Und aus diesem Grund organisieren wir unsere Leben und Urlaube nach einem detaillierten und engen Zeitplan.

Auf Reisen berechnen wir immerfort, wie lange wir brauchen, um zum nächsten Termin oder zur nächsten Sehenswürdigkeit zu gelangen, anstatt die Schönheit zu genießen, die uns an dem Ort umgibt, an dem wir gerade sind. Nach dem Urlaub denken wir gern an die wunderbaren Momente zurück, die wir erlebt haben. Auf den Punkt gebracht – wir vergessen häufig, hier und jetzt froh zu sein. Und ich spreche da aus Erfahrung. Vor nicht langer Zeit ging ich auf einer

Kanadareise mit meinem damals 13-jährigen Sohn Matias zum Klettern. Die Felsen waren neben einem herrlichen Wasserfall. Ich hing in meinem Kletterseil und wollte um jeden Preis Fotos von ihm machen. Ich bestand darauf, Matias eine greifbare Erinnerung an diesen Moment zu beschaffen. Ihm selbst ging es recht schnell auf die Nerven, dass ich ihm wie die Paparazzi im Nacken saß. Er drehte sich zu mir um und ich werde seine Worte nie vergessen: »Papa, wann packst du endlich die Kamera weg und bewunderst die Landschaft? Schau, wie schön es hier ist! Du musst das genießen!« Er hatte natürlich nur allzu recht. Mein Teenager stieß mich mit der Nase auf das Offensichtliche: Da hing ich an einem Seil inmitten der großartigsten Natur und war einzig darauf aus, das Schauspiel, das ich im gegenwärtigen Moment gerade verpasste, für später in Bildern festzuhalten. Genau darum geht es bei Achtsamkeit: Leben im gegenwärtigen Moment, hier und jetzt. Sich seiner selbst bewusst zu sein, dem, was einen umgibt, des gelebten Moments, und die einzigartige Art des Glücks, die jeder Moment bringt.

Unser Geist wird so sehr von Details überbeansprucht – und wir vergessen, dass unser Gedankenkarussell sich immerfort dreht.

»Ich denke, also bin ich«, sagte der Philosoph Descartes. Unsere modernen Lebensstile sind jedoch voller Verantwortungen und Stress und wir sind in unserem Alltag immer gezwungen, zurück- und vorauszublicken, müssen drängende Deadlines einhalten, endlose Meetings aussitzen und keinesfalls den Frühbucherrabatt verpassen und so weiter ... Langfristig wird unser Geist so sehr von Details überbeansprucht – und wir vergessen, dass unser Gedankenkarussell sich immerfort dreht. Tag und Nacht stürmen unsere Gedanken durch unseren Geist und wir sind unfähig, sie zu kontrollieren. Tatsächlich verhält sich unser Gehirn wie ein recht tumber Fußballkommentator bei einem eigentlich spannenden Spiel. Und anstatt uns auf das Spiel zu konzentrieren, werden wir von unserer inneren Stimme abgelenkt. Es gibt aber eine gute Nachricht! Achtsamkeit kann diesen unerwünschten Kommentator stumm schalten!

ACHTSAMKEITSMEDITATION

Achtsamkeitsmeditation ist das ultimative Instrument, mit dem du dein Gehirn trainieren kannst, voll und ganz bewusst zu sein und das Hier und Jetzt zu genießen. Was ich an der Achtsamkeit so mag, ist, dass man die Prinzipien flexibel anwenden kann. Du kannst formale Achtsamkeitsmeditation praktizieren; darauf komme ich später in diesem Kapitel zurück und leite dich dazu an. Aber Achtsamkeit kannst du auch in deinem täglichen Leben anwenden. Du kannst es dir zum Beispiel zur Gewohnheit machen, morgens eine schöne Tasse Kaffee oder Tee ganz bewusst zu genießen, statt sie in dich hineinzuschütten und gleichzeitig Unterlagen für die Arbeit vorzubereiten. Oder nimm dir die Zeit, die Gerüche und Geräusche um dich herum zu genießen und die Landschaft beim Sonntagsspaziergang zu bestaunen, statt dabei im Kopf die To-do-Liste für die nächste Woche zu erstellen. Oder entscheide ganz bewusst, was du im Supermarkt kaufst, statt willkürlich Dinge im Einkaufswagen zu stapeln, während dein Geist woanders ist …

Sicher denkst du jetzt: »Das ist einfacher gesagt als getan« – und ich werde dir auch nicht widersprechen. Ich war selbst ein rastloser Kontrollfreak und werde von meiner Frau und meinen Kindern oft daran erinnert. Ich habe ja schon gestanden, dass ich im Urlaub zuweilen zu sehr auf unseren Zeitplan achte und mit meiner Kamera herumknipse, um die Schönheit des Augenblicks, der Menschen oder der Landschaft einzufangen. Auch im beruflichen Bereich tendierte ich dazu, die Abkürzung zu nehmen und mich selbst zu überholen. Und abends schlang ich das Essen hinunter, das meine Frau liebevoll gekocht hatte – wie mein Hund –, und hätte hinterher nicht gewusst oder sagen können, was ich gerade gegessen hatte. Das ist schade, denn meine Frau kocht hervorragend. Gerade weil es nicht leicht ist, tagein, tagaus bewusst zu leben und den gegenwärtigen Moment zu genießen, möchte ich dich ermutigen, diese Art von Bewusstsein mit Techniken der formalen und der formlosen Achtsamkeitsmeditation zu entwickeln. Wenn ich es kann, kann es jeder Mensch. Mit Achtsamkeitsmeditation können wir Zustände der bewussten Wahrnehmung schaffen, die uns wiederum erlauben, unsere geistige Verfassung im Alltag leichter zu verändern, diesen manchmal nervigen Kommentator zum Schweigen zu bringen und uns dazu zu verhelfen, die vorbeigehende Zeit langsamer, intensiver und mit mehr Wertschätzung erleben zu können.

Achtsamkeitsmeditation ist eine Technik, die wir alle erlernen können. Sie verhilft uns zu einer besseren Wahrnehmung von uns selbst und der Arbeitsweise des Geistes, und dadurch wiederum können wir allmählich unsere geistige Einstellung verändern. Achtsamkeit ist jedoch mehr, als nur sich seiner selbst und der eigenen Umgebung bewusst zu werden. Es bedeutet auch, sich etwas klarzumachen, ohne dabei zu urteilen. Sich in Achtsamkeit zu üben, ist auch ein Training darin, mit dem Auswerten, Vergleichen, Analysieren, Kritisieren und Beurteilen aufzuhören. Da du deine Erfahrungen nicht länger in Kategorien wie gut oder schlecht, richtig oder falsch einteilst, kann Achtsamkeit dir bis zu einem gewissen Grad zu einem offeneren Geist verhelfen.

Du wirst mit anderen Worten viel empfänglicher und aufmerksamer dafür, wer du bist, wo du bist – und zwar einfach, weil du keine Energie mehr auf nutzlose Analysen vergeudest und stattdessen achtsamer für Details bist, die dir sonst entgingen. Zu wissen, um was es bei Achtsamkeit geht, was sie alles umfasst und warum sie gut für dich sein kann, ist das eine. Aber am wichtigsten ist: Du musst sie ausüben. Lass uns mit einer kleinen, einfachen Übung beginnen, mit der du vielleicht erfassen kannst, worum sich Achtsamkeit wirklich dreht.

Suche ein Foto von dir und deinen Freunden oder deinen Lieben heraus. Es ist egal, ob es im Handy ist oder im Album. Stelle eine Stoppuhr auf zwei oder drei Minuten ein. Die Übung besteht darin, das Foto aufmerksam anzuschauen und alle Elemente wahrzunehmen, ohne zu beurteilen, was du siehst.

Ein paar Tipps: Schaue dir die Menschen gründlich an, die auf dem Foto sind. Was haben sie an? Was für einen Gesichtsausdruck haben sie? Was siehst du im Hintergrund? Aber denke daran: Das Ziel ist, dass du es nicht beurteilst.

Lege dieses Buch kurz zur Seite und versuch es einmal. Wenn du fertig bist, nimmst du es wieder auf und findest heraus, ob du die Übung richtig gemacht hast.

Zwei Minuten sind um. Vielleicht fühlten sich diese wenigen Minuten wie eine Ewigkeit an. Schön! Das bedeutet: Deine erste Achtsamkeitsübung war ein Erfolg. Lass sie uns einmal durchgehen. Hast du in diesen zwei Minuten wirklich darauf konzentriert bleiben können, was auf dem Foto zu sehen ist? Wenn ja, dann Glückwunsch – du warst achtsam. Hast du nur an die Übung gedacht und an das Bild oder sind deine Gedanken abgedriftet? Wenn ja, dann warst du wohl nicht so sehr konzentriert. Das gilt auch, wenn du Tante Ritas Kleid beurteilt hast oder das Wetter an jenem Tag, wenn das Foto schöne Erinnerungen an diesen Tag geweckt hat oder wenn du dir gesagt hast, dass du damals viel schlanker warst als heute. Wenn dir in einem bestimmten Moment jedoch bewusst wurde, dass deine Gedanken abschweiften, und es dir gelungen ist, deine

Aufmerksamkeit wieder auf das Foto zu lenken, dann hast du es (wieder) geschafft, achtsam zu sein.

Falls du dich darüber geärgert hast, dass deine Gedanken abgedriftet sind, und du darüber gegrübelt hast, dass du die Übung falsch gemacht hast, dann hast du wieder vergessen, achtsam zu sein. Wenn du hingegen begriffen hast, dass du dich gerade selbst beurteilt hast, weil du diese Gedanken hattest, dann warst du wieder achtsam. Kurz zusammengefasst: Es ist gar nicht schlimm, wenn du kurz abgeschweift bist oder etwas beurteilt hast – wichtig ist, dass du das Ziel wieder in deinen Fokus nehmen konntest. Je mehr du das übst, desto leichter fällt es dir, diesen vorüberziehenden Gedanken keinen Wert beizumessen, sie nicht zu analysieren und zu beurteilen, und umso besser wird es dir gelingen, auf dein Ziel konzentriert zu bleiben.

Sobald du verstanden hast, worum es geht, kannst du die Achtsamkeitsmeditation auf allerlei Art und Weise anwenden: lange oder kurze Einheiten, im Sitzen oder im Gehen, formal oder formlos, allein oder in der Gruppe … Ich helfe dir gern mit ein paar einfachen Übungen dabei!

ACHTSAMKEITSPRAXIS

Am Anfang dieses Buchs habe ich dich aufgefordert, ein Stück Schokolade oder eine Tasse Tee zu genießen. Das ist eine klassische Achtsamkeitsübung für Anfänger. Im Prinzip kannst du die längere Version dieser Übung mit jeder Art von Essen durchführen, aber Lebensmittel, die in Geschmack, Textur und Geruch etwas Besonderes sind, machen es etwas einfacher. Rosinen eignen sich deswegen hervorragend.

Ziel ist, alle deine Sinne anzusprechen, damit du deine Rosine achtsam verspeist. Dazu konzentrierst du deine Aufmerksamkeit auf die folgenden Fragen.

1. *Wie sieht die Rosine aus?*
2. *Wie fühlt sich die Rosine an? Was geschieht, wenn du sie drückst, rollst, lang ziehst …?*
3. *Wie riecht sie?*
4. *Wie fühlt sich die Rosine auf den Lippen, der Zunge und im Mund an?*
5. *Wie schmeckt sie?*

Der Klarheit halber: Deine Antworten sollen kein Urteil enthalten. Auf die Frage »Wie riecht die Rosine?« antwortest du zum Beispiel »süß« und nicht »gut«.

Die nächste Übung ist ein Bodyscan. Dabei konzentrierst du dich auf die Sinneswahrnehmungen in deinem Körper. Es ist nicht meine persönliche Lieblingsübung, aber eine der bekanntesten und populärsten Techniken in der Achtsamkeitsmeditation. Meine Frau und meine älteste Tochter Clara mögen diese Übung sehr, denn sie hilft ihnen, vor dem Einschlafen zu entspannen. Die Übung fördert nicht nur die Wahrnehmung, sondern auch die Verbindung zwischen Geist und Körper. Oft wird sie Menschen mit körperlichen Krankheiten und chronischen Schmerzen empfohlen. Durch diese Form der Achtsamkeitsmeditation wird der Schmerz an sich nicht verschwinden, aber man kann anders mit ihm umgehen. Die Übung regt mit anderen Worten dazu an, das Gefühl in den verschiedenen Körperregionen zu akzeptieren. Diese Gefühle werden dann erträglicher, da du dich bewusst dafür entscheidest, weniger unter chronischem Schmerz zu leiden.

1. *Lege dich auf den Rücken, Handflächen nach oben und die Füße ein wenig auseinander. Schließe die Augen. Falls du befürchtest einzuschlafen, kannst du den Bodyscan auch im Sitzen durchführen. Setze dich dann aufrecht auf einen Stuhl, die Füße stehen flach auf dem Boden.*
2. *Versuche, während der gesamten Übung so still wie möglich zu liegen oder zu sitzen. Verändere deine Haltung nur, wenn es sich unangenehm anfühlt oder du Schmerzen oder andere Probleme hast. Bewege deinen Körper sehr langsam und bewusst. Denke über die Bewegungen nach, die du machst, und die Haltung, die du einnehmen möchtest, damit es angenehmer ist.*
3. *Fange an, achtsam zu atmen. Du musst keine spezielle Atemtechnik anwenden, richte einfach deine Aufmerksamkeit auf die Atmung. Das wird dir helfen, zu entspannen und zur Ruhe zu kommen, bevor du die eigentliche Übung beginnst.*
4. *Sobald du zur Ruhe gekommen bist, richtest du deine Aufmerksamkeit nicht mehr auf die Atmung, sondern auf deinen Körper. Welche Sinneswahrnehmungen kannst du ausmachen? Fühlst du die Kleidung, die du anhast? Wo hat dein Körper Kontakt zum Boden? Ist dir warm oder kalt? Fühlt dein Körper sich locker an oder sind deine Muskeln angespannt?*
5. *Sobald du dich wohl in deinem Körper fühlst, hast du zwei Möglichkeiten: Du kannst entweder deine Aufmerksamkeit schrittweise auf alle Körperteile richten, von den Zehen bis zum Scheitel. In dem Fall fragst du dich bei jedem Körperteil, wie es sich anfühlt und ob du etwas an der Art und Weise verändern kannst, in der du jenes Gefühl erlebst. Wenn du mehr Zeit brauchst oder einen fokussierteren Bodyscan machen möchtest, kannst du einen Teil des Körpers wählen, der angespannter ist, kribbelt, sich schwer anfühlt*

oder schmerzt. Nimm dir erst eine Körperseite vor, dann die andere. Versuche, diese Körperregionen ganz bewusst zu entspannen. Im Hier und Jetzt musst du das unangenehme Gefühl loslassen oder akzeptieren, sodass du es nicht länger zu ertragen brauchst.

6. *Nach zwei bis zehn Minuten, wenn du alle deine Körperregionen erforscht hast und dein Körper sich entspannter anfühlt, öffnest du die Augen und verweilst noch kurz in der bequemen Position. Fühlst du, dass du dir deines Körpers und der Verbindung zwischen deinem Körper und deinem Geist viel bewusster bist?*

ICH UND DIE ANDEREN

Neben dem Überlebensinstinkt, den wir alle haben und von dem ich schon sprach, müssen wir als Menschen uns auch einer gewissen Dualität stellen. Wir neigen dazu, uns von unserer Umwelt abzuheben. Es gibt »die anderen« und »mich«. Und wir neigen dazu, uns über andere zu ärgern und dann zu vergessen, dass dieses »ich und sie« eigentlich einfach ein einziges Ganzes bildet. Darüber hinaus bringt uns unser Gehirn oft dazu, Dinge persönlich zu nehmen, wenn in der betreffenden Situation eigentlich gar kein Grund dazu besteht. Erinnere dich daran, wie deine beste Freundin oder dein bester Freund in der Kindheit für etwas bestraft wurde, was sie oder er gar nicht getan hatte, und wie böse dich das gemacht hat. Diese Dualität im Menschen schürt eine Menge negativer Aktivität im Gehirn. Außerdem leben wir in einer sich immer verändernden Welt und sind selbst auch immer in Veränderung begriffen. Das kann frustrierend sein, denn als Menschen sind wir nun einmal darauf trainiert, Stabilität und Balance zu suchen. Oft wollen wir unser Leben kontrollieren, planen, inszenieren und ihm eine klar umrissene Kontur geben. Vielleicht ganz umsonst! Es ist unmöglich, alles und jedes zu kontrollieren. Naturkatastrophen, die Provokationen durch unsere Kinder im Teenageralter, Kollegen oder Nachbarn, die tiefer werdenden Falten um die Augen oder die Tatsache, dass unsere Zimmerpflanze früher oder später den Geist aufgibt, all das können wir nicht verhindern.

Die Kunst ist also, zu akzeptieren und zu verstehen, dass wir als Menschen alle auf eine bestimmte Art und Weise handeln und wir nicht alle um uns herum kontrollieren können. Du bist nicht unbedingt in der Position, schnell die Arbeitsstelle wechseln zu können, wenn dein Chef sich wie ein Tyrann benimmt, umzuziehen, wenn du das Nordseeklima satthast, oder dein jugendliches Kind im Zaum zu halten, wenn es seine rebellische Phase durchlebt. Eines aber kannst du sehr wohl kontrollieren: wie du mit Situationen umgehst. Einen Großteil deines »Leidens« hast du nämlich selbst in der Hand.

Lass es mich anhand eines simplen Beispiels illustrieren: Du steckst im Stau fest. Du hast damit nicht gerechnet, und so ist es absolut verständlich, wenn dich das ärgert. Die Frage ist jedoch: Was bringt dir das? Die Wahrheit ist: gar nichts. An der Situation kannst du nichts ändern. Niemand möchte dich absichtlich ärgern und für deinen Frust bist du allein verantwortlich. Warum solltest du also die Situation nicht so akzeptieren, wie sie ist, und das Beste aus dem Moment machen? Spiele deine Lieblingsmusik, stelle die Lautstärke höher und singe aus voller Brust mit. Mit etwas Glück weckt das auch noch Erinnerungen an dieses unvergessliche Konzert, das wunderschöne Lied bei deiner Hochzeit oder den tollen Abend am Wochenende zuvor. Oder telefoniere mit deinen Lieben, lausche einem Hörbuch oder – warum nicht? – meditiere ein bisschen …

Dasselbe gilt für deine Interaktion mit anderen. Lass es mich nochmals mit einem einfachen Beispiel illustrieren. Nach der Arbeit gehst du in den Supermarkt. An den Kassen sind natürlich lange Schlangen.

Du checkst, welche sich am schnellsten vorwärtsbewegt, und stellst dich dort an. Letztlich läuft es anders, als du wolltest, und die Leute in den Schlangen neben dir, die erst nach dir angekommen sind, kommen schneller voran und bezahlen vor dir. Das könnte ärgerlich sein, du könntest vielleicht sogar wütend auf die anderen Kunden oder den Kassierer werden, der nicht schnell genug arbeitet. Dein Gehirn füllt sich mit negativen Gedanken und Emotionen. Wie wäre es, dich nicht mehr deswegen zu stressen? Freue dich für die Menschen in der Schlange neben dir und sei empathisch mit den anderen Pechvögeln, die sich falsch angestellt haben. Schließlich müsst ihr alle warten und niemand hat es sich ausgesucht. Atme ein paarmal tief durch und lass deine negativen Gedanken und Emotionen los. Du kannst tatsächlich achtsam leben: essen, trinken, kommunizieren, sogar den Haushalt kannst du achtsam erledigen.

Das Ganze geht darum, einfach in deiner Interaktion mit anderen bewusster zu sein. Wenn du das nächste Mal mit jemandem sprichst, nimm dir richtig die Zeit dazu und konzentriere dich auf die Person, statt den Autopiloten einzuschalten. Wenn du aufstehst, springe nicht aus dem Bett, sondern genieße den Moment, der ist.

ACHTSAMKEIT IN ACHT WOCHEN ODER ZEHN TAGEN

Wenn ich meinen Patienten Meditation oder Achtsamkeit verschreibe, empfehle ich ihnen zuerst einen ausgebildeten Psychologen oder eine klassische MBSR-Gruppe. In der Regel sehen diese auf acht Wochen verteilt circa neun Sitzungen vor, die jeweils einige Stunden bis zu einem halben Tag dauern. Da ich dies verschreibe, hielt ich es für angezeigt, einen solchen Kurs auch selbst zu absolvieren, und ich meldete mich zusammen mit meiner Frau und einigen Leuten aus dem Team meiner Klinik an. Zu Beginn erzählen alle Teilnehmer normalerweise ein wenig von sich, wer sie sind, wo sie herkommen. Das klingt ein bisschen wie ein Treffen der Anonymen Alkoholiker und manchmal haben Teilnehmende heftige Lebensgeschichten zu berichten. Manche sind Patienten mit bestimmten Beschwerden, andere sind einfach neugierig oder arbeiten in einem Gesundheitsberuf. Wie die anderen Teilnehmenden probierte ich Übungen aller Art aus, von Yoga über Atemübungen zu Übungen, bei denen man den Fokus auf Sinneserfahrungen richtet, zum Beispiel sich auf eine Rosine oder eine Kerze zu konzentrieren. Ich bekam auch Aufgaben wie die folgende mit dem Kieselstein: Du steckst einen Kieselstein in die Hosentasche, ohne ihn anzuschauen. Ab und zu sollst du ihn anfassen. Ich stellte überrascht fest, dass die Virtual-Reality-Maschine in meinem Kopf nur allzu bereit war, buchstäblich eine Geschichte über die Eigenschaften des Steins zu erfinden. Ich begann, mir allerlei Farben und Formen einzubilden, ohne ihn je gesehen zu haben.

Während des Kurses befiel mich manchmal plötzlich ein unbehagliches, zweifelndes Gefühl: »Ich sitze hier als erwachsener Mann und befingere eine Rosine oder einen Stein in meiner Hosentasche.« Als ich diesen Zweifel aber einmal überwunden und beschlossen hatte, mich auf das Spiel einzulassen, entpuppte sich der Kurs als interessant und erfüllend. Ich lernte, dass Achtsamkeit nicht ist, ein Symptom oder eine andere bestimmte Sache in den Fokus zu nehmen, sondern dass es ums Beobachten, Loslassen und Akzeptieren – ohne zu beurteilen – geht. Manchmal war ich voller Skepsis; doch das Ziel ist nicht, unbedingt an »nichts« zu denken, sondern, im Gegenteil, die eigenen Gedanken und Gefühle wahrzunehmen und loszulassen. Das kann in einer zuweilen stressigen Welt, in der Reizüberflutung unsere Kapazität zum Denken und Planen gefährdet, sehr lohnend sein.

Ebendiese Fähigkeit zum Sorgenmachen kann uns auch am Einschlafen hindern, denn auch beim Einschlafen muss man loslassen. Je fester du es versuchst, desto weniger gelingt es. So lernte ich, dass

Achtsamkeit nicht nur eine Übung im »Fallenlassen« ist, sondern auch im Zulassen. Wenn dir beim Meditieren Gedanken in den Sinn kommen, so sei nicht enttäuscht. Beobachte dies einfach, ohne es zu bewerten. Das klingt einfach, ist es aber ganz und gar nicht.

Neben dem MBSR-Kurs nahm ich auch an einigen Meditations-Retreats teil. Falls du glaubst, ein Retreat ist eine Art Urlaubsressort, wirst du enttäuscht sein. Wie Matthieu sagen würde: »Meditation dient nicht der Unterhaltung.« Bei meinem ersten Retreat im Rahmen des Sommerkurses 2014 von Mind & Life Europe entdeckte ich auch Meditationsformen, die mir nicht so lagen, zum Beispiel die Gehmeditation. Ich kam mir völlig lächerlich dabei vor, eine Strecke von wenigen Metern in extrem langsamem Tempo zurückzulegen. Außerdem wurden lange Passagen in Stille verbracht. Meine Partnerin war dabei und es fühlte sich merkwürdig an, nicht mit ihr reden zu können. Auch an den Stil der Mönche mussten wir uns gewöhnen: Gerade noch sprachen sie mit einem, und sobald der Gong geschlagen wurde, verfielen sie plötzlich für eine gewisse Zeit in Stille. Man ist sich dann völlig selbst ausgeliefert.

Ich muss zugeben, dass ich das sehr schwierig fand, aber die Stillezeiten in diesen Retreats sind im Grunde keine Frage der Disziplin. Wenn dein Gehirn in die Stille eingetaucht ist, wirst du nach einer Weile aufmerksamer für dich selbst beim Meditieren oder für deine Umgebung bei einem Spaziergang. Wir wissen, dass die Sinne im Gehirn verschiedene Netzwerke aktivieren. Wenn ein Sinn nicht beteiligt ist, übernehmen die anderen rasch den frei gewordenen Raum im Gehirn. Aus diesem Grund entwickelt ein Mensch, der blind wird, im Laufe der Zeit einen stärkeren Geschmackssinn, ein schärferes Gehör oder einen besseren Tastsinn. Meine Frau und ich konnten das einmal auf ungewöhnliche Art am eigenen Leib erfahren, als wir in Montreal ein von blinden Menschen geführtes Restaurant besuchten. Als wir ankamen, war es fast vollständig dunkel und eine blinde

Person begleitete uns zu unserem Tisch. Tastend nahmen wir Platz. Wir wussten nicht genau, was wir essen würden. Man konnte nur zwischen zwei Menüs wählen: dem abenteuerlichen oder dem vernünftigen. Wir wählten das Abenteuer. Man servierte uns mehrere Gerichte und ich hatte absolut keinen Schimmer, was ich mir in den Mund steckte. Ich konnte kaum identifizieren, ob es Hühnchen war oder Schwein, Tofu oder Fleisch. Sogar beim Wein hatte ich meine Zweifel, ob es nun Rotwein oder Weißwein war. Meine Frau konnte eindeutig besser blind schmecken als ich. Am Ende der Mahlzeit erfuhren wir, was wir uns einverleibt hatten. Der vermeintliche Tofu war in Wirklichkeit Hirn gewesen und natürlich ist es viel mutiger, Hirn zu essen als Tofu.

Trotz der Herausforderungen schmeckte dieses erste Meditations-Retreat durchaus nach mehr. Im Herbst 2018 stellte ich mein Telefon auf Flugmodus und machte mich auf zum Retreat in dem schönen Schloss und tibetischen Tempel Yeunten Ling (was »Garten der Eigenschaften« bedeutet) im belgischen Huy.

Ich hatte im Krankenhaus und im Labor alle informiert, dass ich vier Tage lang ganz und gar weg und unerreichbar sein würde. Schon das ließ mich aufatmen! Das Retreat war eine großartige Erfahrung. Mein Gastgeber Lama Zeupa schien – wie alle anderen buddhistischen Mönche, die ich kennengelernt habe – regelrecht die Inkarnation von Ruhe und Weisheit zu sein. Meine Frau sagt manchmal zum Spaß, für einen Lama sei das Loslassen nicht schwer, schließlich müsse er nie einkaufen, arbeiten gehen und sich um die Kinder kümmern … Nicht nur Lama Zeupas Geist schien in einem Topzustand zu sein, durch jahrelanges intensives CrossFit-Training war auch sein Körper perfekt in Form. Jeder Morgen in Huy begann mit einer Yogasitzung mit Zeupas Schwester Chookela als Coach und einem handfesten veganen Frühstück, gefolgt von einem ordentlichen Waldspaziergang. Danach standen mehrere Meditationssitzungen und Vorträge auf dem Programm. Lama Zeupas Vorträge über buddhistische Philosophie waren ein wahrer Quell der Inspiration.

Es gab stets drei Meditationssitzungen. Dazwischen konnte man kurz die Beine ausstrecken und lockern. Zu Beginn wechselten wir mit gedämpften Stimmen ein paar Worte und stellten ein paar Fragen, doch nach einiger Zeit wurde es in diesen Pausen immer stiller. Man wartete immer auf den Gong, damit man wusste, wann die nächste Sitzung begann, und man wusste vorher nicht, wie lange sie dauern würde, aber wir verbrachten lange Stunden mit Meditation. Es war eine intensive Erfahrung, bei der ich mich gelegentlich fragte, was ich da eigentlich tat.

Ich erinnere mich noch lebhaft an die erste Sitzung. Zum Warmwerden machten wir eine Meditation über zehn Minuten. Das klingt vielleicht lächerlich kurz, aber im halben Lotussitz mit juckender Nase und Schmerzen im Knie fühlte es sich an wie eine Ewigkeit. Zwischen zwei Sitzungen erwähnte ich dem Lama gegenüber, dass meine Knie ziemlich wehtaten. »Fantastisch!«, war seine Antwort. »Nutze das, beobachte den Schmerz … Du bist nicht dein Schmerz.« Wie er es mir riet, nahm ich nun die Art der Schmerzempfindung in meinen Fokus und ich stellte tatsächlich fest, dass sie zwischen intensivem Schmerz und völliger Abwesenheit von Schmerz oszillierte.

Lama Zeupa war ein wundervoller, zuvorkommender und nachsichtiger Leiter. Wir wurden Freunde und ich lud ihn ein (wie Matthieu), Proband in unserem Labor zu sein. Seither bin ich oft in dieses tibetische buddhistische Institut zurückgekehrt.

Später erfuhr ich, dass *Zeupa* »geduldig« heißt – genau die Eigenschaft, die ich bei meinem Meditationslehrer brauchte.

MONOTASKING

Achtsamkeit ist in den letzten Jahren in Mode gekommen. Manchmal hatte ich das Gefühl, dass diese reiche kontemplative Tradition zu Kommerzzwecken zerschreddert wurde und nur eine oberflächliche Version überlebt hat. Das mag zugegebenermaßen übertrieben erscheinen, aber wie bei jedem Gesundheitstrend sind eine gewisse kritische Annäherung und Vorsicht durchaus geboten.

Meditation und Achtsamkeit sind aber nicht nur ein Modephänomen, sondern auch eine Art und Weise des Seins oder eher ein Versuch zu sein. Du musst zum Üben nicht stundenlang auf deiner Matte sitzen. Du kannst beim Kochen oder beim Abwaschen üben. Unendlich viele Übungen stehen zur Verfügung und ich gebe in diesem Buch einen Vorgeschmack auf einige davon.

Möchtest du zum Beispiel die Schönheit einer Landschaft in ganzer Fülle aufnehmen oder ein Gefühl in dem Moment erforschen, in dem du es erlebst, bleibt die Grundidee gleich: Schalte den Autopiloten ab und richte den Fokus auf den gegenwärtigen Moment, das Hier und Jetzt. Wir wollen immer tausend Dinge zugleich tun, anstatt jeweils nur eine einzige Sache zu tun oder auch einmal nichts.

In diesem Zusammenhang hat eine Studie der Universität von Stanford[88] den Beweis geliefert, dass Multitasking ein Mythos ist. Unser Gehirn ist nicht wirklich fähig, mehrere Aufgaben, die alle echte Konzentration erfordern, gleichzeitig auszuführen. Es springt einfach sehr schnell zwischen den Aufgaben hin und her und verbraucht so mehr kognitive Energie. Neue Technologien sind in unserem Alltag allgegenwärtig und sie sind sehr nützlich, doch verschiedene Studien mit begeisterten Nutzern vielfältiger Medien legen dar, dass die Probanden bei Aufgaben schlechtere Leistungen zeigen, die längere und zielgerichtete Aufmerksamkeit erfordern. Besonders ironisch ist, dass sie langsamer darin sind, von einer Aufgabe zur nächsten zu gehen! Um es in Matthieus Worten auf den Punkt zu bringen: »Die Tendenz zum Multitasking schafft lediglich Unordnung in Geist und Gehirn!«

Du glaubst mir oder meinen Stanforder Kollegen nicht? Dann mache bitte einmal das folgende einfache Experiment.

Nimm ein Blatt Papier und ziehe zwei waagerechte Linien.

Auf die erste Zeile schreibst du den Satz: Ich glaube, es ist möglich, mehrere Aufgaben gleichzeitig zu tun.

Auf die zweite Zeile schreibst du die ersten 15 Buchstaben des Alphabets: a, b, c, d, e, f, g, h, i, j, k, l, m, n, o.

Wie viel Zeit hast du dafür gebraucht? Oft sind es ungefähr 20 Sekunden. Jetzt wollen wir ausprobieren, mehrere Dinge zugleich zu machen. Nimm ein Blatt Papier und ziehe zwei waagerechte Linien. Schreibe den ersten Buchstaben des oben stehenden Satzes auf die erste Linie und dann den ersten Buchstaben des Alphabets auf die zweite Linie. Nun den zweiten Buchstaben des Satzes auf die erste Linie und den zweiten Buchstaben des Alphabets auf die zweite. Mache weiter, bis der Satz vollständig ist.

»I c …«

»a b …«

Ganz wahrscheinlich gibst du ziemlich bald auf; ich nehme es dir nicht übel. Der zweite Teil der Übung kostet nicht nur mehr Zeit, er ist auch deutlich schwieriger und läuft ziemlich zäh.

Erfahrungsbericht: Edel Maex

»Es ist möglich, die richtige Balance zu finden zwischen Realitätsflucht einerseits und der Hingabe an Schmerz und Kummer andererseits!«

Mein Kollege und Freund Dr. Edel Maex ist Psychiater, ich hingegen bin Neurologe. Im Kern arbeiten wir beide mit Erkrankungen von Geist und Gehirn und die Psychiatrie ist – zumindest aus meiner Sicht – lediglich ein Unterbereich der Neurologie, den wir noch nicht haben verstehen können. Edel ist ein Pionier auf dem Gebiet des Achtsamkeitstrainings und schrieb mehrere Bestseller zu diesem Thema.[89] Er leitet eine Klinik zur Therapie von stressbedingten Problemen und setzt sich schon seit vielen Jahren dafür ein, bei der Behandlung seiner Patienten Achtsamkeit therapeutisch einzusetzen. Wie du aus dem Gespräch ersehen kannst, ist Edel Maex ein leuchtendes Beispiel für Integrität und Wissen!

Die persönliche Geschichte

»Meditation« ist ein recht schwammiger Begriff. Wenn ich jemanden darüber sprechen höre, frage ich immer nach, was er genau meint. Meditieren kann tatsächlich auf unterschiedliche Art und Weise interpretiert werden. Es ist ein bisschen wie ein Werkzeugkasten, den du nach Belieben bestückst. Ich habe in einer recht schwierigen Phase angefangen zu meditieren. Ich hatte gerade mein Studium abgeschlossen und musste mein Leben voranbringen. Ich versuchte, dem Kummer um eine zerbrochene Beziehung zu entkommen, indem ich mich in neue Beziehungen stürzte. Und die Herausforderungen, die der Beruf des Psychiaters mit sich bringt, spielten auch eine große Rolle. Wie gehe ich mit dem Schmerz von anderen um? Alle Ärzte leiden aufgrund der tagtäglichen Konfrontation mit dem Leid anderer Menschen am posttraumatischen Stresssyndrom. Wie hält man sich in einer emotional schwierigen Periode über Wasser? Meine Strategie bestand darin, alles zu meiden, was mir Sorgen bereitete. Ich brauchte es, nicht an meinen Kummer zu denken. Ich amüsierte mich wie verrückt und es war auch buchstäblich verrückt. Meine Einstellung machte alles nur schlimmer, bis ein Freund mir riet, mich meiner eigenen Traurigkeit zu stellen. Spontan sagte ich zu ihm, ich könne das nicht. Da ich aber mit dem Rücken zur Wand stand, versuchte ich es dennoch, und glücklicherweise war mein Freund immer für mich da.

Zu meiner Überraschung brach ich durch die Konfrontation mit meinem Kummer nicht zusammen. Im Gegenteil: Meinen Emotionen zu begegnen, war eine sehr wichtige Erfahrung. Ich sollte aber dazusagen, dass dies alles geschah, ohne dass ich mich irgendwie mit Achtsamkeit beschäftigte. Kurz darauf kam ich mit einem niederländischen Zen-Lehrer in Kontakt. Seine Botschaft war exakt dieselbe: Ignoriere deine Gefühle nicht, sondern versuche, dich ihnen zu stellen. Für mich war das eine Offenbarung! Es ist möglich, die richtige Balance zu finden zwischen Realitätsflucht einerseits und der Hingabe an Schmerz und Kummer andererseits! Und für mich fand sich diese richtige Balance in der Meditation.

Ich fing in einer Zen-Gruppe mit Meditation an, die sich einmal pro Woche traf. Irgendwann gab es sie nicht mehr, aber ich habe trotzdem weitermeditiert. Im ersten Jahr habe ich nichts zu dem Thema gelesen. Das war erstaunlich, denn normalerweise vertiefe ich mich erst intellektuell in ein Thema, bevor ich damit loslege. Bei der Meditation was es genau andersherum und es war wirklich anregend, in der Lektüre Dinge wiedererkennen zu können, die ich schon selbst erfahren hatte!

Über Buddhismus

Ich habe in einem zen-buddhistischen Kontext angefangen zu meditieren, betrachte mich aber weder als Buddhisten noch als Atheisten. Sogar beim Titel »Lehrer« habe ich meine Zweifel; er hat Konnotationen, mit denen ich mich nicht gut fühle. Ich habe zwar viel über das Thema gelesen und in meiner Bibliothek stehen Hunderte von Büchern über Buddhismus, aber es ist mir schlicht nicht angenehm, als Buddhist bezeichnet zu werden. Die Verschmelzung von Religion und Identität ist kennzeichnend für den Monotheismus und die drei abrahamitischen Religionen aus dem Mittelmeerraum. Sie rührt von der biblischen Vorstellung eines Bundes zwischen Gott und seinem Volk her. In asiatischen Ländern würden sich nur sehr wenige Menschen als Buddhisten identifizieren. Weder Inder noch Chinesen sind mit dieser Verschmelzung von Religion und eigener Identität vertraut. Der Buddhismus interessiert mich sehr und in meiner Arbeit nehme ich oft darauf Bezug, aber ich folge nicht speziell dieser oder jener Tradition. Buddha inspiriert mich als ein heller und pragmatischer Geist. Insofern glaube ich beispielsweise auch nicht an Reinkarnation. Darüber habe ich schon öfter diskutiert. Auch mein Verständnis von Karma ist ein anderes. Die wörtliche Übersetzung von Karma lautet »Einstellung« im Sinne von »sich verhalten«. Buddha sagt, wir sind alle für unser eigenes Verhalten verantwortlich und folglich für dessen Folgen. In diesem Sinne finde ich, dass Karma ein nützliches Konzept ist, aber dass unser gutes Handeln Einfluss auf unser Leben nach dem Tod haben soll, ergibt für mich überhaupt keinen Sinn.

Was mich in der Zen-Tradition ganz besonders anspricht, ist ihr Kernprinzip – der Glaube, dass wir alle das, wonach wir suchen, bereits in uns haben. Wenn ein Achtsamkeitsprogramm in nur acht Wochen zu Ergebnissen führt, dann ist das genau deswegen so, weil die Menschen mit dem arbeiten, was schon in ihnen ist! Sonst könnten diese Programme nicht so schnell und effektiv wirken. Menschen erlernen die Achtsamkeit im Grunde nicht, sondern sie lernen, sie wiederzuerkennen. Sie lernen also nicht etwas Neues, sondern sie lernen, etwas wiederzuerkennen, was schon in jedem Einzelnen von ihnen existiert.

Retreats

Als ich anfing zu meditieren, bin ich nicht besonders gern zu Retreats gegangen. Ich fand, dass das alles etwas zu viel des Guten war. Aber im Laufe der Zeit bekam ich allmählich ein Bedürfnis danach. Als meine Kinder klein waren, waren meine Retreats auf wenige Tage begrenzt, weil ich sie nicht lange allein lassen wollte. Heute organisiere ich mehrere Retreats im Jahr für mich. Es ist wichtig, ihnen Zeit widmen zu können. Im Allgemeinen wähle ich Retreats, die mindestens drei Tage dauern, zwei Tage finde ich persönlich zu kurz. Die formale Übung besteht aus Sitz- und Gehmeditation in völliger Stille. Ich habe einmal an einem strengen und disziplinierten Retreat teilgenommen, das sieben Tage dauerte, aber ich merkte, dass diese Strenge wenig erbrachte. Bis zu einem gewissen Maß war sie kontraproduktiv und Meditation drohte, etwas zu werden, was sie nicht ist. Anstrengung gibt immer einen Kick. Wenn man einen Marathon läuft oder den Gipfel des Mount Everest erreicht, setzt dies einen Adrenalinschub frei. Nach einem anstrengenden Retreat fühlt man sich ähnlich, aber man entfernt sich dabei vom Kern dessen, worum es beim Retreat geht.

Ost und West

Ich reise gern und bin oft in asiatischen Ländern gewesen. Aber das meiste, was ich über Meditation weiß, habe ich in Europa gelernt. In Asien erlebt man oft, dass buddhistische Rituale von Weihrauchstäbchen und Karten nur so strotzen, doch das heißt nicht, dass die Menschen viel meditieren. Ich habe in diesen Ländern tatsächlich recht wenig davon gefunden, was das Wesen der Meditation für mich ausmacht.

Im letzten Sommer hatte ich eine sehr interessante Unterhaltung zu diesem Thema mit einer Frau, die ich in Kathmandu traf. Sie hatte einen Europäer geheiratet und eine internationale berufliche Laufbahn hinter sich. Ihre Jugend war von buddhistischen Ritualen, Tempeln und Festivals geprägt, aber sie hatte nie wirklich zwischen Hinduismus und Buddhismus unterschieden. Erst kurz zuvor hatte sie die Theorie entdeckt, die den Ritualen zugrunde lag. Seltsamerweise beginnen wir im Westen immer damit, die Theorie zu studieren, bevor wir den Rest entdecken. Ich habe auch nach und nach entdeckt, dass Zen-Übungen nicht homogen sind und dass Meditation in gewissen buddhistischen Traditionen ein wesentliches Element ist, in anderen aber weniger. Es heißt, Achtsamkeit sei eine christliche Praktik. In gewisser Weise ist das nicht wirklich falsch, aber es ist auch eine buddhistische Praktik. Grundsätzlich ist Meditation nicht an eine Religion geknüpft.

Achtsamkeit als Therapie

Nachdem ich ungefähr zehn Jahre meditiert hatte, begann ich darüber nachzudenken, wie Achtsamkeit und Meditation in meine Arbeit als Psychiater einfließen könnten. Beide hatten mir geholfen und ich konnte nun meinerseits anderen helfen, indem ich sie ihnen nahebrachte. Oft sah ich Patienten in schmerzlichen Konflikten, in ihrem Kummer verloren und sich selbst als Feind betrachtend. Eines der größten Probleme unserer heutigen Kultur ist, dass Menschen daran leiden, überhaupt kein Selbstwertgefühl zu haben, und die Gewalt, mit der sie konfrontiert werden, verinnerlichen. Deswegen wollte ich Meditation unterrichten, auch wenn ich keine Ahnung hatte, wie ich das am besten angehen sollte. In der Zeit entdeckte ich, dass Jon Kabat-Zinn, Gründer der Stress Reduction Clinic an der Universität Massachusetts, ein ähnliches Programm zur Stressreduzierung entwickelt hatte, das auf Achtsamkeit basierte (MBSR). Es gab damals keine formale Ausbildung, daher wandte ich mich direkt an ihn und er empfahl mir, meine letzten zehn Jahre der persönlichen Meditationserfahrung zu nutzen.

Im Jahr 2005 schrieb ich *Mindfulness: Der achtsame Weg durch die Turbulenzen des Lebens* (auf Deutsch 2008 erschienen), mein erstes

Buch über dieses Thema. Es basierte auf den Notizen aus meinen Sitzungen. Ich hatte zunächst Vorbehalte, sie zu veröffentlichen, denn ich hatte sie nicht zu diesem Zweck gemacht, aber letztlich wurden über 100 000 Exemplare des Buchs verkauft. Heutzutage verkaufen sich nur Kochbücher in dieser Größenordnung!

Derzeit bin ich Direktor einer Klinik für stressbedingte Probleme in Antwerpen und alles, was wir unternehmen, ist mit Achtsamkeit verknüpft. Ich biete ein achtwöchiges, von MBSR inspiriertes Programm an; bis heute habe ich es 280-mal durchgeführt. Es hat mit der Zeit seine jetzige Form bekommen, aber im Grunde schöpfe ich noch immer aus dem, was ich in den ersten Sitzungen mit meiner Zen-Gruppe lernte. Das Acht-Wochen-Programm hat sich als erfolgreich erwiesen, doch acht Wochen sind keine goldene Regel, denn strikte Normen zählen zu den Fallstricken, die Achtsamkeit zu vermeiden sucht. Was wirklich Vorrang hat, ist die Qualität der Aufmerksamkeit, und viele Strukturen können genutzt werden, um diese Qualität zu erreichen. Ich benutze oft die Metapher des Schwimmenlernens. Die meisten von uns können schwimmen, auch wenn wir nie Schwimmunterricht hatten. Ein Mensch schwimmt von Natur aus auf, denn man müsste die Lungen leer machen, um unterzutauchen. Daher muss man beim Schwimmenlernen als Erstes verstehen, dass der menschliche Körper aufschwimmt. So etwas meine ich, wenn ich sage, die Fähigkeit ist schon in uns (Buddhisten würden sagen, wir haben Buddha schon in uns). Der erste Schritt ist also, Vertrauen zu haben, dass wir an der Oberfläche treiben, damit wir nicht in Panik geraten, sobald wir im Wasser sind. Beim zweiten Schritt lernen wir, wie man vorwärtskommt. Mehr muss man nicht wissen. Natürlich kann man für die Olympischen Spiele trainieren, wenn man das möchte, aber es ist nicht wirklich notwendig, wenn man einfach schwimmen lernen will … Genauso gibt es mehrere Möglichkeiten zu lernen, wie man die Aufmerksamkeit fördert. Ich habe nie mit Apps gearbeitet, aber ich habe viel Gutes über Headspace gehört.

Medikamente, Achtsamkeit und Psychotherapie

Psychiatern stehen mehrere Werkzeuge zur Verfügung, um ihren Patienten zu helfen: Medikamente, Achtsamkeit und Psychotherapie. Auf die Gefahr hin, zu vereinfachen: Medikamente stoppen im Wesentlichen die Entwicklung der Krankheit und können folglich zuweilen nützlich sein, aber ich verschreibe heute sehr selten welche. Nicht, dass ich prinzipiell dagegen wäre, aber ich verschreibe sie nicht. Wenn Antidepressiva notwendig sind, bitte ich die Patienten, mit ihren Hausärzten zu sprechen. Psychotherapie ist dafür da, den Dingen einen Sinn zu geben, die den Patienten widerfahren sind, und die Wurzeln ihrer Leiden zu erkunden. Bei Achtsamkeit oder Meditation aber geht es weder um die Geschichte noch um die Unterdrückung von Symptomen; es geht um den Umgang mit dem, was gerade stattfindet. Achtsamkeit ist meiner Meinung nach eine »Superspezialisierung« geworden, doch die drei Behandlungsmethoden schließen einander nicht aus und für viele Patienten war eine Kombination aus allen dreien sehr hilfreich.

Die Patienten, mit denen ich arbeite, haben sehr unterschiedliche Krankheitsbilder. Manche leiden unter Depression, Burn-out, Angstzuständen oder chronischer Erschöpfung. Ich behandele keine Patienten mit extremen psychiatrischen Störungen, denn dies würde in der Tat einen sehr viel spezialisierteren Ansatz erfordern, besonders wenn man es mit Psychosen zu tun hat. Prof. Paul Chadwick aus dem Vereinigten Königreich ist ein Spezialist für diese Fälle. Zu mir kommen keine psychotischen und schizophrenen Patienten, aber im Prinzip ist es möglich, Formen der Achtsamkeit auch in deren Behandlung zu integrieren, solange es im geeigneten Kontext geschieht. Andere Menschen, die an Stress leiden, aber keine dadurch bedingte Krankheit entwickelt haben, kommen oft aus reiner Neugier zu uns. An der Qualität der Aufmerksamkeit zu arbeiten, ist bei jeglicher Behandlung immer sinnvoll, für manche ist jedoch das klassische achtwöchige Programm zu lang und bisweilen kann es sich schlicht als zu schwierig erweisen, jeden Tag zu üben.

Medizin, Forschung und Achtsamkeit

Ich forsche nicht zur Achtsamkeit, aber ich glaube, wir müssen diese Richtung verfolgen und wir brauchen mehr Forscher, die es mit Herzblut tun. An der Universität Antwerpen haben Medizinstudenten zu ihrem Glück vom ersten bis zum sechsten Jahr Achtsamkeitskurse. Sie werden zum Beispiel mit der Drei-Minuten-Atemraumübung vertraut gemacht, die sie als sehr nützlich empfinden. Kürzlich haben wir Ron Epstein eingeladen, eine Vorlesung an der Universität zu halten. Dieser Allgemeinmediziner, überzeugter Anhänger der Zen-Meditation, hat das Buch *Attending*[90] geschrieben. Ich kann es allen Ärzten und Medizinstudenten nur empfehlen. Das Buch hat einen pragmatischen Ansatz und bringt zahlreiche alltägliche Situationen zur Sprache, zum Beispiel, dass ein Patient zur Tür hereinkommt und man nicht weiß, was man ihm sagen soll …

Achtsamkeit und transzendentale Meditation

Transzendentale Meditation unterscheidet sich komplett von Achtsamkeit, wie ich sie praktiziere. Bei dieser Art der Meditation muss man sich aus der Realität um sich herum zurückziehen, und zwar mithilfe von Mantras (die es auch im Buddhismus gibt). Das mag manchem seltsam vorkommen, aber es ist eine reine Entspannungstechnik. Umgekehrt ist das Wesentliche bei Achtsamkeit oder im Zen, dass man sich nicht von der Realität zurückzieht, sondern die ganze Aufmerksamkeit auf sie fokussiert. Achtsamkeit macht die Dinge auf andere Art und Weise. Es sind einfach zwei verschiedene Konzepte. Es ist ein bisschen wie Volleyball und Fußball – sie schließen einander nicht aus, aber man kann nicht beides gleichzeitig spielen. Das Gleiche gilt für Yoga. Manche Menschen wollen sich durch

Yoga mit ihrem Körper verbinden, andere etwas für ihren Körper tun und wieder andere praktizieren Yoga zur Entspannung. Das sind drei Techniken mit je einem eigenen Ziel und eigener Interpretation.

Unterrichten und Qualitätskontrolle

Es gibt keine offizielle oder akkreditierte Ausbildung für das achtwöchige Programm und das Schulungsangebot ist sehr vielfältig. Folglich ist es schwierig, die Qualität zu kontrollieren. Als Vorsitzender eines Verbandes von Achtsamkeitslehrern versuche ich, etwas Ordnung hineinzubringen – zugegebenermaßen mit wechselndem Erfolg. Die Qualität von Meditationsunterricht und Lehrenden kann problematisch sein. Heutzutage kann jeder behaupten, Therapeut zu sein, und ich bin derzeit nicht in der Lage, sofort ein spezifisches Schulungsprogramm anzubieten, mit dem man Meditationslehrer wird. Ich persönlich lege zwei informelle Kriterien an: Professionalität und Erfahrung. Zur Professionalität: Ich habe zu viele depressive Patienten gesehen, die bei Lehrern ohne medizinischen oder psychologischen Hintergrund Unterricht in Achtsamkeit hatten! Erfahrung ist auch von größter Bedeutung, man bringt schließlich niemandem das Skifahren bei, wenn man sich selbst nur gerade so auf den Brettern hält.

9

Liebende-Güte-Meditation

»Wenige von uns bereuen all die Jahre, die sie einer abgeschlossenen Ausbildung oder dem Erwerb einer wichtigen Fertigkeit gewidmet haben. Warum sollte jemand also darüber klagen, dass es Ausdauer braucht, um ein ausgeglichener und mitfühlender Mensch zu werden?«

Matthieu Ricard

Eines Abends sprach ein alter Indianerhäuptling mit seinem jungen Enkel über den inneren Kampf, der sich in allen menschlichen Wesen abspielt.

»Mein lieber Enkel, im Herzen eines jeden menschlichen Wesens sind zwei Wölfe, die einander ständig bekämpfen. Der erste Wolf verkörpert das Böse. Er trägt all unsere zornigen, eifersüchtigen, traurigen, neidischen, arroganten und verbitterten Gefühle … Der andere Wolf ist die Verkörperung der Güte. Er ist voller Freude, Freundschaft, Trost, Liebe, Hoffnung, Ruhe, Verständnis und Mitgefühl.«

Der Enkel dachte darüber nach und fragte schließlich: »Und welcher Wolf gewinnt am Ende, Großvater?«

Der alte Mann antwortete nur: »Der, den du am meisten gefüttert hast.«

Meine kanadische Ehefrau stammt von den indigenen Stämmen der Abenaki ab. Die Abenaki waren ein tief religiöses Volk. Die Erde bezeichneten sie als ihre Großmutter und vertraten die Auffassung, dass alle Tiere und natürlichen Dinge wie Felsen und Bäume einen individuellen Geist besäßen. Meine Frau betont immer, dass wir jeden Tag die Möglichkeit bekommen, zwischen Gut und Böse zu wählen, und erzählt unseren Kindern diese schöne Geschichte von den beiden Wölfen, die in unserem Herzen zusammenleben. Es ist tatsächlich so, dass du den guten Wolf füttern kannst, indem du eine bestimmte Form der Meditation praktizierst, die Liebende-Güte-Meditation. Es ist die Lieblingsform meines Freundes Matthieu.

Die meisten Meditationstechniken wie die Atem- oder die Achtsamkeitsmeditation konzentrieren sich hauptsächlich auf das Entwickeln des Geistes und der Bewusstseinszustände. Die Liebende-Güte-Meditation ist zudem eine Technik, die die Entwicklung altruistischer Eigenschaften wie Mitgefühl, Verständnis, Liebe und Freundschaft fördert. Sie hat zum Ziel, diese Gefühle sowohl sich selbst als auch anderen gegenüber zu verstärken – gegenüber deinen Lieben, Freunden, Feinden und Fremden. Diese Technik rührt von der buddhistischen Tradition her und wird manchmal »Metta« genannt (was »positive Energie« und »Güte anderen gegenüber« bedeutet). Sie ist sehr vielseitig und wir alle können sie auf uns anpassen und anwenden, ungeachtet unserer Überzeugungen oder unseres Glaubens. Liebe ist universell.

Die Liebende-Güte-Meditation ist viel mehr als das Kultivieren von Wohlwollen. Sie hilft uns, auf die Bedürfnisse anderer zu achten, erschafft wahres Mitgefühl mit anderen und den aufrichtigen Wunsch, deren Leid zu lindern. Um ein solch tiefes Gefühl des Mitgefühls zu erreichen, muss man sich beim Meditieren öffnen, sodass man auch spüren kann, was andere um uns herum fühlen. Im Fokus der Liebende-Güte-Meditation stehen also Altruismus und Selbstlosigkeit. Du lernst, mit anderen Worten, wie du dich ernsthaft um jemanden kümmerst und diese Person ohne jegliche Form des Eigennutzes liebst. Erwiesenermaßen geht diese Übung weit über das Spirituelle hinaus und Studien haben gezeigt, dass die Liebende-Güte-Meditation Angehörigen von Gesundheitsberufen und Lehrern, die oft mit dem Schmerz anderer konfrontiert sind, helfen könnte, emotionalem Burnout vorzubeugen. Der Mehrwert von Meditationsübungen wurde auch während der COVID-19-Pandemie untersucht.[91]

EMPATHIEBASIERTER STRESS UND MITGEFÜHL IM LABOR

Empathie ist eine grundlegende Tatsache des Lebens, eine wesentliche Eigenschaft, die man braucht, damit das soziale Leben gelingt. Studien haben gezeigt, wie Empathie unsere Entscheidungen erheblich beeinflusst. In einer davon waren die Teilnehmenden aufgefordert, für eine Person Empathie zu zeigen, die schmerzhafte Elektroschocks erhielt.[92] Die Teilnehmenden waren bereit, selbst Elektroschocks zu bekommen und das Leiden der betreffenden Person zu verringern. Empathie kann jedoch auch Stress verursachen, denn sich in die negativen Gefühle anderer hineinzuversetzen, kann zu emotionaler Erschöpfung und sogar Hoffnungslosigkeit führen, sodass man anfällig wird für Formen von Stress oder Burn-out. Leider ist dies ein Phänomen, das oft bei Ärzten, Pflegekräften und Angehörigen anderer Gesundheitsberufe beobachtet wird. Am Max-Planck-Institut wurde untersucht, inwieweit Liebende-Güte-Meditation den negativen Auswirkungen der Empathie abhelfen kann.

Empathie und Mitgefühl sind verschiedene mentale Zustände. Die Bedeutung des Mitgefühls ist von amerikanischen Ureinwohnern, Buddhisten, Psychologen und Neurologen gleichermaßen nachgewiesen worden. Meine Kollegin und Freundin Tania Singer, derzeit Leiterin des Labors für Soziale Neurowissenschaften in Berlin und sehr aktiv bei Mind & Life Europe, definiert Empathie als einen affektiven Zustand, der dem affektiven Zustand einer anderen Person ähnelt und sich in dem Moment einstellt, in dem man diese andere Person beobachtet oder in dem die betreffende Situation von dieser anderen Person dargestellt wird.[93] Sie beschreibt Mitgefühl (englisch: *compassion*) als den altruistischen Willen, zugunsten einer leidenden Person einzuschreiten, also zu helfen.

Lass mich vor dem Hintergrund dieser Definition den Unterschied zwischen Empathie und Mitgefühl an einem Beispiel verdeutlichen. Stelle dir vor, dein Reisegefährte hat fürchterliche Flugangst. Wenn du neben ihm sitzt und dir Sorgen um ihn machst und seine Angst teilst, dann ist das, was du erlebst, Empathie. Dies könnte ähnliche Angst- und Erschöpfungszustände bei dir hervorrufen. Wenn du dir aber um ihn Sorgen machst und seine Hand hältst, um seine Angst zu lindern, dann handelt es sich bei deiner Empfindung um Mitgefühl.

Was geschah nun während der Studie? Eine Gruppe absolvierte ein Trainingsprogramm in Empathie, die andere in Mitgefühl. Beide Gruppen mussten Videos ansehen, in denen andere Menschen litten. Das Empathietraining steigerte die negativen Gefühle und ging mit einer Aktivierung der Hirnregionen einher, die mit Empathie verbunden sind, also der vorderen Insula. Im Gegensatz dazu wirkte das Mitgefühlstraining den negativen Gefühlen entgegen und verstärkte positive Gefühle, indem es das Hirnnetzwerk aktivierte, das das ventrale Striatum, den anterioren cingulären Kortex und den orbitofrontalen Kortex umfasst. Daraus ließe sich schließen, dass Mitgefühlstraining eine Strategie zur Überwindung des durch Empathie verursachten Stresses sein und somit die psychische Belastbarkeit erhöhen könnte.

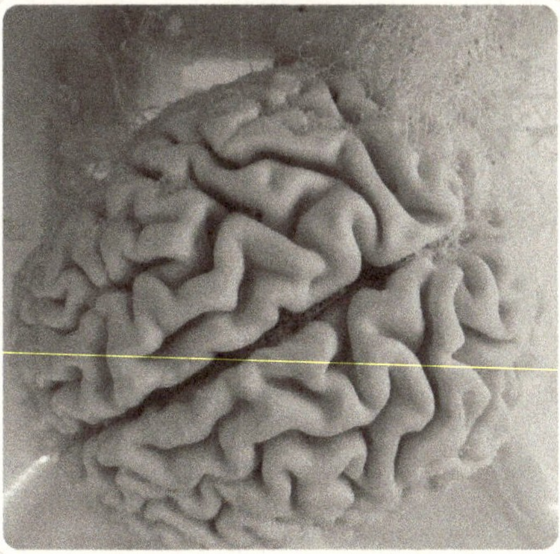

»Meditation ist Fitness fürs Gehirn!«

Dieses Bild zeigt Matthieu Ricards athletisches Gehirn, vermessen und dreidimensional ausgedruckt.[94] Sein Gehirn ist größer als das Durchschnittsgehirn, sogar unter Berücksichtigung der Faktoren Alter, Körpergewicht, Schädelumfang und Geschlecht. Mit dem Älterwerden wird das Volumen des Gehirns nach und nach kleiner. Dieser Prozess beginnt im Alter von etwa 45 Jahren und, ja, ich gebe es zu, ich habe dieses Stadium erreicht! Ab 85 Jahren hat ein Mensch normalerweise ungefähr zehn Prozent des Gehirnvolumens verloren, verglichen mit dem Höchstwert, den er mit 19 Jahren erreicht hatte; dann wiegt das Gehirn etwa 1,45 Kilogramm. Unter Berücksichtigung all dieser Parameter haben wir festgestellt, dass Matthieu Ricards Gehirn etwa sieben Prozent größer ist als das durchschnittliche Gehirn bei Männern über 70 Jahren. Faktisch sind das etwa 100 Gramm zusätzliche Gehirnmasse. Ziemlich beeindruckend, oder? Wenn wir die spezifischen Hirnstrukturen betrachten, auf die Meditation sich positiv auswirkt – zum Beispiel den Hippocampus, ein Schlüsselorgan für das Gedächtnis –, dann steht Matthieu besser da als seine Altersgenossen, denn sein Gehirn hat ein sieben Prozent größeres Volumen. Als ich ihm die Ergebnisse zeigte, lachte er und scherzte: »Auf diese Art kann ich ja noch mehr Albernheiten abspeichern!«

Mehrere wissenschaftliche Studien haben gezeigt, dass Meditationsübungen bei Älteren das Hirnvolumen und die Verbindungen zwischen den Hirnregionen (siehe ab Seite 65) sowie die Durchblutung des Gehirns steigern kann. Und was noch wichtiger ist: Ältere Probandinnen und Probanden, die mit dem Meditieren beginnen, berichten, dass sie sich weniger gestresst fühlen und eine bessere Lebensqualität genießen. Einige laufende Studien versuchen zu klären, ob Meditation und das durch sie aktivierte Netzwerk als ergänzende Behandlung für Menschen mit Demenzrisiko genutzt werden kann.[95] Zur Vorbeugung meditiere ich bereits … Und Matthieu Ricard habe ich den 3-D-Ausdruck seines Gehirns geschenkt.

LIEBENDE-GÜTE-MEDITATION PRAKTIZIEREN

Bei der Liebende-Güte-Meditation wird ein Gefühl der bedingungslosen Liebe zu und des Mitgefühls mit sich selbst und anderen kultiviert, zum Beispiel durch Wiederholung eines wohlwollenden Satzes wie »Mögen alle Menschen auf der Erde zufrieden sein und Sicherheit finde«.

Dass dies wirklich zu einem größeren Mitgefühl und einer größeren Fähigkeit führt, liebevoll mit Menschen umzugehen, ist nicht bloß so dahergesagt. Als wir Matthieu baten, in unserem Scanner im Labor Liebende-Güte-Meditation zu praktizieren, konnten wir tatsächlich Veränderungen in seiner Hirnaktivität sehen.

Das »Mitgefühl-Hirnnetzwerk«, das bekanntermaßen eine wichtige Rolle bei Gefühlen wie Liebe spielt, ist aktiver, wenn diese Form der Meditation ausgeübt wird. Dies deutet auf eine größere Fähigkeit hin, mit anderen mitzufühlen, ohne aber selbst von Gefühlen überwältigt zu werden. Außerdem haben wir auch eine erhöhte Aktivität in den Hirnregionen ausgemacht, die für die Fähigkeit zuständig sind, sich in die Lage eines anderen zu versetzen, dessen Gefühle und seine Sicht auf die Dinge zu teilen. In diesen Studien fanden die Forscher auch Nachweise dafür, dass gesteigertes Mitgefühl nicht nur positive Auswirkungen für diejenigen hat, denen das Mitgefühl direkt galt, sondern dass es auch der (mitfühlenden) Person selbst ausgesprochen wohltat, auch wenn die Forscher dies gar nicht erwartet hatten. Wer mehr Mitgefühl empfinden kann, erleidet ganz allgemein weniger negative Gefühle und weist eine größere Aktivität in den Hirnbereichen auf, die positive Gefühle erzeugen. Wenn man Güte zeigt, ist man tatsächlich glücklicher. Dies kommt allen Seiten zugute und könnte der Grund sein, weswegen der Journalist Matthieu als »glücklichsten Menschen der Welt« bezeichnet hat.

Ein Beispiel: Wir können uns vorstellen (und ich erlebe das in meiner Klinikpraxis oft), wie schwer es ist, wenn ein geliebter Mensch nach einem Verkehrsunfall wegen einer ernsthaften Hirnverletzung im Krankenhaus ist. Das ist natürlich sowohl für den Patienten als auch für die Angehörigen furchtbar schwierig. Als Arzt habe ich bemerkt, dass der Angehörige, der am Bett sitzt, um dem geliebten Menschen Mut und Trost zu spenden, weniger unter negativen Gefühlen wie Angst und Stress leidet als derjenige, der nervös auf den Krankenhausfluren oder auf der Intensivstation hin und her marschiert. Gefühle der Liebe und des Trosts helfen nicht nur dem Patienten, sondern auch der Familie, emotionalen Stress abzuwehren.

Natürlich erwartet niemand, dass du in die Fußstapfen von Matthieu Ricard oder eines anderen erfahrenen Meditierenden trittst. Liebende-Güte-Meditation erfordert eine ganze Menge Zeit und Übung, und was mich betrifft, ist es nichts, das mir naheliegt oder das meiner Natur entspricht. Es ist nichts Falsches daran, Gefühle zu haben. Wir sind keine Roboter und wir alle können Groll, Ärger oder Neid empfinden. Manchmal weinen wir, hauen mit der Faust auf den Tisch oder hupen, wenn wir im Verkehr stecken bleiben, ohne wirklich darüber nachzudenken. Das kommt vor. Sich zu entscheiden, daran zu arbeiten, ist ein großer – und schwieriger – Schritt. Ich helfe dir mit ein paar Tipps und Tricks dabei, diese besondere Form der Meditation in Angriff zu nehmen, die wirklich etwas für Fortgeschrittene ist.

Liebende-Güte-Meditation ist gleichbedeutend mit bedingungsloser Liebe. Das Ziel besteht bei dieser Meditationsform darin, nicht zwischen denen zu unterscheiden, die deine Botschaften der Liebe, des Glücks und der Empathie verdienen, und denen, die sie nicht verdienen. Deine Güte sollte sich folglich nicht nur an deine Lieben und deine Freunde richten, sondern sich auf alle Menschen auf der ganzen Welt erstrecken. Du solltest die Liebende-Güte-Meditation praktizieren, ohne im Gegenzug etwas dafür zu erwarten. Das ist der Deal: Du gibst allen Menschen reine, bedingungslose und altruistische Liebe.

Ich höre schon deine Vorbehalte. Das ist ja wohl nicht sehr realistisch? Nun, natürlich sollst du nicht über Nacht für jeden Hans und Franz Liebe empfinden. Deswegen entfaltet sich die Liebende-Güte-Meditation im Allgemeinen in mehreren Schritten. Du musst lernen, wie du nach und nach wärmere Gefühle in dir wachrufst. Zuerst sollten diese warmen Gefühle dir selbst gelten, dann deinen Lieben, dann neutralen Menschen und dann denen, für die man diese Gefühle schwerer entwickelt, und zum Schluss allen in der Welt. Damit es klappt, kannst du während der Meditation Liebesbotschaften wiederholen. Und so funktioniert es:

Suche dir einen Platz, an dem du bequem sitzt und wo du dich wohlfühlst, zum Beispiel in einer Umgebung, die positive Gefühle in dir auslöst. Wähle eine für dich angenehme Position, in der du so friedvoll wie möglich sein kannst. Wenn du diese Position gefunden hast, konzentriere deine Aufmerksamkeit auf die Mitte deines Brustkorbs und visualisiere dein Herz als Symbol der Liebe.

Nun atme tief ein und tief aus, als würde dein Atem in dieser Meditationssitzung aus deinem Herzen kommen. Während du ruhig ein- und ausatmest, stellst du dir vor, dass dein Geist und dein Herz weicher und wärmer werden bei den Gedanken der Liebe, die dir selbst gelten. Wenn du eine mentale Blockade spürst oder selbstkritische und negative Gedanken dominant werden, so richte deine Aufmerksamkeit wieder auf die positiven Gefühle und lass andere Gedanken ziehen. Um diese liebende Güte zu spüren, könntest du aus einer Vielzahl traditioneller Liebesbotschaften wählen oder sie in deine eigenen Worte fassen wie zum Beispiel: »Ich bin achtsam und gütig!«

Nun denkst du an die Person, die solche Gefühle der reinen und bedingungslosen Liebe, der warmen Freundschaft, der Liebe, die keine Gegenleistung erwartet, am meisten hervorruft. Die erste Person, die einem einfällt, ist meistens ein Mentor, ein Wohltäter oder eine ältere Person. Es könnte ein Eltern- oder Großelternteil sein, eine Lehrerin – jemand, für den oder die man natürlicherweise Achtung empfindet und der oder die dich sofort fürsorglich stimmt. Es kann auch ein Baby sein, das du liebst, oder ein Haustier, das du ins Herz geschlossen hast – was auch immer für dich am besten funktioniert.

Wiederhole folgenden Satz und denke dabei an diese Person: »Möge sie/er beschützt und sicher sein!« Wenn du eine starke, bedingungslose Liebe für diesen Wohltäter empfunden hast, gehst du zu einem guten Freund, einer guten Freundin über und wiederholst den Satz noch einmal. Und vergiss nicht, weiter aus der Tiefe deines Herzens ein- und auszuatmen! Dann wählst du eine neutrale Person aus, bei der du weder positive noch negative Gefühle hast. Das Wiederholen dieses Satzes wird dir erlauben, Zuneigung und Wohlwollen zu dir selbst zu empfinden, was deinem eigenen Wohlbefinden zugutekommt. Nun wählst du jemanden, zu dem du ein angespannteres Verhältnis hast, dem gegenüber du Groll empfindest und feindselige Gefühle hegst. Wiederhole denselben Satz für diese Person. Wenn dir das zu schwerfällt, könntest du sagen: »Was mich betrifft, möchte ich, dass du …«

Wenn du wiederum Groll spürst, richte deine Aufmerksamkeit auf den Wohltäter und lass dich von einem Gefühl der gütigen Freundschaft durchdringen. Kehre dann zu der Person zurück, mit der du eine problematische Beziehung hast. Lass den Satz deinen Körper, deinen Geist und dein Herz durchdringen. Danach lässt du deine liebende Güte auf alle Menschen übergehen.

»Mögen alle Menschen heil und gesund, heiter und glücklich sein … Möge alles, was atmet, heil und gesund, heiter und glücklich sein … Mögen alle Individuen heil und gesund, heiter und glücklich sein … Mögen alle lebenden Menschen …« Mögen all diese Sätze Quell der Inspiration für deine liebende Güte sein! Lass deiner Fantasie bei diesen Sätzen freien Lauf und mögest du die Herzen aller Lebensformen auf der Erde berühren, bedingungslos und alle einschließend. Konzentriere dich auf alle Wesen, bis du ein Gefühl der tiefen Verbundenheit mit allen Formen des Lebens fühlst, mit der ganzen Natur, mit dem ganzen Universum.

Erfahrungsbericht: Jules Evans

»Fehlt es mir, wenn ich es lasse? Ja, ich glaube, der Tag ist besser mit Meditation und eine gute Meditation ist ein großartiger Start in den Tag.«

Jules Evans beschreibt sich selbst als »praktischen Philosophen« und will Menschen helfen, weniger zu leiden, und sie mehr aufblühen lassen. Er erforscht Vorstellungen aus unterschiedlichen Zeiten und Kulturen, erprobt sie dann in seinem eigenen Leben und erzählt anderen durch seine Bücher – sein neuestes hat den Titel Breaking open: Finding a Way Through Spiritual Emergency –, *Kurse, Veranstaltungen und über seine Website von seinen Erfahrungen. Ich hoffe, dass du mir zustimmst: Seine Geschichte ist faszinierend.*

Bewusstseinserweiternde Experimente

Die Geschichte beginnt im Grunde damit, dass meine Freunde und ich als Teenager in London viele psychedelische Drogen nahmen und ziemlich high wurden. In gewisser Weise war es sehr aufregend, aber wir waren ziemlich durch den Wind. Wir gingen in höchst veränderte Bewusstseinszustände, als wir 16 oder 17 Jahre alt waren. Ich glaube, wir sahen es als ein Übergangsritual – »Hey, schaut mal, wie knallhart wir sind. Wir können völlig außer uns sein und es geht uns super!« –, aber dann bekamen einige meiner Freunde diverse Probleme, von Gefängnisstrafen bis zur Überdosis, und ich hatte einige schlechte LSD-Trips. Ich hatte einen schlimmen LSD-Trip, habe aber weitergemacht und hatte noch einen, und der war ziemlich gruselig. Ich war sehr paranoid und ich glaube, diese Erfahrungen waren so traumatisch, weil ich mit niemandem darüber sprach. Ich konnte mich emotional und verbal nicht mitteilen, also machte ich zu.

Als Engländer ist man darauf trainiert, alles für sich zu behalten, und ich war während der ganzen Unizeit – ich habe in Oxford

Englisch studiert – innerlich in schlechter Verfassung. Erstaunlicherweise wussten meine Mitbewohner gar nicht, dass ich dies alles durchmachte. Das ist die englische Art! Ich wusste, dass etwas falsch lief. Ich wusste, meine Persönlichkeit hatte sich ziemlich verändert. Ich war viel neurotischer, ängstlicher, grüblerischer als früher. Ich bekam Panikattacken. Ich wusste jedoch nicht, was das war; ich wusste nur, dass ich auf normale soziale Situationen übertrieben stark, sehr merkwürdig und phobisch reagierte und ich eine Dissoziation meines Selbst erlebte. Heute kann ich diese Zustände mit verständlichen Begriffen beschreiben, aber damals dachte ich: »Werde ich jetzt verrückt? Und bleibt das so?« Das war meine große Angst, mit 19 Jahren, zusätzlich zu meinen Ambitionen und sozialen Erwartungen: Habe ich mir bleibende Schäden zugefügt?

Heilungsversuche

Als ich in Oxford war, versuchte ich, gesund zu werden. Ich erinnere mich nicht daran, dass die Uni mir eine Therapie angeboten hätte, aber ich bin zu einer Meditationseinrichtung gegangen. Ich hatte in der Schule Buddhas Schriften gelesen und auch ein bisschen über Taoismus und Stoizismus, und es hörte sich toll an für mich. Ich weiß noch, dass ich mit 17 dachte: »Ich werde in der Welt richtig erfolgreich sein und dann entsage ich allem und werde Mönch.« Ich hatte die romantische Vorstellung, ein weiser Taoist zu sein; deswegen besuchte ich eine Shambhala-Meditationsgruppe und versuchte dort, zu meditieren, aber es sprach mich nicht an. Jeder Satz begann mit: »Wie Chögyam Trungpa Rinpoche sagt …« Das kam mir zu sehr wie eine Art Kult vor.

Heute gibt es in Oxford natürlich ein richtiges Programm in Achtsamkeit für Gesundheit und Wohlbefinden und ein entsprechendes Zentrum. Wenn man aber damals meditieren wollte, musste man fortgeschrittenen Buddhismus machen. Dabei ging es hauptsächlich darum, über das Selbst hinauszugehen, und ich war in einer Einrichtung, die nicht gut genug war für diese Art von fortgeschrittenem Buddhismus. Ich war aus dem Gleichgewicht, deswegen dachte ich: »Okay, wenn ich genug meditiere, fühle ich keinen Schmerz und ich werde völlig ruhig.« Die Ruhe währte ungefähr noch eine Stunde, wenn ich den Meditationsort verlassen hatte, dann reizte mich irgendetwas und ich hatte wieder Angst.

Ich habe es durch die Unizeit und das Examen geschafft, aber dann hatte ich eine Art Minizusammenbruch, als die Sozialphobie richtig schlimm war. Ich konnte noch nicht einmal ein Bewerbungsgespräch ohne eine Panikattacke durchstehen, aber ich habe eine Stelle als Finanzjournalist bekommen und ich war gut im Schreiben und im Denken. Dieses bisschen meiner Psyche war nicht beschädigt, allerdings meine sozialen Fähigkeiten, und ich fand das Leben im Büro ziemlich hart. Ich war ängstlich, sehr sensibel, machte mir Sorgen, wie ich mit den Leuten im Büro auskäme – nicht sehr gut –, und so war ich mit 24 Jahren gefühllos und es ging mir wirklich ziemlich schlecht. Ich war ein ganz anderer Mensch geworden als mit 17, viel in mich gekehrter, isoliert und neurotisch.

Nahtoderfahrung

Dann hatte ich diese seltsame Nahtoderfahrung in Norwegen; meine Familie verbringt dort jedes Jahr die Ferien. Bei dieser Reise durchbrach ich auf Skiern einen Zaun auf einem Berg und stürzte einen Abgrund hinab. Ich landete und brach mir ein Bein und zwei Wirbel und schlug mit dem Kopf auf. Im Moment des Aufpralls war ich in ein weißes Licht getaucht. Ich war mir meines Körpers nicht bewusst, hatte bloß dieses Gefühl, ganz und gar geliebt und wohlauf zu sein. Ich verstand, dass da etwas in einem ist – die »Seele« –, das nicht beschädigt werden kann, auch nicht durch den Tod, und ich hatte diese großartige Erkenntnis, eine sehr tief empfundene Einsicht, dass nicht meine biochemische Hirnfunktion mein Leid hervorrief, wie von mir befürchtet, sondern dass es meine eigenen Überzeugungen waren, die aufgrund meines Bedürfnisses nach Anerkennung in einer Wiederholungsschleife liefen. Dies alles geschah also innerhalb von etwa zwei Minuten, denn das Erste, an was ich mich erinnere, war, dass ich in meinem Körper zu mir kam und dachte: »Oh, ich hatte einen Unfall.« Ich war ganz rational. Ich dachte, ich könnte gelähmt sein, und versuchte, mit den Zehen zu wackeln. Ich merkte, dass das ging, und wusste, dass ich im Großen und Ganzen okay war, auch wenn ich gerade nicht sprechen konnte. Ich wusste, dass mir etwas Wunderbares widerfahren war.

In den nächsten zwei Monaten ging es mir ausgesprochen gut, auch wenn ich körperlich schwere Verletzungen hatte. Ich fühlte mich spirituell erneuert, und das war ein Riesenglück, denn manchen Menschen passiert so etwas nie und ich hatte es nicht in besonderer Weise verdient. Ich fühlte mich wieder mit mir selbst verbunden, fähig zu angstfreien Beziehungen mit anderen Menschen. Doch dann kamen die alten Gewohnheiten allmählich wieder und bis zu einem gewissen Grad ließ die Erleuchtung nach. Da wusste ich, dass ich systematische Vorgehensweisen brauchte, um die Erkenntnis zu verinnerlichen, dass meine Überzeugungen die Ursache meines Leidens waren und dass ich anders glauben konnte.

Irgendwie wusste ich, dass die kognitive Verhaltenstherapie (Abkürzung »CBT« von englisch *cognitive behavioral therapy*) dies bewirken würde, daher ging ich zu einer CBT-Selbsthilfegruppe für Menschen, die unter einer Sozialphobie leiden. Ein Therapeut war nicht dabei, aber jemand hatte einen CBT-Kurs mit dem Titel »Sozialphobie Schritt für Schritt überwinden« heruntergeladen und die Gruppe absolvierte den Kurs und machte die Übungen. Nach einigen Monaten hörten meine Panikattacken auf. Das weckte mein Interesse für die kognitive Verhaltenstherapie und ich führte ein Interview mit den Menschen, die sie entwickelt hatten: Albert Ellis und Aaron Beck. Beide erzählten mir, dass die CBT ihre Wurzeln im Stoizismus habe. Darüber hatte ich zuvor ein wenig gelesen und so kam ich durch CBT zur griechischen Philosophie und insbesondere zum Stoizismus. Darüber schrieb ich mein erstes Buch mit dem Titel *Philosophie fürs Leben … und für andere gefährliche Situationen.* Es beschreibt, wie Menschen antike griechische Philosophie heutzutage nutzen, damit sie belastbarer werden und sich positiv entfalten.

Stoizismus und Buddhismus

Das ist also Teil eins der Geschichte; mittlerweile war ich 35 Jahre alt. In der Zeit, als das Buch herauskam, führte ich viele Gespräche über Stoizismus und griechische Philosophie und organisierte Konferenzen über Stoizismus, der dem Buddhismus als kognitive Theorie der Gefühle ähnelt. Vergleicht man Zitate von Mark Aurel mit Worten von Buddha, findet man große Ähnlichkeiten. Mark Aurel bezeichnet den gut gehüteten Geist als innere Zitadelle und Buddha spricht vom Geist als einem gut gedeckten Dach oder einer Festung. Sie haben beide die Vorstellung, dass unsere Meinungen oder Überzeugungen oder Gedanken unsere Gefühle erzeugen. Die erste Passage im *Dhammapada* lautet: »Er beschimpfte mich, er beleidigte mich, er schadete mir. Jene, die so denken, werden einen Geist haben, der ihnen schaden wird.« Dies ist die Vorstellung, dass Leiden auf destruktive Gedanken folgt, wie ein Pferdewagen dem Pferd folgt, und das ist eine sehr stoische Idee. Das stoische Konzept der Emotionen besagt, dass Menschen nicht von Ereignissen erschüttert werden, sondern von ihrem Urteil über Ereignisse. Wenn ich Buddhisten manchmal reden höre, könnte es auch gerade um Stoizismus gehen.

Manche Leute vermuten sogar eine direkte Verbindung zwischen Indien und Griechenland und dass Pythagoras – einer der Väter der griechischen Philosophie – vielleicht nach Indien ging, denn Pythagoras und Platon führten das Konzept der

Wiedergeburt in die westliche Kultur ein. Ganz sicher ging die Armee Alexanders des Großen nach Indien und sah Hindu-Fakire; sie nannten sie Gymnosophisten, was so viel heißt wie »nackte Philosophen«. Sie erkannten in ihnen Ähnlichkeiten zu ihren eigenen griechischen Philosophen.

Sowohl in der griechischen Philosophie als auch im Buddhismus gibt es die Vorstellung von einer Art Skeptizismus, also von systematischem Hinterfragen, davon, dass der Wunsch nach zu großer Sicherheit Leiden verursachen kann, dass wir uns, weil wir Angst vor der Ungewissheit haben, stark an Überzeugungen klammern. Der Buddhismus und – in gewissem Maße – die griechischen Philosophien sagen: »Manchmal sind es deine Überzeugungen, die dein Leiden verursachen, versuche also, dich mit der Ungewissheit gut zu arrangieren.« Das ist besser, als zu sagen: »Ich weiß, dass ich dies und das nie könnte oder dass dieser Mensch mich nicht leiden kann, nun, wer weiß? Vielleicht ja, vielleicht nein.« Es ist also nützlich, nicht so verfestigte automatische Meinungen und Annahmen zu haben.

Der Stoizismus und die griechische Philosophie haben mir daher wirklich geholfen und ich wurde Stoiker. Ich habe mir sogar ein Stoiker-Zitat auf den Arm tätowieren lassen, aber nach ein paar »stoischen« Jahren bekam ich das Gefühl, dass ein paar Dinge auf der Strecke blieben. Der Stoizismus war sehr rational. Es heißt darin, der Weg zur Entfaltung ist die Rationalität und es besteht darin auch ein recht ungewöhnliches Verhältnis zu den Gefühlen, daher versucht man, alle negativen Gefühle zu transzendieren, um den Zustand der *Apatheia* zu erreichen, der »jenseits der Gefühle« liegt. Das ist das Ziel. In der Praxis kann das aber bedeuten, dass angehende Stoiker ihre Emotionen verleugnen, verstummen und sich selbst gegenüber nicht ehrlich sind.

Der Stoizismus sagt ferner, man solle frei werden von allen Bindungen und Abneigungen, ein bisschen wie im Buddhismus. Als traumatisierter junger Mann mit dem Bindungsstil »ängstliches Vermeiden« braucht man jedoch etwas anderes: Man muss lernen, Beziehungen zu anderen Menschen einzugehen, auf andere angewiesen zu sein und sich zu binden. Wenn du also traumatisiert bist, kann der Stoizismus hilfreich sein, er kann aber auch fehl am Platz sein, denn er ist sehr individualistisch und selbstbezogen. Ich erkannte: Ich musste versuchen zu lernen, wie ich echte Bindungen eingehen konnte.

Ekstatische Erfahrungen

Ich suchte also nach anderen Möglichkeiten, tiefer geheilt zu werden und in Kontakt mit dieser Art von Erlebnis mit dem weißen Licht zu kommen, denn Nahtoderfahrungen sind etwas absolut Wunderbares, man bleibt aber auch mit einem Gefühl der Sehnsucht zurück. Was war das für ein Ort? Wie komme ich dort wieder hin? In meinem zweiten Buch mit dem Titel *The Art of Losing Control* betrachtete ich also, wie Menschen in der westlichen Kultur ekstatische Erfahrungen finden und wann diese gut und wann sie schlecht für uns sind. Das bedeutete, dass ich mich mit allem Möglichen beschäftigen musste, vom ekstatischen Christentum (ein Jahr lang ging ich in die Kirche, wurde Christ, aber diesmal ohne Tattoo) über psychedelische Drogen (ich schaute mir die neue Forschung auf diesem Feld an und testete gelegentlich wieder bewusstseinserweiternde Drogen) bis zu Kunst, Musik und Literatur. Das Buch enthält ein Kapitel über Kontemplation, und dies führte mich wieder tiefer in den Buddhismus hinein.

Im Grunde habe ich mich nie wirklich vom Buddhismus entfernt, aber ich muss 37 oder 38 Jahre alt gewesen sein, als ich zum ersten Mal zu einem Meditations-Retreat im Vipassana-Zentrum in Schweden ging, und das war sehr heftig. Ich hatte zuvor höchstens 30 Minuten meditiert und schaltete dann um auf zehn Stunden pro Tag, zehn Tage lang. Es war unglaublich intensiv. Ich fand es körperlich sehr schmerzhaft, weil ich nicht daran gewöhnt war, so lange mit gekreuzten Beinen zu sitzen, aber man realisiert, dass sich die Qualität der Aufmerksamkeit in dieser Zeit ungeheuer verändern kann, und am Ende gelingt es, sich eine ganze Stunde lang auf den eigenen Atem oder nur auf die Nasenlöcher zu konzentrieren. Vipassana-Unterricht bedeutet, dass schmerzhafte und angenehme Erfahrungen einschließlich der Ekstase lediglich Erfahrungen sind, sie gehen vorüber, und das war ein sehr nützlicher Hinweis für das Buch. Außerdem war bei Vipassana eine gute Hilfe, zu realisieren, dass Philosophie körperlich sein muss. Man lernt beispielsweise, die Vergänglichkeit der Dinge auf der Ebene physischer Empfindungen zu untersuchen, man lernt, Gelassenheit im Angesicht von physischem Leid oder physischer Euphorie zu praktizieren. In diesem Sinne war es tiefer als CBT oder Stoizismus, weil es so sehr um körperliches Bewusstsein ging.

Ein Problem, das ich mit dem Stoizismus hatte, war: Er ist so individualistisch. Deswegen versuchte ich, mich buddhistischen Sanghas anzuschließen, Gemeinschaften, denn ich erkannte, wie wichtig Gemeinschaft ist. Doch das ist nicht einfach, was man am Beispiel einer Vipassana-Gemeinschaft sehen kann: Man geht hin, es ist ein Stille-Retreat, und dann geht man wieder. Es gibt keine Vipassana-Kirche. Es ist sehr modern, säkularisiert, individualisiert. Dann versuchte ich, mich der Rigpa anzuschließen. Das ist eine andere Gemeinschaft, aber stelle dir vor – der Leiter entpuppte sich als Sextäter und dann als Betrüger. Ich rede von Sogyal Rinpoche, dessen Buch *Das tibetische Buch vom Leben und vom Sterben* ich als Teenager zu meinen Lieblingsbüchern zählte. Dann ging ich ins Buddhistische Zentrum London. Es heißt Triratna, und auch dessen Gründer entpuppte sich als Sextäter. Man könnte sich auch Shambhala anschließen, und auch dessen Gründer könnte sich als Sextäter herausstellen. Gemeinschaften ohne Leichen im Keller zu finden, ist also eine Herausforderung. Ich habe schließlich akzeptiert, dass alle Gemeinschaften eine Leiche im Keller haben und dass die Qualität der Menschen, die jetzt dort sind, die Qualität ihrer Beziehungen, wichtiger ist.

Der Buddhismus und ich

Als ich 13 war, weigerte ich mich, zur Konfirmation zu gehen, denn ich sagte, ich sei Buddhist. Ich habe keine Gelübde abgelegt, aber ja, ich bin Buddhist. Ich habe ein Stoiker-Tattoo und widmete Jesus mein Leben, aber der Buddhismus hat mich länger begleitet als jede andere Philosophie. Er ist mir sehr wichtig und der *Dharma* ist mir sehr wichtig. Es ist gut, Ziele im Leben zu haben, und es heißt, die erste Stufe des Erreichens im Buddhismus ist der »Stromeintritt«. In den Jahren, die mir noch bleiben, möchte ich also gern versuchen, den Stromeintritt zu erreichen.

Ich meditiere jeden Morgen an fünf von sieben Tagen in der Woche. Manchmal, wenn ich sehr verkatert bin oder schlecht geschlafen habe, lasse ich es vielleicht. Ich wache auf, checke mein Handy, lese ungefähr eine halbe Stunde im Internet und dann meditiere ich. Ich habe eine Meditationsmatte und habe einen Weg gefunden, wie ich bequem sitze, denn meine Beine und mein Rücken sind nach der Verletzung noch immer nicht so richtig klasse. Ich lege mir also zwei Kissen unter und ziehe die Beine unter den Leib. Dann starte ich den Meditationstimer auf meinem Handy und meditiere 20 Minuten, vielleicht 30. Generell mache ich entweder Atmungsachtsamkeit und zähle einfach meine Atemzüge. Manchmal verlangsame ich die Atmung, wenn ich etwas aufgeregt bin. Dann atme ich fünf Sekunden lang ein und sieben Sekunden lang aus. Das ist für mich eine sehr hilfreiche Technik, auch, wenn ich Tennis spiele. Wenn ich beim Tennis wütend werde, mache ich die 5-7-Atmung, die eine große Wirkung hat. Sie ist sehr gut für die Emotionsregulation.

Fehlt es mir, wenn ich nicht meditiere? Ja, ich denke, der Tag ist besser mit Meditation und eine gute Meditation ist ein super Start in den Tag. Sie verringert den »Lärm« und gibt mir etwas Raum, um mich mit meinen Gedanken zu verbinden. Ich habe gelernt, mir der Dinge, die in meinem Körper vor sich gehen und die ich fühle, bewusster zu sein. Als recht intellektueller, Literatur liebender Mensch ist man manchmal ziemlich losgelöst von den eigenen Gefühlen und den Vorgängen im eigenen Körper, deswegen kann es nützlich sein, sich zu sagen: »Okay, ich ärgere mich gerade«, oder: »Ich bin traurig.«

Außerdem schätze ich im Buddhismus den Gedanken, dass man über die Vergänglichkeit des Körpers meditiert. Es wird nicht häufig als Übung besprochen oder gelehrt, aber ich halte es wirklich für nützlich, darüber nachzudenken, dass man sterben wird – dann kann man es üben. Sinn davon ist auch diese Vorstellung: Dein Körper ist nicht, was du bist. Spiritualität ist in der westlichen Kultur zu Wellness geworden und Wellness ist weitgehend der Kult um einen schönen Körper, aber massive Überidentifizierung mit dem eigenen Körper kann ein Rezept zum Leiden sein. Ich finde es hilfreich, mir vorzustellen, dass wir im Laufe von unzähligen Leben unzählige Menschen und Körper waren und es folglich nicht nötig ist, um irgendeinen Körper oder eine Persönlichkeit ganz besonders viel Gewese zu machen.

Ich persönlich glaube, dass man buddhistische Übungen für das Wohlbefinden nutzen kann. In mancher Hinsicht ist das kein Buddhismus, aber das ist völlig in Ordnung. Genauso kannst du stoische Übungen für dein Wohlbefinden nutzen, ohne Stoiker zu sein, und ich habe kein Problem damit. Buddhismus scheint für mich von gewissen übernatürlichen Überzeugungen abzuhängen, zumindest vom Glauben an Reinkarnation und Karma, aber ich bin kein Fundamentalist – Hauptsache, es hilft Menschen, wenn sie leiden.

10

Achtsamkeit in Beruf und Alltag

»Vielleicht sagt man deswegen, große Poesie entstehe in der Stille. Über große Musik und Kunst heißt es, sie stiegen aus den ruhigen Tiefen des Unbewussten auf, und wahre Liebesbekundungen kämen angeblich aus einer Quelle, die tiefer als Worte und Gedanken liege. Mit den größten sportlichen Leistungen ist es ebenso; sie kommen, wenn der Geist so ruhig ist wie ein zugefrorener See.«

W. Timothy Gallwey, Autor

ACHTSAMKEIT FÜR MENSCHEN IN GESUNDHEITSBERUFEN

Ein großer Teil unserer Zeit wird von der Arbeit in Anspruch genommen und an sich ist daran auch nichts falsch. Arbeit kann dem Leben manchmal Bedeutung geben. Leider klagen viele Menschen über ihr Arbeitspensum und den Stress, der dadurch entsteht. Kein Unternehmen ist davon verschont. Zu viel Stress macht Menschen unglücklich. Deswegen könnte Stress ein Faktor bei den hohen Zahlen von gesundheitsbedingten Fehlzeiten sein oder sogar ein hohes Risiko für Erschöpfungszustände aufgrund der Arbeit bedingen. In den Niederlanden klagen zum Beispiel etwa 14 Prozent der Arbeitnehmer über Burn-out. Eine Studie der Katholischen Universität Löwen (Belgien) mit dem medizinischen Personal und Pflegepersonal belgischer Krankenhäuser hat gezeigt, dass 40 Prozent von ihnen an emotionaler Erschöpfung leiden.[96] Dieser Prozentsatz steigt im Vereinigten Königreich auf 50 Prozent, in den USA auf 60 Prozent und in Singapur auf 80 Prozent![97]

Wir Menschen in Gesundheitsberufen üben hochriskante Berufe aus. Die Risiken werden aber zu wenig besprochen und es gibt keine Vorbeugemaßnahmen. Darüber hinaus haben mehrere Studien gezeigt, dass ich als Arzt ein um 70 Prozent erhöhtes Risiko habe, durch Selbstmord zu sterben als andere Männer meines Alters.[98] Unter den Ärztinnen ist dieses Risiko um 250 bis 400 Prozent größer! In Frankreich leidet einer von zwei Ärzten an Burn-out. Das scheint zumindest das niederschmetternde Fazit einer kürzlich veröffentlichten Studie zu sein, die sich auf die Aussagen von rund 15000 Beschäftigen stützt, die in Krankenhäusern oder in der ambulanten Patientenversorgung arbeiten, sowie von 37 anderen wissenschaftlichen Studien, die im Zeitraum von 2000 bis 2017 in verschiedenen französischen Krankenhäusern durchgeführt wurden.[99] Deswegen ist es mir so wichtig, die belgische Plattform doctors4doctors.be zu unterstützen. Diese Initiative geht von Medizinern selbst aus und bietet Programme für achtsamkeitsbasiertes Mitgefühlstraining (MBCL) an. Dabei steht ein Training in Mitgefühl und Selbstmitgefühl für Ärzte im Mittelpunkt, die an mentaler Erschöpfung leiden. In Belgien – wie andernorts auch – ist es sehr alarmierend, wie stark medizinisches Personal unter Erschöpfung leidet, und es ist erschütternd, dass keine strukturellen Maßnahmen zur Vorbeugung umgesetzt worden sind. Auch das ist ein Grund, warum ich die Mind Care International Foundation mitgegründet habe. Die Non-Profit-Organisation hat sich die Fürsorge für den Geist zur Aufgabe gemacht, in Gesundheit und Krankheit, für Patienten und Pflegende gleichermaßen.

Chronischer Stress führt nicht nur zu Burn-out, er sabotiert wesentliche professionelle Kompetenzen: eng zusammenarbeiten, kreative Lösungen finden und durchdachte Entscheidungen treffen. Gegen übermäßigen Stress sollte daher angekämpft werden. Es sollten Initiativen realisiert werden, die den Druck herausnehmen, und zwar, indem Programme für psychologische Unterstützung oder Achtsamkeit angeboten werden oder indem die Beschäftigten zu regelmäßiger körperlicher Bewegung angeregt werden. Ich bin besonders stolz auf alle Organisationen, die die Ausübung von Meditation und Sport fördern, denn diese Aktivitäten erlauben es ihren Beschäftigten, wirkungsvoll Stress zu reduzieren.

Doch wie macht sich die Achtsamkeitsübung bei der Arbeit bezahlt? In den vorausgegangenen Kapiteln haben wir mehrere Studien erwähnt, die nachwiesen, wie Meditation Stresssymptome verringert und die Konzentration steigert. Eine neue Analyse der wissenschaftlichen Literatur, die sich speziell mit der Frage nach Achtsamkeit bei der Arbeit beschäftigt, führt zu dem Schluss, dass Achtsamkeit einen positiven Einfluss im Beruflichen hat. Wie Matthieu stimme ich den Gegnern von Meditation am Arbeitsplatz nicht zu, die argumentieren, Meditation sei eine zynische Kalkulation von Arbeitgebern, um die Produktivität zu erhöhen.

Beschäftigte, die ein Achtsamkeitstraining beginnen, haben berichtet, dass ihr Wohlbefinden, ihre Beziehungen, ihr Urteilsvermögen und ganz allgemein ihre Arbeitsfähigkeit sich verbesserten. Außerdem ist Meditation auch mit besserer Metakognition in Verbindung gebracht worden – das ist unsere Fähigkeit, Gedanken und Gefühle zu beobachten und uns über sie klar zu werden sowie darüber, dass die Art und Weise, wie wir glauben, dass die Dinge aussehen, nicht unbedingt »die Wirklichkeit« oder »die Wahrheit« widerspiegelt. Je stärker diese Fähigkeit entwickelt ist, desto besser ist die Person dafür ausgestattet, bewusste Entscheidungen zu treffen, anstatt Opfer automatischer Reaktionen zu sein.

Es gibt noch eine interessante Verbindung zwischen Achtsamkeit und der Kunst, Entscheidungen zu treffen. Hast du je vom Prinzip der Gesamtkostenanalyse gehört? Nein? Du solltest es kennen, denn es ist der Grund, warum Menschen sich nicht trauen, eine Beziehung zu beenden, die nicht funktioniert. Es ist auch der Grund, der Menschen dazu bringt, einen miesen Film bis zum Ende anzuschauen, weil sie vermutlich »ja schon über die Hälfte gesehen haben«. Und letztlich ist es der Grund, warum Investoren Aktien nicht verkaufen, obwohl sie stetig an Wert verlieren. Dieses Prinzip der Gesamtkostenanalyse treibt uns dazu, auf etwas zu beharren, weil wir schon Zeit oder Geld hineininvestiert haben. Eine Studie der INSEAD Business School brachte ans Licht, dass täglich 15 Minuten Achtsamkeit dazu beitragen, diese Verhaltenstendenz zu reduzieren, und dass sie folglich Menschen befähigen, klügere Entscheidungen zu treffen.[100] Um dies zu testen, wurden die Teilnehmenden aufgefordert, sich vorzustellen, sie wären Unternehmer, die gerade eine teure Druckerpresse erworben hatten. Waren sie bereit, zusätzlich 10000 Dollar auszugeben, um eine neue automatisierte Presse zu kaufen, mit der der Betrieb erheblich effizienter arbeiten würde? Bevor ihnen die Frage vorgelegt wurde, teilte man die Teilnehmenden in zwei Gruppen auf. Die eine Gruppe erhielt eine Aufnahme mit 15 Minuten Achtsamkeitsübungen, die zweite Gruppe sollte ihre Gedanken einfach »schweifen« lassen. In der ersten Gruppe entschieden acht von zehn Teilnehmenden, die neue Presse zu kaufen, in der Kontrollgruppe hingegen vier von zehn.

Unterstützt von vielversprechenden Studien und verschiedenen kommerziellen Akteuren hat die Meditation erste Schritte in die Welt des Business getan. Im bedeutenden Amsterdamer Finanzdistrikt Zuidas boomt Achtsamkeit. In Belgien hat die Einzelhandelskette Colruyt ebenfalls in Trainingsprogramme für mentale Gesundheit für Manager und Verkäufer investiert; vorgegeben hat den Trend der Managementdirektor Jef Colruyt selbst. Frankreich war das erste Land – später folgte die britische Initiative von 2004, bei der den Parlamentsmitgliedern Meditationssitzungen angeboten wurden –, in dem Parlamentsmitglieder und ihre Teams an einer Präsentation des Psychiaters Christophe André zum Thema Achtsamkeit teilnahmen.

Sollten wir anfangen, massiv in Achtsamkeit zu investieren? Die Professorin für Psychiatrie an der Radboud Universität (Niederlande), Anne Speckens, kann die Begeisterung der Unternehmen für Achtsamkeit sehr gut verstehen: »Wir verbringen einen erheblichen Teil unserer Zeit bei der Arbeit und stehen dort unter stets wachsendem Druck. Wenn wir es schaffen, Menschen beizubringen, ihre Gefühle und Gedanken und ihren Umgang mit Ereignissen zu reflektieren, dann kann sich Achtsamkeit sicherlich nur positiv auf Menschen in Gesundheitsberufen, Athleten und Sportler, Studenten und Inhaftierte sowie auf die gesamte Arbeitsumgebung auswirken. Und auf das Endprodukt.« Es besteht jedoch auch eine reale Gefahr, dass Unternehmen nur deswegen auf Achtsamkeit zurückgreifen, um ihre Umsätze zu steigern, und nicht, um das Wohlbefinden ihrer Arbeitnehmer zu verbessern. Dr. Speckens unterstreicht daher, wie wichtig es ist, die »Ausbildungsnachweise der Trainer und ihre Versprechungen genau zu überprüfen«, wenn Arbeitgeber oder Arbeitnehmer Achtsamkeit nutzen wollen.

Ich persönlich glaube fest an gesunde, angenehme und Positives freisetzende Arbeitsumfelder und ich glaube auch, dass es sehr hilfreich ist, neben dem Angebot von formalem Meditationstraining eine achtsame Kultur anzuregen, die die formlose Meditation fördert.[101] Man kann einfach zwischen den einzelnen Aufgaben einen kurzen Spaziergang machen und Multitasking vermeiden, also allen Aufgaben die volle Aufmerksamkeit widmen und sie nacheinander erledigen.

SILICON VALLEY UND WALL STREET ÖFFNEN SICH DER ACHTSAMKEIT NUR ALLZU GERN

Vor einigen Jahren war Meditation noch mit einem alternativen Lebensstil assoziiert oder gleich ganz tabu. In einem kleinen Kreis eigenbrötlerischer Hippies war es eine Mode, Manager und Unternehmer haben sich aber gewiss nicht damit befasst, denn sie müssen ja mit beiden Beinen am Boden bleiben. Doch die Zeiten, in den Achtsamkeit exklusiv den Verkündern von »Love and Peace« gehörte, sind vorbei. Schaue nur, was in Kalifornien oder New York geschieht – zwei Orte, die als Barometer für neue kulturelle oder medizinische Trends dienen. Im Silicon Valley im Gebiet der San Francisco Bay haben Meditation und Achtsamkeit zahlreiche Start-ups und auch einige der mächtigsten Technologiefirmen der Welt erobert. Für die großen Bosse an der Wall Street gilt dasselbe – sie sehen in der Meditation ihr neues Koffein. Sogar die amerikanische Armee nutzt Achtsamkeit als mentales Training für die Soldaten; sie ist mittlerweile Bestandteil ihrer Ausbildung. Allerdings sind diese fragwürdigen Nutzungen der Meditation oft ausschließlich auf Profit ausgerichtet. Die spirituelle Dimension und die Übungen in Empathie, Mitgefühl und Altruismus, die eigentlich dazugehören, fallen weg.

Viele Firmenchefs teilen ihre Meditationsgewohnheiten gern mit den Angestellten und dem Rest der Welt. Der LinkedIn-Chef Jeff Weiner nutzt jeden Tag eine andere Meditationsübung, die von der App Headspace vorgeschlagen wird, und er twittert regelmäßig über die wissenschaftlich erwiesenen Vorteile der Meditation. Er sagt, diese Meditationsübungen helfen ihm, langfristig Strategie und Ziele seines Unternehmens zu definieren. Der Twitter-Chef Jack Dorsey hat über 20 Jahre lang Vipassana-Meditation praktiziert und gönnte sich vor Kurzem einen Stille-Retreat in Myanmar zum Geburtstag. Dieser sehr reiche Unternehmer meditierte jeden Tag 17 Stunden. Er schlief in einer winzigen, kargen Zelle auf einem Bett ohne Matratze. Medien, Lesen, Schreiben, Konversation und sogar Sichtkontakt waren streng verboten. Nach dem Retreat hörte er sich Kendrick Lamars Album *Damn* an und erklärte, wie nach jedem Retreat sei es eine ganz besondere Erfahrung gewesen, denn er habe jede Note als individuelles Ereignis wahrgenommen. Meine eigene Lieblingsmeditationsmusik ist *The Anatomy of Doubt* des Klavierkomponisten Jef Martens. Und deine?

Auch der legendäre Apple-Gründer Steve Jobs hatte eine Vorliebe für Yoga und Meditation, lange bevor er einer der einflussreichsten Unternehmenschefs seiner Generation wurde. Er sagte, Meditation erlaubte ihm, sich weniger gestresst zu fühlen, folgerichtiger zu denken und kreativer zu sein. Er bestätigte, dass viele seiner kühnen beruflichen Entscheidungen von der Tatsache beeinflusst waren, dass er seinen Geist in der Meditation schulte. Heute muss Apple ohne Steve Jobs auskommen, doch die Angestellten haben noch immer die Möglichkeit, zu meditieren und Achtsamkeitssitzungen zu praktizieren.

Auch der legendäre Apple-Gründer Steve Jobs hatte eine Vorliebe für Yoga und Meditation, lange bevor er einer der einflussreichsten Unternehmenschefs seiner Generation wurde.

Bei einem weiteren Technologiegiganten – Google – werden den Mitarbeitern Trainingsprogramme mit so bestechenden Titeln angeboten wie »Neural Self-Hacking« oder »Managing Your Energy«. Google hat sogar ein Labyrinth in Echtgröße errichtet, damit die Angestellten Gehmeditationen machen können, und seit der Zen-Mönch Thích Nhất Hạnh das Unternehmen besucht hat, gibt es jeden Tag um zwölf Uhr eine Achtsamkeitspause mit absoluter Stille.

Das beeindruckendste Programm trägt den Titel »Search Inside Yourself«. Zu Beginn war es nur eine Initiative, angestoßen vom Google-Ingenieur Chade-Meng Tan, doch es wuchs sehr schnell zu einem Trainingsprogramm in großem Stil mit Tausenden Absolventen. Ursprünglich wollte Chade-Meng seinen Kollegen helfen, »ihren mentalen Ballast abzuladen, und sie in die Lage versetzen, sich jeder neuen Situation geistig völlig präsent stellen zu können«. Inzwischen ist sein Projekt ein komplett ausgearbeitetes, unabhängiges Programm, das Arbeitnehmern auf der ganzen Welt zur Verfügung steht, namentlich in Firmen wie Ford und Trivago. Googles Vize-Chefin Karen May atmet konsequent einmal achtsam durch, bevor sie in eine Vorstandssitzung geht, und ich versuche, ich gebe es zu, es ihr nachzumachen! Das kommt dir vielleicht banal oder versponnen vor, aber wie ich schon erklärt habe: Bewusstes und ruhiges Atmen beschert einem einen Augenblick des mentalen und physischen Friedens und aktiviert den Parasympathikus, der seinerseits Körper und Gehirn besänftigt. Wie Matthieu mit bezwingender Logik beobachtet hat: Silicon Valley ist kein Vorbild für Humanismus oder Altruismus, aber gesunde Ansätze wie der von Chade-Meng sind dennoch herzerwärmend.

Dass Technologiebetriebe so von Achtsamkeit angetan sind, dürfte jedoch nicht so sehr überraschen. Hightechaktivitäten beruhen auf logischen und gut untermauerten Entscheidungen. Diese Unternehmen sind also von Mitarbeitern abhängig, die nicht die Vorgaben ihres Gedankenkarussells annehmen, sondern stattdessen ihren präfrontalen Kortex dominieren lassen. Und Meditation kann genau dies fördern. Derzeit untersucht unser Team Gehirn und Denkweise von

Unternehmern. Dazu werden internationale Umfragen und Hirnuntersuchungen mit bildgebenden Verfahren genutzt, die zum Ziel haben, mitfühlenderes Unternehmertum zu verstehen und zu fördern. Lies bitte den Erfahrungsbericht von Wouter Torfs ab Seite 241, darin erfährst du mehr hierüber.

MEDITIEREN LERNEN IN DER SCHULE

Ist Achtsamkeit im Umfeld Bildung hilfreich? Immer mehr Schulen kümmern sich um das Befinden ihrer Schüler und stellen Achtsamkeitssitzungen in der Ausbildung in den Vordergrund. Mein Kollege Filip Raes (Psychologieprofessor an der Universität von Löwen in Belgien) und sein Team haben die Verdienste dieser wachsenden Begeisterung bewertet und die Auswirkungen von Achtsamkeit auf Teenager untersucht. Dafür führten sie eine Studie mit 600 Schülern von neun Schulen durch. Eine Gruppe erhielt Achtsamkeitstraining, die andere absolvierte einfach die klassische Ausbildung. Jugendliche sind eine interessante Studienpopulation, denn ihre Gehirne sind nicht nur formbarer und daher empfindsamer für Stress und körperliches Leiden, sie nehmen auch Wissen schneller auf.

Was kam dabei heraus? Fangen wir mit der guten Nachricht an: In der Achtsamkeitsgruppe nahmen die Symptome von Stress, Angst und Depression ab, und zwar ohne Unterschied nach Geschlecht und Schulstufe. Trotzdem raten Forscher davon ab, große Summen für teure Achtsamkeitsprogramme auszugeben, da Kontrollstudien zu Meditation in Schulen fehlen. Zum Glück sind andere Initiativen ins Leben gerufen worden. MYRIAD, ein Projekt der Universität von Oxford (Vereinigtes Königreich), ist zum Beispiel recht vielversprechend. Es erstreckt sich über fünf Jahre und bezieht inzwischen über 30 000 Schülerinnen und Schüler ein.[102]

Die Forscher gehen auch davon aus, dass »es im schulischen Bereich weniger Beweise für den Nutzen von Achtsamkeit gibt als in einem Krankenhausumfeld«. Sie haben jedoch darauf hingewiesen, dass Meditation und Achtsamkeit zweifellos hilfreiche Instrumente sein können, dass aber keines von beiden alle Probleme von Schülern lösen könne. Übereinstimmend mit meinem Freund, dem französischen Philosophen und eifrigen Meditierenden Fabrice Midal,[103] glaube ich, Meditation sollte nicht als Mittel genutzt werden, Jugendliche, Schüler oder Beschäftigte »ruhig zu stellen«, sondern vielmehr als Technik, die ihnen ermöglicht, eine eigene Identität zu entwickeln, sich zu behaupten und zu lernen, in ihren Interaktionen mit anderen emotional aufmerksamer zu sein.

Auch in den USA sind Studien zu Meditation im schulischen Umfeld durchgeführt worden. Die positiven Schlussfolgerungen von Prof. Raes und seinem Team fanden Widerhall in den Ergebnissen einer Studie an Schulen eines unterprivilegierten und schwierigen Viertels in Baltimore. Dort sind die jungen Menschen ständig mit Armut, Gewalt und Drogenabhängigkeit konfrontiert. Schulkinder im Alter von 6 bis 18 Jahren aus Familien mit niedrigem Einkommen absolvierten das MBSR-Achtsamkeitsprogramm. Wie lautete das Ergebnis? Die meisten Schülerinnen und Schüler zeigten ein verringertes Level an negativen Emotionen, Stress, Depression und Selbstfeindlichkeit. In einer laufenden Studie (in Zusammenarbeit mit Prof. Lieven Annemans von der Universität in Gent, Belgien) untersuchen wir derzeit die Auswirkung von Meditation bei über 600 flämischen Schülern. Wir messen die Auswirkung auf ihr psychisches Wohlbefinden, ihr prosoziales Verhalten und ihre Lernleistung.

MEDITIEREN HINTER GITTERN

Inhaftierte leiden mehr unter körperlichen und geistigen Beschwerden als der Rest der Bevölkerung. Sie neigen dazu, die dunklen Geschehnisse, die sie erlebt haben, wieder und wieder durchzugehen, und das Leben hinter Gittern bringt oft Stress mit sich. Wie wir wissen, kann Stress schädlich für die geistige und körperliche Gesundheit sein. Können Meditation und Achtsamkeit Menschen im Gefängnis helfen? Einige Studien zu diesem Thema scheinen sehr vielversprechend zu sein. Sie empfehlen Yoga und Achtsamkeitsprogramme in Gefängnissen.[104]

Mein lieber Freund Reginald Deschepper ist emeritierter Professor der Brüsseler Universität. Er und seine Mitarbeiter, zu denen auch ich zähle, arbeiten derzeit an einer einzigartigen Studie. Man bittet Inhaftierte, sechs Wochen lang Meditationsübungen zu machen. Das Ziel ist auszuwerten, ob diese Übungen gesundheitlich zuträglich sind. Wir überwachen in dieser Studie verschiedene Parameter. Insbesondere schauen wir auf die Schwankungen der Herzfrequenz, denn geringe Herzschlagvariabilität wird mit diversen zugrunde liegenden Gesundheitsproblemen in Verbindung gebracht. Außerdem messen wir bei den Inhaftierten die Länge der Telomere, denn wie wir in vorigen Kapiteln gesehen haben, verkürzen sich die Telomere mit dem Alter und die Meditation kann diesen Prozess hinauszögern.

Matthieu zeigte mir ein bemerkenswertes Experiment aus Indien. Es ging darum, wie Meditation genutzt worden ist, um die Rehabilitation von Häftlingen des für seine extreme Härte bekannten Gefängnisses in Tihar zu erleichtern.[105] Der Film darüber hat andere Strafvollzugsanstalten wie die North Rehabilitation Facility in Seattle angeregt, im Rahmen der Rehabilitation Meditation und insbesondere die Vipassana-Technik einzusetzen.

Matthieu berichtete mir außerdem von der Geschichte des Amerikaners Fleet Maull, der wegen eines Drogendelikts zu 25 Jahren Gefängnis verurteilt worden war.[106] Dieser hatte erzählt: »Diese Umgebung war die Hölle: Eine Art Stahlkammer in einem Betonbau mit Flachdach. Es gab keine Fenster, keine Lüftung, keinen Ort, wo man sich mal die Beine vertreten konnte. Diese Zellen waren überfüllt und furchtbar heiß; es war unerbittlich laut. Es herrschte einfach Anarchie. Die Insassen prügelten sich und schrien herum. Vier oder fünf Fernseher liefen gleichzeitig rund um die Uhr und jeden Tag. Da habe ich zum ersten Mal angefangen, mich jeden Tag hinzusetzen und zu meditieren. Am Ende habe ich vier bis fünf Stunden täglich meditiert, auf dem oberen Bett in einer Zelle, die ursprünglich für zwei Personen gedacht war. Der Schweiß rann mir über das Gesicht und in die Augen. Am Anfang war es wirklich schwer, aber ich habe einfach durchgehalten.« Nach acht Jahren Haft erklärte Maull, diese ganze Erfahrung habe ihn von zwei Wahrheiten überzeugt: dass spirituelle Übung mit der Macht des Mitgefühls zusammenhängt und dass die Realität des »Selbst« eine Illusion sei. Und er präzisierte, dies sei keine romantische Vorstellung, sondern seine »eigene unmittelbare Erfahrung«.

Eines Tages erfuhr er, dass es um die Gesundheit eines Insassen, mit dem er zusammengearbeitet hatte und der im Krankenhaus war, plötzlich sehr viel schlechter stand. In den darauffolgenden fünf Tagen blieb er in den Zeiten zwischen intensiven Meditationssitzungen stundenlang am Bett des Insassen und half ihm durch seine letzten Stunden: »Er atmete sehr schwer und spuckte Blut; ich half ihm, sauber zu bleiben … Seit jenen Tagen habe ich oft ein ungeheuer starkes Gefühl von Freiheit und großer Freude. Eine Art von Freude, die alle Umstände überwindet, denn sie hat keinen äußeren Grund und nichts in diesem Gefängnis hätte sie nähren können. Das hat das Vertrauen in meine Übungen gefördert und gesteigert: Ich erfuhr etwas Unzerstörbares, und zwar im Angesicht von Leid und Unglück, die weit über das Maß hinausgingen, was normalerweise erträglich ist.« Diese Geschichte illustriert auf ergreifende Weise, wie Glück von unserem inneren Zustand abhängt. Ansonsten wären eine solche Gelassenheit und dieses Gefühl der Fülle unter solchen Bedingungen unvorstellbar gewesen.

MEDITATION UND SPORTLICHE LEISTUNG

In den letzten Sekunden eines Basketballspiels unter den Augen von Millionen Zuschauern einen Drei-Punkte-Feldkorb werfen, die entscheidenden 1500 Meter nach neun erschöpfenden Versuchen laufen, um zu erfahren, ob man auf der Siegertreppe ist oder nicht ... Im Wettkampf kann ein winziger Sekundenbruchteil Unachtsamkeit den Ausschlag geben und entscheiden über Sieg oder Niederlage, ob man in den Umkleideraum geht oder auf die Siegertreppe, ob man reich oder von den Sponsoren fallen gelassen wird. Tatsache ist jedoch: Mehrere Studien haben gezeigt, dass Achtsamkeit Athleten hilft, die Leistung zu verbessern, besser mit Stress zurechtzukommen und Burn-out zu bekämpfen.[107] Von Spitzensportlern können wir viel darüber lernen, wie man unter Druck Leistung erbringt, und somit über den Einfluss von Stress, die Bedeutung des Fokussierens und über mentale Belastbarkeit. »Eliteathleten« sind körperlich und technisch einer so gut wie der andere. Schaue dir nur mal den Tennissport an. Es hat schon Fälle gegeben, dass ein Spieler auf Platz 70 der Weltrangliste einen der Top Ten schlägt, weil er sich an diesem bestimmten Tag »unbesiegbar« fühlt.

Es dürfte keine Überraschung sein, dass viele Spitzensportler mit Achtsamkeit und Meditation arbeiten. Der Tennis-Champion Novak Đoković meditiert täglich als Mittel, besser mit seinem Stress und seinen Angstzuständen umgehen zu können. Er erfüllt damit sein Bedürfnis nach Ruhe und bringt sich mental in Höchstform. Zudem glaubt Đoković, dass die Atmung das Allerwichtigste für einen Menschen ist. »Man muss sie kontrollieren können, um sich dem Druck stressiger Situationen stellen zu können«, argumentiert er. In seinem Buch *Siegernahrung*[108] gibt er einige konkrete Beispiele dafür, wie Achtsamkeit ihm bei seinen Weltklasseleistungen half. »Nach ein paar Sitzungen mit Achtsamkeitsmeditation funktioniert mein Gehirn besser. So einfach ist das. Sogar wenn ich nicht gerade meditiere. Ich war immer wie versteinert, wenn mir Fehler unterliefen, und ich war überzeugt, dass ich niemals zu den obersten Spitzenspielern wie Federer gehören würde.« An dieser Stelle erinnere ich besser daran, dass er 2019 in Wimbledon das Einzelfinale der Herren gegen sein Idol Federer gewann; es war ein Jahrhundertspiel, von dem es nun heißt, es habe Geschichte gemacht. »Ich durchlebe heute noch immer Momente des Zweifelns, wenn ich einen Aufschlag oder eine Rückhand nicht gut spiele, aber ich weiß, wie ich damit umgehe. Ich erkenne negative Gedanken. Ich lasse sie los, damit ich mich ganz auf den aktuellen Augenblick einstellen kann. Die Aufmerksamkeit zu fokussieren hilft mir, mit Schmerzen und Gefühlen klarzukommen, und das wiederum hilft mir, mich auf das zu konzentrieren, was wirklich wichtig ist. Es hilft mir, die kleine innere Stimme zum Schweigen zu bringen.«

Im Jahr 2012 fing LeBron James in einer Spielpause im Finale der US-Profiliga im Basketball (NBA) vor Millionen von Zuschauern an, mit geschlossenen Augen ruhig zu atmen. Der amerikanische Basketball-Superstar meditiert nicht nur in entscheidenden Momenten, sondern auch jeden Morgen 15 Minuten lang in der Stille seines Hauses. Er lässt sich von der Calm-App durch seine Sitzung führen. Auch andere NBA-Legenden wie Michael Jordan meditieren regelmäßig, so auch der verstorbene Kobe Bryant.

»Eine Meditationssitzung bereitet mich auf den ganzen Tag vor. Wenn ich am Morgen nicht meditiere, habe ich den Eindruck, bei allem zu spät zu sein, was um mich herum geschieht. Meditation gibt mir das Gefühl, ich habe das, was mir widerfährt, unter Kontrolle«, sagte Phil Jackson, einer der NBA-Coaches. Er hat die größte Anzahl von Preisen vorzuweisen und hat Achtsamkeitssitzungen im Training eingeführt, um die mentale Leistungsfähigkeit seiner Spieler zu stärken. Er probierte mehrere Techniken aus und brachte ihnen bei, formal zu meditieren. Dafür führte er ganze Stille-Tage ein und ließ das Team in fast völliger Dunkelheit spielen.

Der Fußballstar Lionel Messi hat ebenso in seine mentale Gesundheit investiert; auch er ist ein engagierter Verfechter von Meditation. Zudem kümmert er sich um gesunde Ernährung und ist Vegetarier. Siehe dir seine herrlichen Elfmeterschüsse an, er scheint wirklich zu wissen, wie er seine Aufmerksamkeit achtsam konzentriert! Der ehemalige buddhistische Mönch Andy Puddicombe, Co-Gründer von Headspace, glaubt: »Beim Meditieren geht es darum, ein Gleichgewicht zwischen müheloser Entspannung und angewandter Konzentration zu finden.« Lionel Messi ist ein hervorragendes Beispiel für ein solches Gleichgewicht. Die digitale Plattform Headspace bietet geleitete Meditationssitzungen an und unter den Kunden sind mehrere Football-Spieler der Premier League. Andy Puddicombe glaubt zudem, dass »Meditation das räumliche Wahrnehmungsvermögen, die mentale Ausdauer und das Schmerzmanagement fördert. Die Muskeln entwickeln und kräftigen sich in der Ruhephase, nicht beim Training. Deswegen ist es ganz wichtig, adäquate Ruhezeiten einzubauen.« Er ist der Meinung, dass Spieler Muskelschmerzen durch zehn Minuten Meditation nach einem Spiel lindern können. Forscher am Universitätskrankenhaus in Oslo (Norwegen) beobachteten, dass Sportler durch Meditation nach intensivem Training die Milchsäureproduktion verringern – dieses Nebenprodukt entsteht bei anaerobem Training und erzeugt Schmerz – und ihr körperliches Wohlbefinden schneller wiederherstellen konnten. In den Tests über die Wiedererlangung des Fitnessniveaus wurden die Athleten in mehrere Gruppen eingeteilt. Die Forscher beobachteten, dass der Milchsäurespiegel im Blut bei den Männern, die Meditationssitzungen absolviert hatten, niedriger war als bei den Männern der Kontrollgruppe.[109]

Die Liste der Sportler, die Meditation als ein wesentliches Element in ihrem Training betrachten, ist sehr lang. Raymond van Barneveld – einer der erfolgreichsten Dartspieler der Geschichte – hat durch seinen Zen-Meister gelernt, sich besser punktgenau zu konzentrieren. Der Weltmeister hat erklärt, er fühle sich bei einem Wettkampf nun »ganz und gar gelassen«, während er in der Vergangenheit vor Stress wie komplett gelähmt gewesen wäre. Tatsächlich haben Studien nachgewiesen, dass Achtsamkeit die Leistung in Präzisionssportarten wie Darts oder Schießen verbessert.[110] Unter weiteren Beispielen ist auch Koen Naert, der bei den Europameisterschaften 2018 den Marathonlauf gewann und seit sechs Jahren meditiert. Oder Tom Brady, der talentierteste Quarterback in der Geschichte des American Footballs. Er meditiert mit Begeisterung und postete kürzlich folgendes Zitat auf Instagram: »Wenn der Geist so still ist wie ein zugefrorener See, können sich die größten sportlichen Leistungen ereignen.«

Wo wir gerade bei außergewöhnlichen körperlichen Leistungen und zugefrorenen Seen sind, können wir Wim Hof unmöglich unerwähnt lassen. Dieser Niederländer mit dem Spitznamen »Iceman« hält viele Guinness-Weltrekorde. Er war über sechs Stunden lang in einer Badewanne voller Eis und lief in der Sahara einen Marathon, ohne Wasser zu trinken, doch er führt seine Leistungen nicht auf außergewöhnliches Talent oder einen eisernen Willen zurück. Er meint, jeder könne tun, was er getan hat. Der Schlüssel, behauptet er, ist seine Methode, in der er Atemtechniken, Kälte und Meditation kombiniert.

Aber funktioniert das wirklich? Was sagen unsere Forscherkollegen über den Einfluss von Achtsamkeit auf die sportliche Leistung? Einer der Ersten, der diese mögliche Verbindung untersucht hat, ist Jon Kabat-Zinn, der Vater der achtsamkeitsbasierten Stressreduktion (*mind-*

fulness-based stress reduction, MBSR). Seine Studiengruppe bestand aus Ruderern, die Olympiamedaillen gewonnen hatten. Sie gaben an, dass sie sich durch die Achtsamkeit besser konzentrieren und entspannen konnten, während die Wirkungen von Schmerz und negativen Gedanken zurückgingen.[111]

Doch kann diese Steigerung der sportlichen Leistungen durch Meditation auch im Hirn beobachtet werden? Ein Forschungsteam in San Diego sah sich dies in Zusammenarbeit mit der BMX-Nationalmannschaft an. Bei diesem ziemlich spektakulären Extremradsport geht es um das Physische und um Technik. Die Ergebnisse der Studie zeigten erhöhte neuronale Aktivität, wenn die Sportler sich ihre sportliche Leistung nur geistig vorstellten, und auch bei starker körperlicher Aktivität. Zudem belegten die Ergebnisse eine größere Fähigkeit, die Leistung unter extremem Stress zu optimieren.[112]

Eine übergeordnete Analyse der Ergebnisse aus 26 Studien zur Verbindung zwischen Achtsamkeit und sportlicher Leistung[113] scheint empirische Argumente in den Vordergrund zu stellen, denn hier wird konstatiert: »Achtsamkeit ist ein relevantes Leistungsmerkmal, wenn es um Sport geht.« Es heißt dort auch, dass Achtsamkeit für Athleten hilfreich sein kann. Hier seien beispielhaft Verbesserungen in den Bereichen Fokus, Konzentration, Akzeptanz, empfundene Kontrolle über die Situation, Bewusstsein für physische Empfindungen und Verringerung von Ängsten und Stress genannt. Diese Analyse unterstreicht noch einmal, wie sehr weitere hochwertige Studien und gründlichere Evaluation nötig sind. Wir untersuchen in unserem Labor derzeit den mentalen Zustand und die Hirnaktivität von Langstreckenläufern, die ein Trance- oder Flow-Erlebnis haben. Wir vergleichen, wie dieser mentale Zustand – in dem man komplett in ein Gefühl der Energie gewordenen Konzentration eingetaucht ist, ganz vertieft ist, und den Prozess der Aktivität genießt – sich mit Achtsamkeit und Meditation vergleichen lässt.[114]

Erfahrungsbericht: Thomas van der Plaetsen

»Meditation ist ein kraftvolles Werkzeug, das mir hilft, mich zu entwickeln und zu verbessern.«

Achtsamkeit war im Leben des Zehnkämpfers und Europameisters Thomas van der Plaetsen das bestimmende Element. Seine Geschichte, geprägt von spektakulären Rückschlägen und heldenhaften Comebacks, ist wie ein Film. Für ihn bedeutet Achtsamkeit im Wesentlichen, sich seiner inneren Welt bewusst zu sein, denn die Achtsamkeit hilft ihm, seine Gefühle und Gedanken besser zu erfassen. Sie kam schrittweise in sein Leben und ist ein fester Bestandteil geworden. Sie gab ihm die Zähigkeit, die er brauchte, als er eine Krebsdiagnose bekam und sich der Behandlung unterziehen musste. Thomas zählt zu den Menschen, die ihr Schicksal selbst in die Hände genommen haben. Er lernte, Achtsamkeit täglich anzuwenden – ohne formale Ausbildung, aber er findet Inspiration in den Büchern, die er liest, und den Menschen in seiner Umgebung.

Mein Weg zur Meditation

Als Kind habe ich meine Eltern oft meditieren oder Yoga praktizieren sehen. Mein Vater war Neuropsychiater und arbeitete im Krankenhaus, machte aber auch Hausbesuche bei Patienten. Religion und Meditation waren ihm in seinem Berufsleben ausgesprochen wichtig und er untersuchte die Gehirne einiger Menschen, die Meditation praktizierten. So kamen Achtsamkeit und Spiritualität in mein Leben. Bei diesen Themen gab es zu Hause kein Tabu. Doch weil ich als Kind die Diagnose ADHS (Aufmerksamkeitsdefizit-Hyperaktivitätsstörung) erhalten hatte, war kontemplative Meditation nichts für mich.

Nach dem Tod meines Vaters im Jahr 2011 fühlte ich mich verloren. Es war eine schwierige Zeit in meinem Leben. Ich war gerade 20, hatte zu wenig Selbstvertrauen und musste auch noch gegen eine aggressive Form von Masern kämpfen! Zur selben Zeit gewann ich eine Goldmedaille bei den Leichtathletik-U23-Europameisterschaften, aber ich fühlte mich emotional immer noch völlig durch den Wind. Ich beschloss, die Sache selbst in die Hand zu nehmen, und machte mich auf die Suche nach Antworten auf die Fragen, die ich über mich hatte und die mich verfolgten. Meine Suche nach Spiritualität und meine großen existenziellen Fragen brachten mich dazu, ein paar Bücher über Meditation und Buddhismus zu lesen, insbesondere *Glück: Leitfaden zur Entwicklung der wichtigsten Fähigkeit im Leben* von Matthieu Ricard.

Ich probiere liebend gern neue Dinge aus, auch im Sport. Ich teste regelmäßig neue Strategien, die mir helfen könnten, besser zu werden. Deswegen habe ich mit Meditation experimentiert. Am Anfang waren meine Sitzungen ziemlich schlicht. Ich hatte ein Buch, aus dem ich erfuhr, wie man das macht, und ich habe sehr langsam mit einer Sitzung pro Tag angefangen. Als Spitzensportler war ich schon daran gewöhnt, meine Atmung in den Fokus zu nehmen. Ich atmete 10 bis 15 Minuten ruhig und ließ meine Gedanken frei umherwandern. Ich habe auch eine kleine Weile mit Erfolg Headspace ausprobiert, aber nach zwei Monaten fand ich, dass mich diese geführten Sitzungen irgendwie aufhielten. Mit App-Sitzungen ist alles im Vorhinein festgelegt, ich mag aber Überraschungen und habe den Hang, mich auf den Flow einzulassen. Bei Headspace muss man nach einer gewissen Zahl von Sitzungen Levels und Tests durchlaufen. Damit wird es für mich mehr so etwas wie ein Videospiel!

Mein Offenbarungserlebnis mit Meditation

Nach ein paar Jahren nahm meine Meditationspraxis wiederum eine Wende; es wurde ein Lebensstil. Ich hörte mit der bewussten Meditation auf. Anstatt zu bestimmten Tageszeiten zu meditieren, wurden die Tage selbst meditativer. Ich begann, das, was ich den Tag über in mir fühlte, zu beobachten. Von da an begann mein Aufwärmtraining immer damit, dass ich mir den Augenblick achtsam bewusst machte und mich auf mein inneres Selbst fokussierte. Wie beim Yoga bildete mein Aufwärmtraining einen Moment der Meditation. Meistens ist das nicht schwer, da ich allein trainiere. Ich versuchte, auch im Verlauf des Tages Momente des Friedens und der Ruhe zu finden. Zum Beispiel ließ ich mein Smartphone im Zug immer häufiger in der Tasche. Achtsamkeit wurde eine Art Kompass, der mich zu den Ursprüngen meiner Gedanken und Emotionen führte. Dieses tägliche Training ließ mich die Prozesse, die sich um mich herum abspielen, bewusster wahrnehmen. Im Laufe der Zeit ebneten bestimmte Übungen den Weg für eine Art des Seins.

Das überträgt sich auch auf meine Beziehungen, insbesondere, wenn es zu Konflikten kommt. Ich glaube, es ist wichtig, jedwede Feindseligkeit zu identifizieren, die sich aus einem Missverständnis oder einer falschen Wahrnehmung ergibt. So ist Achtsamkeit ein wirkmächtiges Werkzeug geworden, das mir hilft, mich zu entwickeln und zu verbessern.

Meditation hat einen positiven Einfluss auf mich ausgeübt, gleichermaßen als Mensch und als Sportler. Früher habe ich zugelassen, dass ich beim Training von vielen Frustrationen überwältigt wurde, und das hat sich negativ auf meine Leistung ausgewirkt. Als ich das reflektierte, sagte ich mir, ich könne nicht weiterhin durch negative Reaktionen meiner Entwicklung schaden. Dank der Meditation kam ich dahin zu verstehen, dass sehr viele negative Gefühle von meinem Mangel an Selbstvertrauen und meinem miesen Selbstbild herrührten. Dies zu realisieren, war ein erster Schritt, aber etwas zu verändern, war leichter gesagt als getan. Wenn ein negativer Gedanke aufkam, schaffte ich es nicht, ihn zurückzudrängen. Und dann habe ich begonnen zu trainieren.

Modeerscheinungen und Smoothies

Meditation ist ganz klar eine Mode geworden. Manche Menschen meditieren zweimal täglich, leben aber weiterhin exakt genauso wie zuvor. Manche Menschen trauen sich nicht, sich ihren Problemen zu stellen, und geben sich mit ein bisschen Herzensbalsam zufrieden: Das ist die Krankheit des Jahrhunderts. Bei Übergewicht werden manche Menschen lediglich zum Gemüse-Smoothie greifen, statt ihre Ernährung und ihren sitzenden Lebensstil infrage zu stellen. Sogar der Ausdruck »Achtsamkeitsmeditation« ist nach und nach mit einer gewissen Konnotation aufgeladen worden, die der Glaubwürdigkeit schadet. Deswegen habe ich beschlossen, diesen Ausdruck nicht mehr zu verwenden, wenn ich bei Konferenzen spreche, denn ich habe bemerkt, dass das Konzept falsch verstanden wird. Ich rede stattdessen von »Bewusstsein«, was nach meiner Sicht dasselbe bedeutet.

Falsche Anschuldigungen und Krebs

Am 30. September 2014 bekam ich einen Brief von der Dopingkontrollbehörde, in dem stand, mein Test auf das Hormon hCG, ein illegales Produkt zur Leistungssteigerung, sei positiv ausgefallen. »Das war's, meine Karriere ist vorbei!«, dachte ich. Ich hatte keine Ahnung, wie das Produkt in mein Blut gekommen sein könnte, denn ich hatte mich nicht gedopt. Die klinische Untersuchung am 30. Oktober bestätigte, was ich nach einer kurzen Google-Recherche herausgefunden hatte: Das Hormon hCG war ein Marker für Hodenkrebs und ich war schwer krank. In der Zwischenzeit hatte die Presse meinen Namen schon in den Schmutz gezogen und aus mir einen weiteren gedopten Sportler gemacht. Das war total schräg!

Nach meiner Operation hatte ich einen Monat lang Chemotherapie. In diesem Moment erwies sich das mentale Training wieder als sehr praktisch. Ich entschied schnell, das Ganze nicht noch komplizierter zu machen, und beschloss, dass es für mich Priorität hatte, mit der Unsicherheit zurechtzukommen. Ich hatte das Gefühl, ich sollte besser alles akzeptieren, da ich sowieso keine Kontrolle über meine Zukunft hatte. Zum Glück war ich mit meinem mentalen Training schon ganz gut fortgeschritten, als ich die Diagnose bekam. Ohne die Achtsamkeits- und Meditationserfahrung, die ich schon auf dem Buckel hatte, hätte ich die Krebsdiagnose nicht so gut aufnehmen können. Wäre mir dies mit 20 passiert, wäre es komplett anders verlaufen.

Ich habe während der Behandlung nie wirklich formal meditiert, aber ich war mir aller Gedanken, die mir durch den Kopf gingen, bewusst. Am wichtigsten war, dass ich meine emotionale Welt regulieren und meinen Schmerz und meine Müdigkeit kontrollieren konnte. Ich spürte, dass ich dank meines mentalen Trainings stärker war und dass meine negativen Gedanken mich nicht zaudern ließen. An vieles erinnere ich mich nicht mehr genau. Die Chemotherapie war ziemlich ermüdend, sie schwächte mich mental, aber ich habe nicht gegen die Ungerechtigkeit der Situation angekämpft.

Back on track – und Skepsis hinsichtlich Achtsamkeit

Als bekannter Profisportler stand ich während der Chemo letztlich im Rampenlicht, während die meisten Krebspatienten heroisch ohne jegliche Aufmerksamkeit gegen die Krankheit ankämpfen. So kam mir die Idee »Back on track« zu gründen. Das ist ein Fonds, mit dem Krebspatienten unterstützt und ermutigt werden. Wir bieten ihnen ein Programm an, zu dem eine Bandbreite körperlicher Übungen sowie psychologische und soziale Unterstützung gehören. Kürzlich haben wir Achtsamkeitsworkshops hinzugefügt. Als die Teilnehmer zum ersten Mal davon hörten, waren sie nicht so wahnsinnig begeistert und konnten den Nutzen davon nicht sehen. Später gestanden einige, dass ihnen diese Sitzungen wirklich etwas gebracht hatten. Ich selbst war nie skeptisch gegenüber Spiritualität. Als ich zum Beispiel

Matthieus Buch über Meditation las, hatte ich nie das Gefühl, es kritisieren zu müssen.

Philosophie und Religion

Ich halte mich für einen gläubigen Menschen, aber ich bin nicht von einer bestimmten Religion überzeugt. Meditation gehört auch zu meiner religiösen Suche. Meine Eltern haben mir ihre christliche Kultur und die christlichen Werte weitergegeben und ich habe kostbare Grundsätze daraus gewonnen. Auch den Buddhismus finde ich sehr interessant. Die Konzepte, zu denen Buddha sich bekannt hat, sind besonders klar und praktisch. Mit ihnen verstehen wir die Rolle unserer Gedanken und Gefühle und wie wir mit ihnen umzugehen haben. Wenn du dich zum Beispiel über jemanden ärgerst, dann ist das heimtückische Gift deiner Gedanken in dir, nicht in der anderen Person. Im Laufe der Zeit habe ich meine eigene Philosophie entwickelt. Die stoischen Philosophen Seneca und Mark Aurel sind wichtige Inspirationsquellen für mich. Sie heben auch die Innenschau und das Annehmen der Außenwelt hervor.

Schmerz und Konzentrationsspiele

Als Sportler ist man ständig mit Schmerz konfrontiert. Deswegen bekomme ich dreimal pro Woche Massagen von einem Physiotherapeuten. Die Hälfte der Sitzungen ist schmerzhaft. Auf der Massageliege ausgestreckt will ich bewusst mit meinem Schmerz umgehen. Es ist fast so etwas wie ein Spiel geworden, bei dem ich versuche herauszufinden, wie ich diesen Schmerzgefühlen begegnen kann. Ich habe zwei Strategien: Die erste besteht darin, gar nicht darüber nachzudenken. Ich leere mein inneres Selbst, ich lasse alle Empfindungen kommen, wie sie sind, und versuche, so wenig wie möglich zu reagieren. Die zweite Strategie besteht darin, mich ganz und gar auf den Schmerz zu konzentrieren. Wie bei Emotionen auch, bleibt wenig von den schmerzhaften Empfindungen, wenn man ihnen die volle Aufmerksamkeit widmet. Ich spiele dieses Konzentrationsspiel schon lange. Sogar im Alltag. Wenn es mich beispielsweise irgendwo juckt, versuche ich herauszufinden, wie lange ich es schaffe, mich zurückzuhalten und nicht zu kratzen.

Formlose Meditation ist eine Gewohnheit geworden. Sie ist nun ein wesentlicher Teil meines Lebens und keine Pflichtübung mehr. Auf dieselbe Art und Weise bin ich nach und nach dahin gekommen, Sport als körperliche Übung zu sehen, eher wie eine Art des Daseins statt als eine Reihe einzelner Trainingseinheiten.

Meditation und Leistung

Als Profisportler ist die Leistung so wichtig, dass es auch die Moral untergraben kann. Wenn wir uns Ziele setzen, riskieren wir Enttäuschung und Niederlage. Die Philosophie hilft mir, aus dem Spitzensport alles herauszuziehen, was positiv ist, insbesondere Motivation und Konzentration, ohne verletzbar durch alles Übrige zu sein. Achtsamkeit spielt in einem Wettkampf eine wesentliche Rolle. Man ist völlig vom Wettkampf absorbiert und Zweifel und negative Gedanken wirken sich zunehmend stärker aus. Beim Zehnkampf ist das erst recht der Fall, denn man muss trotz extremer Erschöpfung hohe Leistungsniveaus aufrechterhalten. Deswegen ist der mentale Zustand oft entscheidend. Man muss fokussiert bleiben, auch wenn man erschöpft ist. Das ist es, was wirklich auf dem Spiel steht. Man muss einen Supersprung oder einen Superschuss ausführen und zugleich die positiven und negativen Gedanken managen, die einen in dem Moment überkommen. In der Leichtathletik hat man oft drei Versuche und der dritte ist die letzte Chance auf eine Meisterleistung. In dem Moment ist es entscheidend, dass es einem gelingt, die Zweifel wegzuwischen und allen äußerlichen Druck wegzuschieben, den man vielleicht fühlt. Eine andere Technik, mit der ich arbeite, ist, die Situation komplett zu rationalisieren.

In meiner Sportdisziplin begegne ich nicht oft knallharten Buddhisten. Manchmal begegne ich strenggläubigen Amerikanern, denen es schwerfällt, ihre christlichen Werte mit dem extremen Konkurrenzcharakter des Spitzensports in Einklang zu bringen. Manche geben ihre Leichtathletikkarriere aus diesem Grund auf. Jeder hochrangige Sportler muss sich auf seine Konzentration verlassen, seine Fähigkeit zu fokussieren sowie auf sein mentales Training. Achtsamkeitssitzungen und Yoga haben tatsächlich schrittweise ihren Weg in Trainingsprogramme gefunden. Ich mache kein formales Yoga, aber mein Aufwärmtraining enthält ein paar kurze Wohlfühlübungen, die ich in einem meditativen Zustand ausführe. Auf diese Art höre ich genau hin auf die Signale, die mein Körper mir sendet. Seit 2016 lasse ich meinen Körper und meinen Geist sich zwischen den einzelnen Disziplinen in einer zehnminütigen Routine erholen, die ich selbst konzipiert habe. Meistens lege ich mich auf den Rücken und mache ein paar Atemübungen sowie einen Bodyscan vom Scheitel bis zu den Zehen. Meine Muskeln entspannen sich dann völlig und ich kann mich auf die nächste Disziplin vorbereiten.

Andere Achtsamkeitstechniken

Spitzensportler arbeiten oft mit Visualisierung. Ich persönlich habe meine eigene, recht sonderbare Technik. Ich visualisiere keine Bilder, sondern Gefühle: Ich fühle die Bewegungen. Morgens mache ich manchmal Atemübungen mithilfe der App Prana Breath. Sie zeigt mit feinen Klängen an, wann man atmen soll, sodass man den eigenen Atemrhythmus finden kann. Ich versuche auch, meinen Puls herabzusetzen, und verwende einen Herzfrequenzmonitor; meistens klappt es. Im vergangenen Jahr habe ich eine Zeit lang die sogenannte Inneres-Feuer-Meditation ausprobiert. Bei dieser Technik visualisiert man einen Energiestrahl, der durch die Wirbelsäule verläuft. Außerdem führe ich Tagebuch. In einem kleinen Notizbuch halte ich meine Entscheidungen, meine Ideen oder ein Mantra fest, bei dem ich für eine ganze Woche oder einen Monat bleiben will. Ich versuche zum Beispiel, weniger defensiv zu sein oder offener für die Ideen anderer Leute. Ich schreibe es in mein Notizbuch, sodass ich es jeden Morgen und jeden Abend nochmals lesen kann.

Persönliche Empfehlung

Die wichtigste Botschaft, die ich gern weitergeben würde, ist folgende: Mache dir dein Leben nicht kompliziert! Dein anfängliches Gefühl wird von einem Ereignis ausgelöst und die nachfolgenden Emotionen von deiner Deutung dieses Ereignisses. Wenn eine Situation schwierig erscheint, mache sie nicht noch schwieriger. Mache das für dich und für andere. Das ist ein guter Ausgangspunkt.

Erfahrungsbericht: Wouter Torfs

»Der Geist ist in stetigem Fluss und wenn du jeden Gedanken für bare Münze nimmst, so ist das ein sicheres Rezept, um sehr schnell unglücklich zu werden.«

Wouter Torfs ist Direktor einer großen belgischen Schuhhandelskette. 2019 wurde er vom Institut Great Place to Work als bester Arbeitgeber Europas ausgezeichnet. Wie hat er das erreicht? Sein fast schon greifbares Charisma und die aufrichtige Freundlichkeit bei unserer gemeinsamen Arbeit an diesem Buch gaben mir einige Hinweise. Ich entdeckte aber auch, dass Meditation ihm in seinen verschiedenen Eigenschaften als Mensch, Vater, Ehemann, erfolgreicher Unternehmer und preisgekrönter Firmenchef geholfen hat.

Meditation und persönliche Entwicklung

Die persönliche Entwicklung ist mir mittlerweile seit einigen Jahren sehr wichtig. Es macht mir Spaß, neue Techniken auszuprobieren, aber die Meditation ist in meinem Leben ständig präsent. Ich habe damit angefangen, als ich 35 war; meine Mutter ist mir dabei ein Vorbild gewesen. Auf unserem Wohnzimmertisch stapelten sich die großen Klassiker der Meditationsliteratur. Als ich Kind war, in den Swinging Sixties, hat meine Mutter schon Zen-Meditation praktiziert. Gelegentlich ging sie übers Wochenende zu einem Retreat in ein Kloster hier in der Nähe, aber sie war auch ein paar Wochen in Indien. Heute ist sie 85 Jahre alt und meditiert noch immer. Von ihr habe ich das Bedürfnis nach einer ewigen Suche.

Als Jugendlicher aber war Meditation das Letzte, wofür ich mich interessiert hätte. Doch im Laufe der Jahre fühlte ich mich immer weniger glücklich, während ich eigentlich gar keinen Grund hatte, unglücklich zu sein. So fing meine Suche nach persönlicher Entwicklung an. Mein Coach schlug vor, ich solle ein Buch über Meditation lesen, denn das war die Zeit vor Google. Heute steht eine regelrechte Schwemme von Büchern und Texten über Achtsamkeit zur Verfügung, aber in den späten Achtzigern war Achtsamkeit eher eine Seltenheit. Meine eigene Methode ist näher bei der Zen-Tradition; dabei liegt ein Schwerpunkt auf der Haltung, besonders dem Lotussitz, bei dem man den Rücken gerade halten muss.

Ich konzentrierte mich auf meine Atmung und beobachtete, wie meine Gedanken umherschwirrten. Dadurch wurde mir bewusst, dass mein Gedankenkarussell sich von Thema zu Thema drehte und meinen Gedankengang unterbrach. Der Geist ist in stetigem Fluss und wenn du jeden Gedanken für bare Münze nimmst, so ist das ein sicheres Rezept, um sehr schnell unglücklich zu werden. Ich meditierte morgens 20 Minuten; das wurde mir zur Gewohnheit und ich mache es noch immer. Nicht jeden

Tag, aber ganz bestimmt, wenn es mir mit mir selbst nicht so gut geht oder wenn ich weiß, dass ich einen harten Tag vor mir habe. Ich verwende keine Stoppuhr. Wenn ich das Gefühl habe, ich hätte genug meditiert, versuche ich, noch etwas weiterzumachen. Im Allgemeinen schlafe ich wirklich gut. Und wenn nicht, liegt es oft am Stress. Dann muss ich mich auf meine kleine Matte setzen und diesem Stress direkt in die Augen sehen.

Achtsamkeit und Familie

Im Laufe der Jahre kam meine Frau auf die Idee, es auszuprobieren, und jetzt meditieren wir manchmal zusammen. Sie liebt Headspace. Als Teenager haben meine Kinder das ganze Thema der persönlichen Entwicklung abgelehnt. Sie fanden es absurd. Als ich selbst Teenager war, hat die spirituelle Welt meiner Mutter mich nicht angezogen. Mittlerweile haben meine Töchter Interesse dafür entwickelt. Eine von ihnen ist wirklich begeistert von Achtsamkeit und hat ein entsprechendes Schulungsprogramm absolviert.

Buddhisten und Christen

Ich würde nicht sagen, dass ich Buddhist geworden bin, aber ich fühle mich ganz sicher zum buddhistischen Gedankengut hingezogen. Ich war bei einigen Retreats. Dass man dort eingeladen ist, mit den Mönchen zu leben und sich in ihren Rhythmus einzufügen, ist sehr wohltuend. Für mich ist der Buddhismus keine Religion, sondern mehr eine Methode, die mir erlaubt, zu wachsen, und die ethische Werte anbietet, die den christlichen ähneln, zum Beispiel »Du sollst nicht töten« oder »Du sollst nicht lügen«. Ich nehme gern an buddhistischen Ritualen teil, aber ich habe nicht generell das Bedürfnis danach. Als Katholik beherzige ich christliche Werte, aber ich erkenne im Buddhismus viele Elemente wieder, die im Katholizismus nach und nach von einem formellen Ritualismus überschattet wurden.

Nondualität

Meditation ist ein umfassender Begriff, der unterschiedliche Methoden und philosophische Traditionen erfasst. Man muss unter ihnen den eigenen Weg finden. Bei allem nötigen Respekt – Visualisierung und Mantras haben bei mir nicht viel gebracht. Ich habe mit Zen-Meditation angefangen, mich dann der Achtsamkeit zugewandt und jetzt beschäftige ich mich mit dem Konzept der Nondualität mit einem Professor für tibetischen Buddhismus. Er lehrt Einsichtsmeditation, das ist etwas anderes als beruhigende Meditation. Bei der Einsichtsmeditation ist der Meditierende bestrebt, sich bewusst zu werden, dass der Geist zwar angefüllt ist mit Inhalt, Gedanken und insbesondere Emotionen, dass das Wesen des Seins jedoch Bewusstsein ist. Es ist ein Bewusstsein für das Bewusstsein. Es gestattet einem, schrittweise eine neue Beziehung zur Realität zu entwickeln. Meditation hilft uns, zu entspannen, bewahrt uns aber auch davor, unsere Gefühle und Gedanken fälschlicherweise als Realität zu sehen. Wir sind nicht die Summe unserer Emotionen, sondern das Ergebnis unseres Bewusstseins.

Arbeit, Führung und Meditation

Meditation hat mich als Mensch und als Unternehmer milder werden lassen. Wenn man den Gedanken akzeptiert, dass alles miteinander verknüpft ist, auch wir Menschen, ist es leichter, andere und deren Ratschläge zu akzeptieren. Das ist eine wesentliche und unschätzbare Eigenschaft bei einem Chef. Die Qualität der Präsenz, also wie sehr man im Hier und Jetzt der Gegenwart ist, spielt auch im professionellen Umfeld eine entscheidende Rolle, insbesondere bei Präsentationen und Meetings. Oft sehe ich Führungspersonen, die zerstreut und in Gedanken sind. Sie verlieren die Verbindung zum gegenwärtigen Moment. Wie können Gedanken, Sinneswahrnehmungen und Gefühle real sein? Durch Meditation begreift man auch Momente mit Spannungen und Konflikten besser. Wie schmerzlich oder überzogen sich die Emotionen auch anfühlen, sie gehen vorüber. Wenn man das einmal versteht, ist man besser in der Lage, die Situationen, in die man gerät, zu gestalten und nicht einfach nur auszuhalten. Meditation gestattet einem auch, in einem sehr wettbewerbsorientierten System Widerstandskraft aufzubauen und mit beiden Beinen auf dem Boden zu bleiben. Ich neige dazu, zu viel nachzudenken und mich in meinen Gedanken zu verlieren. Meditation ist das perfekte Gegenmittel.

Meditierende Führungskräfte

Zweimal im Jahr organisieren wir eine zweitägige Konferenz für die Unternehmensleitung mit sechs anderen Firmenchefs, die mittlerweile gute Freunde geworden sind. Diese Meetings sind zu Plattformen gewachsen, auf denen wir Ideen zu allen möglichen grundsätzlichen Fragen – sowohl persönlicher als auch beruflicher Natur – teilen und austauschen. Das Programm, das immer auch eine halbe Stunde Stille vorsieht, hatte seinen Ausgangspunkt in dem Gedanken von einem »heiligen Ort«, an dem Menschen sich begegnen konnten, und zwar richtig. Ich glaube nicht, dass Meditation eine neue Mode unter Führungskräften geworden ist, aber ich denke, es ist eine wachsende Bewegung. Zugang zu Achtsamkeit zu haben und ihr die Bedeutung zu geben, die man selbst darin sieht, ist mittlerweile viel verbreiteter.

Achtsamkeit für Arbeitnehmer

Wir bieten in meinem Unternehmen offene Fortbildungen an. Das heißt, dass die Mitarbeiterinnen und Mitarbeiter auf Kosten der Firma drei Fortbildungen pro Jahr machen können, auch in Bereichen, die gar nichts mit ihrer Arbeitstätigkeit zu tun haben – gesunde Ernährung, Fotografie oder Achtsamkeit. Dahinter steht der Gedanke, dass es die Menschen glücklicher macht, wenn sie ihre persönlichen Talente entwickeln.

Unternehmertum, fernöstliche Philosophie und Burn-out

Liebe ist die DNA unseres Unternehmens. Sie ist es, die uns miteinander und mit unseren Kunden verbindet. Wir wollen diese Liebe lieber nähren, statt sie auszunutzen. Wir betrachten unsere Angestellten nicht als Menschen, deren Dienste wir wegen ihrer Fähigkeiten mieten. Wir heißen Menschen ganzheitlich willkommen, mit ihren Träumen, ihren Talenten, ihren Unzulänglichkeiten, ihren Erwartungen und ihren Ängsten. Ich blicke wohlwollend auf meine Leute und kümmere mich um sie. Diese Betrachtungsweise stammt von den fernöstlichen kontemplativen Traditionen. Wenn Menschen an Burn-out leiden, übernimmt das Denksystem die Kontrolle und behindert damit ihre Entwicklung. Menschen scheinen zu glauben, dass sie diese Krise bewältigen können, wenn sie mehr oder besser nachdenken. Während der Erholungszeit kann Meditation eine große Hilfe sein, wenn die Krise jedoch akut ist, hätte ich da meine Zweifel. Ich weiß jedoch von Kollegen, die mithilfe eines Achtsamkeitstherapeuten wieder auf die Beine kamen.

Stille für den Frieden

Zu guter Letzt: Stille ist Gold. Nach den Terroranschlägen von Brüssel und Paris hat sich die Debatte um die Dichotomie »Wir gegen die« verhärtet. Stimmen von links und rechts aus dem politischen Spektrum taten ihre Meinung kund, doch die Stille war die große Abwesende in der Debatte. Deswegen gab es bei uns die Initiative »Silence for Peace« (Stille für den Frieden). Wir organisierten ein Sit-in in Brüssel und luden die Bevölkerung ganz unabhängig von ihrer politischen oder religiösen Ausrichtung ein, mit uns in Stille zu sitzen. Wir wiederholen diese Initiative jedes Jahr in einer anderen Großstadt.

Erfahrungsbericht: Das ReSource-Projekt

Von 2013 bis 2016 führte meine Kollegin, die Professorin Tania Singer von der Forschungsgruppe Soziale Neurowissenschaften Berlin, das ReSource-Projekt durch. Es ist mit über 300 Teilnehmenden eine der größten wissenschaftlichen Studien zur mentalen Trainierbarkeit von Eigenschaften wie Achtsamkeit, Mitgefühl, Perspektivübernahme und sozialen Kompetenzen. Hauptziel von Tanias Programm ist es, die Auswirkungen verschiedener mentaler Praktiken auf unsere psychische und körperliche Gesundheit wissenschaftlich auszuwerten. In der neunmonatigen Langzeitstudie zu mentalem Training wurden Übungen mit folgenden Schwerpunkten miteinander verglichen:

1. Aufmerksamkeit für den Moment, der ist, sowie Erspüren des inneren Zustands des Körpers
2. Training in Mitgefühl und liebender Güte
3. Lernen, die mentalen Prozesse zu kontrollieren und die eigene und andere Perspektiven einzunehmen

Derzeit sind über 40 wissenschaftliche Arbeiten veröffentlicht worden, die sich auf Daten aus der im ReSource-Projekt untersuchten Kohorte stützen. Beobachtet wurden Hinweise auf sehr differenzierte Trainingseffekte der mentalen Übungen. Die Messungen reichten von im MRT gemessenen strukturellen Hirnveränderungen bis zu Verbesserungen der sozialen Intelligenz und Altruismus sowie verbesserter Regelung der Stresshormonausschüttung.

Tania und ihr Team von der Max-Planck-Gesellschaft zeigten, dass man auch als Erwachsener das eigene mentale Wohlbefinden und die soziale Intelligenz ändern und verbessern kann, es jedoch wichtig ist, welche Art von Meditation man praktiziert.

Alle getesteten Methoden verringerten Stress, förderten die Aufmerksamkeit und verbesserten Altruismus und Kooperation, doch das affektive Training war die beste Möglichkeit, um das Mitgefühl zu steigern. Die Ausprägung des sozialen Stresses sank um bis zu 50 Prozent und gemeinsames Meditieren mit einem Partner war besonders wirkungsvoll, um den Stresspegel und somit den Cortisolspiegel im Blut zu verringern. Die Meditationsübungen vergrößerten das Volumen der grauen Substanz in Gehirnnetzwerken, die mit Aufmerksamkeit und Emotionskontrolle zusammenhängen, sichtbar. Die Teilnehmenden fühlten sich glücklicher und energievoller, gegenwärtiger im Moment, waren sich ihres Körpers sowie ihrer Gedanken und der »kleinen Stimme« in ihrem Kopf mehr bewusst, konnten sich besser von ablenkenden Gedanken lösen, waren anderen Menschen gegenüber positiver eingestellt, fühlten sich sozial näher und eingebundener sowie sich selbst und anderen gegenüber empathischer und mitfühlender. Mitgefühlsmeditation steigerte objektiv gemessene Level altruistischen Verhaltens wie Spenden zu Wohltätigkeitszwecken, Vertrauen und Großzügigkeit.

11

Techniken und Tipps

»Als vor über 30 Jahren ein paar westliche Mediziner als Pioniere versuchten, Meditation ins traditionelle Gesundheitssystem einzuführen, wurden sie von ihren Kollegen verspottet. Das hat sie aber nicht abgehalten. Sie haben stattdessen beschlossen, es ›Achtsamkeit‹ statt ›Meditation‹ zu nennen und mit ihrer Forschung weiterzumachen.«

Andy Puddicombe, Gründer von Headspace

Wenn du dich nach der Lektüre dieses Buchs dafür entscheidest, dem gegenwärtigen Moment und dem Wesen deiner Gedanken mehr Zeit zu widmen, dann ist das eine tolle Nachricht! Es gibt Technologie, die dir dabei hilft – es sind so einige sehr beliebte Meditations-Apps erhältlich; ein paar habe ich ja schon erwähnt. Außerdem gibt es verschiedene Anwendungen, die Biofeedback in Echtzeit anbieten. Das biologische Feedback – Sensoren messen dafür deine Hirnaktivität – informiert dich über die Ergebnisse und hilft dir dadurch zu lernen, die jeweilige Aktivität zu kontrollieren, um die es dir dabei geht.[115]

Man hat absolut das Recht, die kommerzielle Verwertung von Meditation kritisch zu sehen. Genauso, wie man selbstverständlich das Recht hat, den Einsatz von Technologie in einer Praktik infrage zu stellen, die bestrebt ist, alle Formen der Ablenkung zu vermeiden. Dies vorausgeschickt, bleibe ich von der Nützlichkeit dieser Instrumente überzeugt, weil ich sie insbesondere in meinem eigenen Fall hilfreich fand und weil ich von vielen der Patienten in meiner Ambulanzklinik höre, dass sie den Mehrwert solcher Hilfsmittel erkannt haben. Meditations-Apps können als Vorbereitung dafür dienen, sich ein eigenes Programm für mentales Training zu entwickeln; digitale Sportprogramme haben schließlich ebenfalls Menschen dazu motiviert, mit dem Joggen zu beginnen oder darauf zu achten, dass sie täglich ihre 10000 Schritte gehen. Ich persönlich halte dies für eine sehr positive Entwicklung. Kürzlich haben auch kontrollierte Tests mit einer Achtsamkeitsmeditations-App gezeigt, dass deren Anwendung messbar zur Verringerung von Stress, Angstzuständen und Depression sowie zu einem verbesserten psychischen Wohlbefinden führt.[116]

PER KLICK ZUR MEDITATION

Wie viele andere habe ich verschiedene geführte Meditationsübungen auf dem Smartphone ausprobiert und mache das auch heute noch. Mit Apps ist es möglich, die eigenen Statistiken und Fortschritte zu überprüfen, und sie erinnern an die Ziele, die man sich gesetzt hat. Häufig kosten sie am Anfang nichts und nach einer Weile muss man bezahlen, um sie weiter zu nutzen, oder man muss sie kostenpflichtig abonnieren.

Dir steht eine Riesenauswahl von 2500 mobilen Apps zur Verfügung, um dich bei der Fürsorge für deine mentale Gesundheit und Gelassenheit anleiten zu lassen. Ich würde vorschlagen, dass du einige für dich ausprobierst und dann auswählst, welcher Stimmtyp, Akzent und welche Sprache für dich am angenehmsten sind und was preislich in Ordnung für dich ist.

Die erste App, die ich besprechen möchte, heißt »Imagine Clarity«. Das ist eine sehr erfolgreiche App in englischer Sprache, die mein Freund Matthieu Ricard und Dr. Alan Wallace entwickelt haben. Sie legt den Hauptschwerpunkt auf Liebende-Güte-Meditation und ermutigt die User, ihrem Dasein mehr Sinn zu geben. Die App bietet Videos mit Übungssitzungen und inspirierendem Unterricht unter Matthieus Leitung an. Er sagt: »Imagine Clarity ist mit einer säkularen Ethik entwickelt und gestaltet worden und hat den Zweck, dir zu helfen, ein besserer Mensch zu werden, der zu mehr Güte fähig ist.«

Für Anfängerinnen und Anfänger ist Petit BamBou eine schöne App. Der Zugang zu einer Art Grundkurs sowie zu umfangreicheren Videos, die dich durch die Grundkonzepte der Achtsamkeit führen, ist gratis. Wenn du weitermachen möchtest, musst du die Bezahlversion erwerben. Mit den Modulen kannst du unterschiedliche Themen erkunden, zum Beispiel Stress und Angst. Petit BamBou ist die führende europäische Achtsamkeits-App; sie hat sieben Millionen User und bietet geführte Übungen in englischer, französischer, niederländischer, deutscher, spanischer und italienischer Sprache an.

Auch die Mindfulness-App ist ein europäischer Gefährte auf der Reise zum inneren Frieden. Sie bietet Programme an für alle, die besser schlafen, sich weniger Sorgen machen und tragfähigere Beziehungen haben möchten. Mit über 250 Meditationen und Kursen von einigen der bekanntesten Meditationslehrer der Welt ist für jeden etwas dabei. Ob du ein skeptischer Anfänger bist oder bereits mehr Erfahrung mit Meditation hast – die App nimmt dich mit auf eine Reise zu einem gelasseneren, friedvolleren Leben.

Die weltweit beliebteste App ist Headspace. Sie kam 2010 auf den Markt und hat 46 Millionen User auf der ganzen Welt. Ab 2020 konnte die App als Netflix-Serie angesehen werden, hatte über zwei Millionen zahlende Abonnenten und über 600 Unternehmen nutzten dieses Tool für mentale Wellness am Arbeitsplatz. Die Stimme, die durch die Meditationssitzungen führt, gehört zu Andy Puddicombe, einem der Headspace-Gründer. Er gab einst seine Karriere als Sportcoach auf, um buddhistischer Mönch zu werden. Kürzlich hatte ich die Gelegenheit, eine für den kleinen Bildschirm eines Flugzeugs von Canadian Airlines angepasste Headspace-Version zu nutzen. Meiner Meinung nach ist diese Version perfekt auf Menschen zugeschnitten, die unter Flugangst leiden. Ab 2021 bietet Headspace die Möglichkeit, zwischen Englisch, Französisch, Deutsch, Spanisch und Portugiesisch zu wählen.

Calm ist eine App, die mehr Bekanntheit verdient. Sie bietet vieles, was auch Headspace hat, zum Beispiel Optionen zum Herunterladen von Meditationen, damit man sie offline streamen kann. Auch die Integration von Apple Health ist möglich, wobei aufgezeichnet wird, wie viele Minuten man täglich meditiert, wenn man sich dafür registriert hat (das ist mittlerweile ein übliches Feature bei zahlreichen Apps). Sie bietet geführte Meditationssitzungen, beruhigende Musik und Geschichten, die beim Einschlafen helfen. Seit 2021 ist Calm in Englisch, Deutsch, Französisch, Spanisch, Koreanisch, Portugiesisch und Japanisch erhältlich.

In der Kategorie der pragmatischen Apps hat Ten Percent Happier einen besonderen Platz. Sie steht im Zusammenhang mit dem gleichnamigen Podcast von Dan Harris, in dem er spannende Gespräche mit Gästen wie dem Dalai-Lama, Matthieu Ricard, Jon Kabat-Zinn und Daniel Goleman führt. Diese App hat im Vergleich zu anderen den Vorteil, dass sie personalisiertes Coaching neben Lernvideos und geführten Meditationssitzungen anbietet. Außerdem kannst du jederzeit eigene Fragen stellen und dich mit einem Achtsamkeitscoach unterhalten, der mindestens zehn Jahre Erfahrung hat. Theoretisch ist dies innerhalb eines Tages möglich (ich habe dieses Feature nicht selbst ausprobiert).

Waking Up ist auch eine interessante App (bisher nur in englischer Sprache), ein Werk des Neurowissenschaftlers, Philosophen und sturmerprobten Meditierenden Sam Harris, der mich bereits in seinen beliebten Podcast eingeladen hat (mehr dazu ab Seite 46). Er ist für seinen unerschütterlichen Glauben an das Potenzial der Wissenschaft bekannt und hat mehrere Bücher veröffentlicht. Darin plädiert er für eine Form der Spiritualität, die aller religiösen Dimensionen entledigt ist. Für ihn geht es bei der Meditation nicht einfach nur um Stressbekämpfung, sondern darum, dass sie dazu beitragen kann, dass wir einen grundsätzlich anderen Blick auf die Welt bekommen. In dieser App musst du 50 Einführungsmodule durchlaufen, bis du Zugang zu den täglichen Meditationssitzungen bekommst.

Ich habe auch Insight Timer ausprobiert. Das ist eine Art Social-Media-Plattform für Menschen, die meditieren. Es gibt eine Karte, auf der man sieht, wer gleichzeitig mit einem meditiert, und man kann auch sehen, wer in der Nähe meditiert, sowie Freunde einladen, sich anzuschließen und gemeinsam zu meditieren. Der personalisierte Timer ist für diejenigen interessant, die mehr Erfahrung haben, und besitzt den schönen, angenehmen Ton einer Klangschale. Man kann auch kurze Meditationssitzungen planen, wenn man unterwegs ist, Hintergrundklänge einstellen und zwischen mehreren Coaches wählen.

Und schließlich nutze ich auch die Breathe-App auf meiner Apple Watch – ein teures Gerät, das räume ich ein. Sie teilt mit, wann es Zeit ist, an der Atmung zu arbeiten und achtsam siebenmal hintereinander zu atmen. Ich nutze sie auch morgens vor dem Aufstehen. Die Vibrationen an meinem Handgelenk begleiten mich durch eine Phase von einer bis fünf Minuten, in der ich tief atme und sehen kann, wie sich meine Herzfrequenz sofort verlangsamt. Android und Google Play bieten ähnliche Systeme an. Eine neuere und sehr nette persönliche Entdeckung ist das (belgische) Gerät Moonbird.Life – es sieht aus wie eine kleine Avocado. Man hält es in der Hand und es misst die Herzfrequenz. Anhand dieses Werts berechnet es den richtigen Rhythmus zum Ein- und Ausatmen. Das Gerät dehnt sich dann in diesem Tempo aus und zieht sich wieder zusammen, sodass man den Rhythmus automatisch übernimmt. Dies ist eine coole und sehr intuitive Art, die Atemübungen für die Meditation durchzuführen und direktes Feedback zu geben.

MUSE

Muse ist keine App, sondern ein Gerät, das man trägt, vergleichbar mit der Apple Watch, dem Fitbit-Armband oder einem Schrittzähler. Dieses Stirnband erfasst die Hirnaktivität und sendet die Daten an eine App, die man auf das Smartphone herunterladen kann. Es ist ein interessantes Techniktool, das in Echtzeit zeigt, was im Gehirn vor sich geht. Beim Meditieren hört man beispielsweise Geräusche aus der Natur. Je stiller man selbst ist, desto ruhiger ist die Klanglandschaft. So wird man sofort gewarnt, wenn die Gedanken abschweifen. Es ist ein nettes Beispiel für die Gamifizierung der Meditation.

In unserem Labor in Lüttich arbeiten wir mit Neurosteer, entworfen von meinem Freund und Kollegen Prof. Nathan Intrator, Mathematiker an der Universität von Tel Aviv. Er hat auch ein technisches Gerät entwickelt, das ähnlich arbeitet wie Muse und einfach auf die Stirn geklebt wird. Das System misst die elektrische Aktivität des Gehirns und übersetzt die Daten in verschiedene Zustände wie Unruhe oder Wachsamkeit. Diese Zustände können mit unterschiedlichen Farbcodes visualisiert werden, und so zeigen die sich konstant verändernden Farbflecken, wie stark der Geist umherschweift. Natürlich konnten wir der Versuchung nicht widerstehen, dieses Instrument auf Matthieus Stirn auszuprobieren. Die Ergebnisse waren verblüffend. Vergleicht man Matthieu mit einem Normalsterblichen, ist der Unterschied überwältigend. Wir haben ihn auch während mehrerer Konferenzen getestet, die wir gemeinsam in der Königlichen Philharmonie in Lüttich und im Kulturzentrum der Schönen Künste in Brüssel (Bozar) abhielten. Das Publikum konnte sehen, wie Matthieu die elektrische Aktivität in seinem Gehirn von einem Moment auf den anderen modifizieren konnte. Und wir alle konnten zusehen, wie sich dies auf dem Bildschirm abbildete; die Farben wurden dauerhaft gleichmäßig. Das war unglaublich! Mit anderen Experten wie Lama Zeupa im Tibetischen Institut Yeunten Ling in Huy erhielten wir ganz ähnliche Ergebnisse.

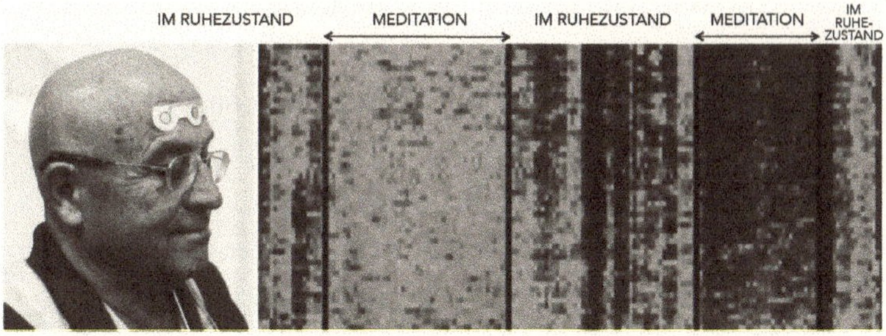

»Unser Gehirn benimmt sich wie ein angebundener Affe, der sich in seiner Aufregung immer mehr in seinen Fesseln verstrickt.«
Matthieu Ricard

Dank neuer Technologien können wir die Spannungsschwankungen der elektrischen Wellen im Gehirn beziehungsweise deren grafische Darstellung mit dem Elektroenzephalogramm live verfolgen, und zwar einfach mit einem EEG-Stirnband, das aufgeklebt wird.[117] Wir können hier in Schwarz und Weiß – in Wirklichkeit wären es alle Farben des Regenbogens – sehen, wie »im Ruhezustand« Gedanken und Emotionen in ständiger Veränderung durch Matthieu Ricards Gehirn laufen. Wir alle erfahren dieses Phänomen, jedoch ist es bei geschulten Mönchen kontrollierter. Diese Gedanken über die Zukunft oder die Vergangenheit können manchmal störend sein und sich einnisten. Das nennt man wiederkehrende Gedanken, Grübeln. Unser Gehirn kann nicht anders: Es denkt ständig. Auch wenn wir schlafen, sind unsere Hirnzellen immer noch sehr aktiv (wie wir in unserem Forschungslabor untersucht haben). Diese mentalen Erfahrungen sind in ständiger Bewegung, wie die Wellen des Ozeans. Im Bild kannst du sehen, wie die schwarzen Wellen kommen und gehen.

In diesen Sitzungen der mühelosen Präsenzmeditation können wir sehen, wie die Hirnaktivität von einer gewissen Stabilität gekennzeichnet ist. Die Farben sind hell und kräftig und es sind weniger »chaotische« EEG-Wellen da, wie ein sehr ruhiges Meer, mit weniger plötzlichen, wilden Gedankensprüngen. Es gibt aber verschiedene Meditationstechniken, wie es auch verschiedene Sportarten gibt, und jede geht mit bestimmten Merkmalen im Gehirn einher. Bei der zweiten Meditationsphase in der Darstellung oben praktiziert Matthieu zum Beispiel Liebende-Güte-Meditation. Dies stellt sich in dunkleren Farben dar, die wiederum gleichbleibender sind als der Wirbelwind, der vom normalen Wachzustand erzeugt wird, wenn unsere bewussten Erfahrungen in alle Richtungen zu gehen scheinen.

Einige dieser sehr einfachen Messgeräte sind bereits auf dem Markt erhältlich, zum Beispiel das Muse-Stirnband (siehe ab Seite 254). Es liefert Anfängern Daten darüber, was in ihrem Gehirn während der Meditation passiert, und ermöglicht ihnen so, schneller Fortschritte zu machen. Die meisten von uns brauchen das aber nicht. Sich ein paar Minuten ganz sich selbst zu widmen, bequem auf einem Stuhl oder Kissen sitzend die Lieblingsmeditation zu praktizieren, ist meiner Meinung nach voll und ganz ausreichend. Formlos im Bus, in der Straßenbahn oder bei der Arbeit zu meditieren, ist auch absolut prima.[118]

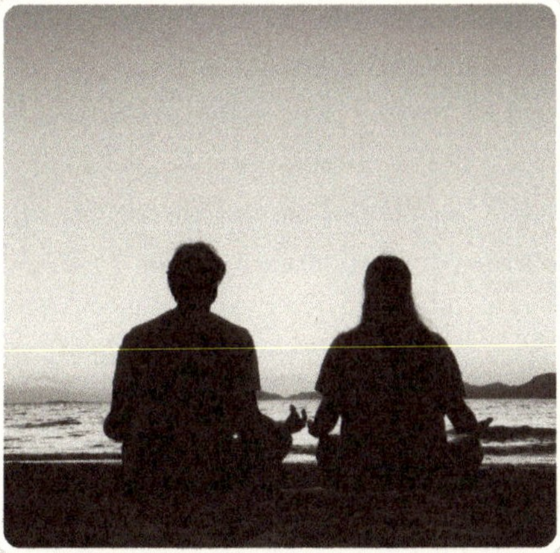

»Zwischen Stimulation und Reaktion ist ein Raum. In diesem Raum steckt unsere Kraft, unsere Reaktion zu wählen. In unserer Reaktion liegen unser Wachsen und unsere Freiheit.«
Viktor Frankl, Neurologe und Holocaust-Überlebender

Du kannst in einer Gruppe mit Unterricht meditieren, du kannst allein in deinem Zimmer mit einem Audioguide oder einer App meditieren, du kannst auch, wie auf dem Foto, zu zweit in den Flitterwochen auf einer griechischen Insel und mit Zehn-Minuten-Timer meditieren … Du kannst im Lotussitz auf einem Kissen formale Meditation praktizieren oder formlos an jedem beliebigen Ort, wann und so lange, wie dir danach zumute ist. Du kannst jeden »verlorenen« Moment nutzen, der sich dir bietet – im Stau, an einer roten Ampel oder im Büro. Mache einen Schritt zurück, denke darüber nach, was du gerade tust, und atme bewusst ein. Regelmäßige Achtsamkeitsübungen helfen dir, diese Momente schneller zu erkennen, wenn deine Gedanken vom gegenwärtigen Moment abschweifen. Dies ermöglicht dir dann, dich auf das, was du im Hier und Jetzt tust, neu einzustellen.

Du kannst dir zu jedem Zeitpunkt am Tage selbst einen kurzen Moment der bewussten Atmung schenken, wenn Emotionen, unangenehme Gefühle oder Spannungen anfangen, sich in deinem Körper aufzubauen. Du wirst dich so den Situationen, mit denen du konfrontiert wirst, auf eine kontrolliertere Art und Weise stellen können und nicht deine automatischen Reflexe die Kontrolle übernehmen lassen. Neue wissenschaftliche Studien haben gezeigt, dass diese kurzen, aber wiederholten Momente, in denen wir formlos meditieren und unsere Aufmerksamkeit wieder konzentrieren, gut für unser psychisches Wohlbefinden und unsere mentale Flexibilität sind.

12

Plädoyer für das Staunen

»Ich bitte dich, Geduld mit allem Ungelösten in deinem Herzen zu haben und zu versuchen, die Fragen selber lieb zu haben, als wären sie verschlossene Stuben oder Bücher, die in einer sehr fremden Sprache geschrieben sind.«

Rainer Maria Rilke, Schriftsteller, Dichter und Mystiker, 1875–1926

Niemandem bleiben schwierige Momente im Leben erspart. Wäre Glücklichsein ein Dauerzustand, wüssten wir nicht, was es bedeutet. Freude und Wohlbefinden werden an den weniger angenehmen Momenten gemessen. Es wird immer Momente geben, in denen es einem weniger gut geht und in denen man womöglich kämpfen muss. Für mich war das der Moment, als ich plötzlich allein war, emotional erschüttert und für drei Kinder verantwortlich, was ich mit den Anforderungen eines Vollzeitjobs unter einen Hut bringen musste. Aber zum Glück gibt es Techniken und Fähigkeiten, die einem helfen können, den Kopf über Wasser zu halten. Ich selbst habe Langstreckenlauf, Yoga, Meditation und Matthieu Ricard entdeckt. Dadurch wurde ich fähig, wieder zu lieben.

**Nicht die Realität ist wichtig,
sondern die Art und Weise,
wie du Realität erlebst.**

Vor über 20 Jahren sagte mir einer meiner Kollegen, ein Psychiater: »Nicht die Realität ist wichtig, sondern die Art und Weise, wie du Realität erlebst.« Dieser kleine Satz hat mir geholfen, viele Dinge zu verstehen. Diese Art der Erkenntnis kann buchstäblich dein Leben verändern. Wenn du meditierst und dir der Dinge vollkommen bewusst bist, analysierst du das Wesen der Ereignisse, die du durchlebst. Das machst du, indem du deine Gedanken, Wahrnehmungen und Emotionen beobachtest, sodass du dir besser über sie klar werden und besser mit ihnen umgehen kannst. Matthieu empfiehlt, wachsam zu bleiben und schnell zu reagieren. Er vergleicht Emotionen mit einem Funken, der zu einer mächtigen Flamme werden und einen ganzen Wald in Brand setzen kann. Je mehr du fähig bist, diese Funken zu beobachten, je früher du ihre Existenz bemerkst, umso besser wirst du loslassen können, dich distanzieren und sie kontrollieren können und verhindern, dass du ihnen völlig ausgeliefert bist.

Ich hoffe, du kannst das ganze Potenzial von Meditation mittlerweile besser verstehen. Sei dir jedenfalls gewiss, dass ich dich in keiner Weise missionieren will. Ich dränge dich nicht, jeden Tag zu meditieren. Aber es wäre fantastisch, wenn du ein paar formale oder formlose Achtsamkeitsübungen ausprobieren würdest, während du dieses Buch liest oder wenn du damit fertig bist. Sei offen und wähle etwas aus, das zu dir passt! Wenn du in einer Sushi-Bar isst, ist es doch auch so, oder? Du wählst das, was dir schmeckt, und lässt vorüberziehen, was du nicht magst. Du hast die Wahl, aber schalte immer den gesunden Menschenverstand ein!

Als Wissenschaftler glaube ich an den kritischen Verstand und ich misstraue jeder Person, jedem Guru oder jeder Gruppe mit dem Anspruch, die alleinige Wahrheit zu besitzen. Das gilt erst recht, wenn es um das Thema dieses Buchs geht: Achtsamkeit und Meditation.

Wenn ich lese, eine gewisse Methode sei die einzige authentische, bin ich alarmiert. Das ist so, als würde ein Sportlehrer einem sagen, er sei der Einzige, der einem die Spielregeln beibringen kann, und alle anderen Lehrer unterrichteten etwas Falsches. Das wäre lächerlich, ganz klar! Neurologe bin ich nicht mit nur einem einzigen Dozenten oder einem einzigen Buch geworden. Wie alle Menschen erwerbe ich mein Wissen aus vielfältigen Quellen. Du kannst also auf vielerlei Art und Weise lernen zu meditieren und sehen, was am besten zu dir passt. Der Blick auf verschiedene Perspektiven und Herangehensweisen wird deine Lernerfahrung bereichern. Es wird dich auch vor jeder Form von Dogmatik bewahren, vor allen Behauptungen von »absoluten« oder »unerschütterlichen« Wahrheiten. Die Wissenschaft entwickelt sich stetig weiter und die in diesem Buch genannten Quellen werden ganz unvermeidlich im Licht neuer Studien oder Forschungen entweder bestätigt oder korrigiert werden.

Vor allem lade ich dich ein, Meditation für dich selbst zu erfahren. Es kann dich inspirieren und dir Wissen und Erkenntnisse vermitteln, wenn du über Meditation oder wissenschaftliche Entdeckungen und die Aussagen von anderen liest (wie die Erfahrungsberichte in diesem Buch), aber du wirst die Kraft der Meditation selbst spüren müssen. Niemand kann das für dich machen. Die einzigen richtigen Talente, die du brauchst, sind Bereitwilligkeit und Neugier, es auszuprobieren.

Ich persönlich glaube, dass wir die Möglichkeiten unterschätzen, wie Wissenschaft und Technologie dem Fortschritt nützen könnten. Um diesen Fortschritt zu gewährleisten, müssen wir unbedingt eine kritische Haltung und zugleich einen neugierigen und offenen Geist bewahren, doch diese strikt wissenschaftliche Einstellung sollte unseren Sinn für Spiritualität nicht überschatten. Ich staune über die Vorstellung, dass wir die Welt mit einem offenen und fragenden Geist betrachten können. Die Tatsache, dass wir alle hier auf der Erde sind, als einmalige menschliche Wesen, und doch in diesem weiten Universum alle miteinander verbunden sind, das fasziniert mich unentwegt – und trotz all unseres wissenschaftlichen Fortschritts wissen wir noch immer so wenig über dieses unglaubliche Leben. Das fühlt sich für mich fast an wie ein Wunder, es macht mich ehrfürchtig und dankbar.

Bei Themen wie Meditation, Achtsamkeit, Hypnose, Yoga, Tai-Chi, Qigong, autogenes Training und Sophrologie winken viele meiner Kollegen aus der Wissenschaft schnell ab. Es ist zugegebenermaßen ein Gebiet, in dem pseudowissenschaftliche Praktiken gedeihen können, aber manchmal messen Mediziner den weichen »ergänzenden Heilmethoden« nicht genug Wert bei. Wir lernen, spezifische Krankheitsbilder zu verstehen und zu erklären, sodass wir sie schnell klassifizieren, in Schubladen stecken und eine Medikation verschreiben können, die dann zu jedem dieser gut definierten Krankheitsbilder passt. In meiner traditionellen medizinischen Ausbildung brachte man mir sehr wenig über nicht-pharmazeutische Ansätze und die ganzheitlichere, integrative und präventive Medizin bei. Mit unserem Gesundheitssystem, das sich auf nüchterne Klassifizierungen, streng definierte Fachgebiete, Hightechmaschinen sowie auf Computer und Roboter mit künstlicher Intelligenz stützt, laufen wir Gefahr, einen umfassenden – und menschlichen – Ansatz zu verlieren. Deswegen haben die sogenannten alternativen Heilmethoden so großen Zulauf bekommen. Meiner Ansicht nach gibt es nur eine Medizin: die, die hilft!

Als Wissenschaftler neigen wir manchmal ziemlich arrogant dazu zu meinen, wir wüssten (fast) alles. Aber ganz ehrlich: Trotz des fantastischen Fortschritts, den wir gemacht haben, ist das Ausmaß unseres Unwissens über das Wie und Warum des Universums, des Lebens und des Bewusstseins riesengroß. Ich zwinge mich, weiterhin zu lernen, die Welt durch die staunenden Augen eines neugierigen Kindes mit offenem Geist zu sehen. Wenn mein kleiner Louis unter der Dusche steht, schaut er verwundert zu, wie das Wasser seinen Körper hinabrinnt. Er ist nicht in Gedanken beim bevorstehenden Meeting, so wie ich das meist bin. Als Erwachsene müssen wir lernen, dieses Staunen wiederzuentdecken, den Moment, der ist, in seinem Licht zu betrachten, ob es der Blick eines Hundes ist, das Lächeln eines fremden Menschen, der Sonnenschein, der fallende Regen, das grüne Gras oder ein Kind, das auf die Welt kommt …

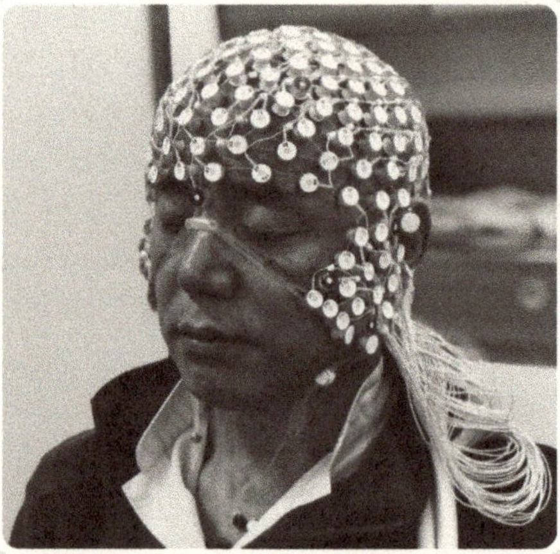

»Wer auch immer den Mut hat loszulassen, wird ganz natürlich ein Mensch voller Sanftheit und Freundlichkeit und lehrt andere, sich mit der gleichen Herzlichkeit zu verhalten.«
Lama Zeupa

Mein lieber Freund Lama Zeupa ist Mönch im Tibetischen Institut Yeunten Ling in Huy (Belgien). Hier ist er mitten in einer Achtsamkeitsmeditationssitzung zu sehen, genauer gesagt bei »konzentrierter Aufmerksamkeitsmeditation«, während unser Team seine Hirnaktivität misst.

Meditation, Achtsamkeit und Techniken dieser Art können uns Instrumente anbieten, mit denen wir unser geistiges Wohlergehen und ganz allgemein unsere Gesundheit verbessern können. Wie du sicher verstanden hast, kann jeder Mensch davon profitieren, solange er sich der Sache mit offenem, undogmatischem Geist nähert. Es ist nicht nötig, Mystiker oder Mönch zu werden. Man muss auch nicht einem Kult oder einer Sekte beitreten oder einen teuren Guru finden. Du kannst einfach bei einer qualifizierten professionellen Person an einem Workshop oder am Unterricht teilnehmen oder eine App auf dein Handy laden, du kannst ein Buch mit Audioguide verwenden oder im Internet ein Video ansehen, um dein eigenes Programm für die geistige Gesundheit zu starten – eine Art »Ich meditiere für eine gute Verfassung«-Programm.

Formale Meditation – das heißt, dass du in Lotushaltung auf einem Kissen sitzt – ist nur eine Möglichkeit, wie man es machen kann. Du kannst auch formlos meditieren, und zwar immer, wenn du einen »verlorenen« Moment am Tag hast. Wie genau es im Gehirn abläuft, ist nur teilweise bekannt, viele Studien haben aber die zahlreichen direkten oder indirekten hilfreichen Auswirkungen nachgewiesen: weniger negative Gedanken, weniger »im Kreis grübeln«, weniger Stress, besser schlafen, fitteres Immunsystem, niedrigerer Blutdruck, verringerte Schmerzen und weniger Rückfälle bei Depressionen … Die Liste ist lang und es bestehen wenig Risiken oder negative Nebenwirkungen. Warum probierst du es also nicht einmal aus?

»Bei der Weisheit geht es darum, zu verstehen, dass alles, was du siehst, und alles, was du fühlst, so flüchtig ist wie ein Traum, eine Illusion oder ein Licht in der Nacht. Die Methode besteht darin, mit allen Lebewesen vollstes Mitgefühl zu empfinden, kurz gesagt, ein gutes Herz zu haben. Ohne Weisheit nimmst du alles falsch wahr und ohne Mitgefühl ist deine Weisheit nicht viel wert.«

Matthieu Ricard

Quellen

1 Chételat, G. et al.: »Reduced age-associated brain changes in expert meditators: A multimodal neuroimaging pilot study«. In: *Scientific Reports* 2017; 7 (1): S. 10160
Marchant, N. L. et al.: »Effects of a mindfulness-based intervention versus health education on mental health in patients with subjective cognitive decline«. In: *Alzheimer's & Dementia* (NY) 2018; 14 (4): S. 737–745
André, C. et al.: »Association of Sleep-Disordered Breathing With Alzheimer Disease Biomarkers in Community-Dwelling Older Adults«. In: *JAMA Neurology* 2020; 77 (6): S. 716–724

2 Rinpoche, Y. M., Swanson, E.: *The Joy of Living: Unlocking the Secret and Science of Happiness.* New York: Harmony Books, 2009

3 Ricard, M., Singer, W.: *Beyond the Self: Conversations Between Buddhism and Neuroscience* Cambridge: MIT Press, 2017

4 Bodart, O., Fecchio, M., Massimini, M. et al.: »Meditation-induced modulation of brain response to transcranial magnetic stimulation«. *Brain Stimulation* 2018; 11 (6): S. 1397–1400

5 Goyal, M., Singh, S., Sibinga, E. M. et al.: »Meditation programs for psychological stress and wellbeing: A systematic review and meta-analysis«. In: *JAMA Internal Medicine* 2014; 174 (3): S. 357–368

6 Vella, E., McIver, S.: »Reducing stress and burnout in the public-sector work environment: A mindfulness meditation pilot study«. In: *Health Promotion Journal of Australia* 2019; 30 (2): S. 219–227

7 Zhou, E. S., Gardiner, P., Bertisch, S. M.: »Integrative medicine for insomnia«. In: *Medical Clinics of North America* 2017; 101 (5): S. 865–879

8 Nahin, R. L., Boineau, R., Khalsa, P. S., Stussman, B. J., Weber, W. J.: »Evidence-based evaluation of complementary health approaches for pain management in the United States«. In: *Mayo Clinic Proceedings* 2006; 91 (9): S. 1292–1306

9 Brook, R. D., Jackson, E. A., Giorgini, P., McGowan, C. L.: »When and how to recommend ›alternative approaches‹ in the management of high blood pressure«. In: *American Journal of Medicine* 2015; 128 (6): S. 567–570

10 Heckenberg, R. A., Eddy, P., Kent, S., Wright, B. J.: »Do workplace-based mindfulness meditation programs improve physiological indices of stress? A systematic review and meta-analysis«. In: *Journal of Psychosomatic Research* 2018; 114: S. 62–71

11 Fox, K. C. et al.: »Is meditation associated with altered brain structure? A systematic review and meta–analysis of morphometric neuroimaging in meditation practitioners«. In: *Neuroscience and Biobehavioral Reviews* 2014; 43: S. 48–73

Fox, K. C. et al.: »Functional neuroanatomy of meditation: A review and Meta-analysis of 78 functional neuroimaging investigations«. In: *Neuroscience and Biobehavioral Reviews* 2016; 65: S. 208–228

12 Levenson, R. W., Ekman, P., Ricard, M.: »Meditation and the startle response: A case study«. In: *Emotion* 2012; 12 (3): S. 650–658

13 Abbildung erstellt mit Unterstützung von Sepehr Mortaheb, Ingenieur und Doktorand aus unserem Team

14 Sharma, K. et al. »Enhanced white matter integrity in corpus callosum of Long-term Brahmakumaris Rajayoga meditators«. In: *Brain Connectivity* 2018; 8 (1): S. 49–55

15 Tang, Y. Y., Hölzel, B. K., Posner, M. I.: »The neuroscience of mindfulness meditation«. In: *Nature Reviews Neuroscience* 2015; 16 (4): S. 213–225

16 Man kann die komplexen Prozesse im Gehirn, die durch Aufmerksamkeit und Gefühle aktiviert werden, nicht auf eine Hirnregion begrenzen. Auch Funktionen wie Sprache oder Kreativität lassen sich nicht nur einer einzigen Hirnregion zuschreiben. Wir benutzen ständig alle Bereiche des Gehirns.

17 Chételat, G. et al.: »Reduced age-associated brain changes in expert meditators: A multimodal neuroimaging pilot study«. In: *Scientific Reports* 2017; 7 (1): S. 10160

18 Lutz, A., Greischar, L. L., Rawlings, N. B. et al.: »Long-term meditators self-induce high-amplitude gamma synchrony during mental practice«. In: *Proceedings of the National Academy of Sciences of the United States of America* 2004; 101 (46): S. 16369–16373

19 Bodart, O., Fecchio, M., Massimini, M. et al.: »Meditation-induced modulation of brain response to transcranial magnetic stimulation«. *Brain Stimulation* 2018; 11 (6): S. 1397–1400

20 Bodart, O., Fecchio, M., Massimini, M., Wannez, S., Virgillito, A., Casarotto, S., Rosanova, M., Lutz, A., Ricard, M., Laureys, S., Gosseries, O.: »Meditation-induced modulation of brain response to transcranial magnetic stimulation«. In: *Brain Stimulation* 2018; 11 (6): S. 1397–1400

21 Davidson, R. J., McEwen, B. S.: »Social influences on neuroplasticity: Stress and interventions to promote well-being«. In: *Nature Neuroscience* 2012; 15 (5): S. 689–695

22 Hölzel, B. K. et al.: »Stress reduction correlates with structural changes in the amygdala«. In: *Social, Cognitive and Affective Neuroscience* 2010; 5: S. 11–17

23 Singer, T., Engert, V.: »It matters what you practice: Differential training effects on subjective experience, behavior, brain and body in the ReSource Project«. In: *Current Opinion in Psychology* 2018; 28: S. 151–158

24 Hasenkamp, W., Barsalou, L. W.: »Effects of meditation experience on functional connectivity of distributed brain networks«. In: *Frontiers in Human Neuroscience* 2012; 6: S. 38

25 Ricard, M., Lutz, A., Davidson, R. J.: »Mind of the meditator«. In: *Scientific American* 2014; 311 (5): S. 38–45

26 Brefczynski-Lewis, J. A., Lutz, A. et al.: »Neural correlates of attentional expertise in long-term meditation Practitioners«. In: *Proceedings of the*

National Academy of Sciences of the United States of America 2007; 104 (27): S. 11483–11488

27 Killingsworth, M. A., Gilbert, D. T.: »A wandering mind is an unhappy mind«. In: *Science* 2010; 330 (6006): S. 932

28 Hanh, T. N.: *How to Walk*. Berkeley: Parallax Press, 2015

29 Gotink, R. A. et al.: »8-week mindfulness-based stress reduction induces brain changes similar to traditional long–term meditation practice: A systematic review«. In: *Brain and Cognition* 2016; 108: S. 32–41

30 Kreplin, U., Farias, M., Brazil, I. A.: »The limited prosocial effects of meditation: A systematic review and meta-analysis«. In: *Scientific Reports* 2018; 8 (1): S. 2403

31 Van Dam, N. T. et al.: »Mind the hype: A critical evaluation and prescriptive agenda for research on mindfulness and meditation«. In: *Perspectives on Psychological Science* 2018; 13 (1): S. 36–61

32 Thompson, E., Varela, F. J.: »Radical embodiment: neural dynamics and consciousness«. In: *Trends in Cognitive Sciences* 2001; 5 (10): S. 418–425

33 Dahl, C. J., Davidson, R. J.: »Mindfulness and the contemplative life: Pathways to connection, insight and purpose«. In: *Current Opinion in Psychology* 2018; 28: S. 60–64

34 King, B. G., Conklin, Q. A., Zanesco, A. P., Saron, C. D.: »Residential meditation retreats: Their role in contemplative practice and significance for psychological research«. In: *Current Opinions in Psychology* 2019; 28: S. 238–244

35 Paulson, S., Davidson, R., Jha, A., Kabat–Zinn, J.: »Becoming conscious: The science of mindfulness«. In: *Annals of the New York Academy of Sciences* 2013; 1303: S. 87–104

36 Singer, T., Engert, V.: »It matters what you practice: Differential training effects on subjective experience, behavior, brain and body in the ReSource Project«. In: *Current Opinions in Psychology* 2019; 28: S. 151–158

37 Turan, B. et al.: »Anticipatory sensitization to repeated stressors: The role of initial cortisol reactivity and meditation/emotion skills training«. In: *Psychoneuroendocrinology* 2015; 52: S. 229–238

38 Jha, A. P. et al.: »Does mindfulness training help working memory ›work‹ better?«. In: *Current Opinions in Psychology* 2019; 28: S. 273–278

39 Lutz, A. et al.: «The Age-Well observational study on expert meditators in the Medit-Ageing European project«. In: *Alzheimers and Dementia* 2018; 4: S. 756–764

40 Diese Arbeit wird in Zusammenarbeit mit hervorragenden Kollegen und Kolleginnen durchgeführt, wie der Professorin für Neurophysiologie Bindu Kutty vom indischen Institut für geistige Gesundheit und Neurowissenschaften (National Institute of Mental Health and Neuroscience NIMHANS) in Bangalore (Indien), Ingenieur Rajanikant Panda (Panda, R. et al.: «Temporal dynamics of the default mode network characterize meditation-induced alterations in consciousnes«. In: *Frontiers in Human Neuroscience* 2016; 10: S. 372), der derzeit seine Doktorarbeit in unserem Team zu Ende bringt, dem Anästhesisten

Subramaniam Balachundhar an der Harvard-Universität, der zu den Auswirkungen von Yoga auf das Gehirn arbeitet, meinem Freund, dem Psychologen Ron Kupers an der Universität Kopenhagen und seiner Partnerin Dr. Laurence Dricot von der Katholischen Universität Löwen, die die Auswirkungen von Herzensgüte-Meditation im Vergleich zu Sport untersucht, und natürlich mit Matthieu selbst und den Wissenschaftlern von Mind & Life Europe, insbesondere mit Antoine Lutz, einem Pionier der Achtsamkeit an der Universität Lyon.

41 Dies wurde durch eine ganze Reihe von Forschungsstudien auf der ganzen Welt belegt; die meisten wurden jedoch in den USA durchgeführt, wie die Grafik auf Seite 102 zeigt.

42 Bodart, O. et al.: »Meditation-induced modulation of brain response to transcranial magnetic stimulation«. In: *Brain Stimulation* 2018; 11 (6): S. 1397–1400

43 Gosseries, O. et al.: «On the cerebral origin of EEG responses to TMS: Insights from severe cortical lesions«. In: *Brain Stimulation* 2015; 8 (1): S. 142–149

44 Comolatti, R. et al.: »A fast and general method to empirically estimate the complexity of brain responses to transcranial and intracranial stimulations«. In: *Brain Stimulation* 2019; 12 (5): S. 1280–1289

45 Levine, G. N. et al.: »Meditation and cardiovascular risk reduction: A scientific statement from the American Heart Association«. In: *Journal of the American Heart Association* 2017; 6 (10): e002218

46 Achtsamkeitsbasierte kognitive Therapie (*mindfulness-based cognitiv therapy*, MBCT) ist ein psychotherapeutischer Ansatz, der kognitive Verhaltenstherapie (CBT) mit Übungen der Achtsamkeitsmeditation kombiniert.

47 Anzahl der Studien weltweit, die in der Datenbank der aus dem öffentlichen und privaten Sektor finanzierten klinischen Studien seit 1999 aufgeführt sind

48 Tang, Y. Y., Hölzel, B. K., Posner, M. I.: »The neuroscience of mindfulness meditation«. In: *Nature Reviews Neuroscience* 2015; 16 (4): S. 213–225

49 Gaylord, S. A. et al.: »Mindfulness training reduces the severity of irritable bowel syndrome in women: Results of a randomized controlled trial«. In: *American Journal of Gastroenterology* 2015; 106 (9): S. 1678–1688

50 US National Institute on Drug Abuse, 2018

51 Belgian Pharmaceutical Association, 2016

52 French National Agency for the Safety of Medication, 2018

53 Veehof, M. M., Oskam, M. J., Schreurs, K. M. G., Bohlmeijer, E. T.: »Acceptance-based interventions for the treatment of chronic pain. A systematic review and meta-analysis«. In: *Pain* 2011; 152: S. 533–542

54 Zhang, M. F., Wen, Y. S., Liu, W. Y. et al.: »Effectiveness of mindfulness-based therapy for reducing anxiety and depression in patients with cancer: A meta-analysis«. In: *Medicine* (Baltimore) 2015; 94 (45): e0897–0900

55 Black, D. S., Peng, C., Sleight, A. G. et al.: »Mindfulness practice reduces cortisol blunting during chemotherapy: A randomized controlled study of colorectal cancer patients«. In: *Cancer* 2017; 123 (16): S. 3088–3096

56 Day, M. A. et al.: »A pilot randomized controlled trial comparing mindfulness meditation, cognitive therapy and mindfulness-based cognitive therapy for chronic low back pain«. In: *Pain Medicine* 2019; 20 (11): S. 2134–2148

57 Grant, J. A., Courtemanche, J., Duerden, E. G., Duncan, G. H., Rainville, P.: »Cortical thickness and pain sensitivity in Zen meditators«. In: *Emotion* 2010; 10 (1): S. 43–53

58 Lutz, A., McFarlin, D. R., Perlman, D. M., Salomons, T. V., Davidson, R. J.: »Altered anterior insula activation during anticipation and experience of painful stimuli in expert meditators«. In: *NeuroImage* 2013; 64: S. 538–546

Perlman, D. M., Salomons, T. V., Davidson, R. J., Lutz, A.: »Differential effects on pain intensity and unpleasantness of two meditation practices«. In: *Emotion* 2010; 10 (1): S. 65

May, L. M., Kosek, P., Zeidan, F., Berkman, E. T.: »Enhancement of meditation analgesia by opioid antagonist in experienced meditators«. In: *Psychosomatic Medicine* 2018; 80 (9): S. 807–813

59 Garland, S. N., Zhou, E. S., Gonzalez, B. D., Rodriguez, N.: »The quest for mindful sleep: A critical synthesis of the impact of mindfulness-based interventions for insomnia«. In: *Current Sleep Medicine Reports* 2016; 2 (3): S. 142–150

60 Pagnoni, G., Cekic, M.: »Age effects on gray matter volume and attentional performance in Zen meditation«. In: *Neurobiology of Aging* 2007; 28 (10): S. 1623–1627

61 Conklin, Q. A., Crosswell, A. D., Saron, C. D., Epel, E. S.: »Meditation, stress processes and telomere biology«. In: *Current Opinion in Psychology* 2018; 28: S. 92–101

62 Chételat, G. et al.: »Reduced age-associated brain changes in expert meditators: A multimodal neuroimaging pilot study«. In: Scientific Reports 2017; 7 (1): S. 10160

63 Conklin, Q., King, B., Zanesco, A. et al.: »Telomere lengthening after three weeks of an intensive insight meditation retreat«. In: *Psychoneuroendocrinology* 2015; 61: S. 26–27

Jacobs, T. L., Epel, E. S., Lin, J. et al.: »Intensive meditation training, immune cell telomerase activity and psychological mediators«. In: *Psychoneuroendocrinology* 2011; 36 (5): S. 664–681

Sahdra, B. K., MacLean, K. A., Ferrer, E. et al.: »Enhanced response inhibition during intensive meditation training predicts improvements in self-reported adaptive socioemotional functioning«. In: *Emotion* 2011; 11 (2): S. 299–312

64 Conklin, Q. A. et al.: »Meditation, stress processes, and telomere biology«. In: *Current Opinion in Psychology* 2018; 28: S. 92–101

Buric, I. et al.: »What is the molecular signature of mind–body interventions? A systematic review of gene expression changes induced by meditation and related practices«, In: *Frontiers in Immunology* 2017; 8: S. 670

65 Tang, Y. Y., Hölzel, B. K., Posner, M. I.: »The neuroscience of mindfulness meditation«. In: *Nature Reviews Neuroscience* 2015; 16 (4): S. 213–225

66 Sapolsky, R. M.: *Why Zebras Don't Get Ulcers: An Updated Guide To Stress, Stress Related Diseases and Coping.* New York: WH Freeman, 1998

67 Kral, T. R. A., Schuyler, B. S., Mumford, J. A. et al.: »Impact of short- and long-term mindfulness meditation training on amygdala reactivity to emotional stimuli«. In: *NeuroImage* 2018; 181: S. 301–313

68 Creswell, J. D. et al.: »Alterations in resting-state functional connectivity link mindfulness meditation with reduced interleukin-6: A randomized controlled trial«. In: *Biological Psychiatry* 2016; 80 (1): S. 53–61

69 Kaliman, P. et al.: »Rapid changes in histone deacetylases and inflammatory gene expression in expert meditators«. In: *Psychoneuroendocrinology* 2014; 40: S. 96–107
Pace, T. W. W. et al.: »Effect of compassion meditation on neuroendocrine, innate immune and behavioral responses to psychosocial stress«. In: *Psychoneuroendocrinology* 2009; 34 (1): S. 87–98

70 Goyal, M., Singh, S., Sibinga, E. M. et al.: »Meditation programs for psychological stress and wellbeing: A systematic review and meta-analysis«. In: *JAMA Internal Medicine* 2014; 174 (3): S. 357–368

71 David, S., Steve, M., Martial, V. L., Arnaud, D.: »Using the daydreaming frequency scale to investigate the relationships between mind-wandering, psychological wellbeing and present-moment awareness«. In: *Frontiers in Psychology* 2012; 3: S. 363

72 Tang, Y. Y., Hölzel, B. K., Posner, M. I.: »The neuroscience of mindfulness meditation«. In: *Nature Reviews Neuroscience* 2015; 16 (4): S. 213–225

73 Slagter, H. A. et al.: »Mental training affects distribution of limited brain resources«. In: *PLoS Biology* 2007; 5 (6): e138

74 Baas, M., Nevicka, B., Ten Velden, F. S.: »Specific mindfulness skills differentially predict creative performance«. In: *Personality and Social Psychology Bulletin* 2014; 40 (9): S. 1092–1106

75 Lebuda, I., Zabelinab, D. L., Karwowski, M.: »Mind full of ideas: A meta-analysis of the mindfulness – creativity link«. In: *Personality and Individual Differences* 2016; 93: S. 22–26

76 Als Definition für Mitgefühl verwendeten Forscher »emotionale Erfahrung und kognitive Angst in Reaktion auf das Leid anderer Menschen und der Wunsch, der Person zu helfen, sich besser zu fühlen«.

77 Rosenberg, E. L., Zanesco, A. P., King, B. G. et al.: »Intensive meditation training influences emotional responses to suffering«. In: *Emotion* 2015; 15 (6): S. 775–790

78 Ricard. M.: *The Art of Meditation.* London: Atlantic Books, 2011

79 André, C.: *Méditez Avec Nous.* Paris: Odile Jacob, 2017

80 Ebd.
81 Lenoir, F.: *Méditer à Coeur Ouvert*. Paris: NiL Éditions, 2018
82 Desai, R., Tailor, A., Bhatt, T.: »Effects of yoga on brain waves and structural activation: A review«. In: *Complementary Therapies in Clinical Practice* 2015, 21 (2): S. 112–118
83 Unter Beteiligung von Rajanikant Panda, Doktorand der Ingenieurswissenschaften aus unserem Forschungsteam, der ebenfalls meditiert, und unserem Kollegen Dr. Srivas Chennu von der Universität Kent. Diese Analysemethode wurde in der Zeitschrift *Brain* veröffentlicht: Chennu, S., Annen, J., Wannez, S. et al.: »Brain networks predict metabolism, diagnosis and prognosis at the bedside in disorders of consciousness«. In: *Brain* 2017; 140 (8): S. 2120–2132
84 Lee, D. et al.: »Effects of an online mind-body training program on the default mode network: An EEG functional connectivity stud.« In: *Scientific Reports* 2018; 8 (1): S. 16935
85 Annen, J., Laureys, S. et al.: »Mapping the functional brain state of a world. champion freediver in static dry apnea«. 2021 (kurz vor Veröffentlichung)
86 Piarulli, A., Zaccaro, A., Laurino, M. et al.: »Ultra-slow mechanical stimulation of olfactory epithelium modulates consciousness by slowing cerebral rhythms in humans«. In: *Scientific Reports* 2018; 8 (1): S. 6581
87 Raffone, A., Marzetti, L., Del Gratta, C. et al.: »Toward a brain theory of meditation«. In: *Progress in Brain Research* 2019; 244: S. 207–232
88 Uncapher, M. R., Wagner, A. D.: »Minds and brains of media multitaskers: Current findings and future directions«. In: *Proceedings of the National Academy of Sciences* 2018; 115 (40): S. 9889–9896
89 Maex, E.: *Mindfulness: Apprivoiser le stress par la pleine conscience.* Paris: De Boeck, 2017
90 Epstein, R.: *Attending: Medicine, Mindfulness and Humanity.* New York: Scribner, 2017
91 Ogueji, I. A. et al.: »Coping strategies of individuals in the United Kingdom during the COVID-19 pandemic«. In: *Current Psychology* 2021/01: S. 1–7
92 Decety, J., Bartal, I. B., Uzefovsky, F., Knafo-Noam, A.: »Empathy as a driver of prosocial behaviour«. In: *Philosophical Transactions of the Royal Society London B Biological Sciences* 2016; 371 (1686): 20150077
93 Singer, T., Klimecki, O. M.: »Empathy and compassion«. In: *Current Biology* 2014; 24 (18): R875–R878
94 Abbildung entstanden in Zusammenarbeit mit Laurent Hermoye, der die exakten Messungen des Gehirns beitrug, und Dr. Fede Raimondo aus unserem Team, der diesen wunderschönen 3-D-Ausdruck herstellte.
95 Russell-Williams, J. et al.: »Mindfulness and meditation: Treating cognitive impairment and reducing stress in dementia«. In: *Reviews in the Neurosciences* 2018; 29 (7): S. 791–804
96 Vandenbroeck, S., Van Gerven, E., De Witte, H., Vanhaecht, K., Godderis, L.: »Burnout in Belgian physicians and nurses«. In: *Occupational Medicine* (London) 2017; 67 (7): S. 546–554

97 Udemezue, O.: »Burnout and psychiatric morbidity among doctors in the UK: a systematic literature review of prevalence and associated factors«. In: *BJPsych Bulletin* 2017; 41 (4): S. 197–204
98 Sher, L.: »Towards a model of suicidal behavior among physicians«. In: *Revista Brasileira de Psiquiatria* 2011; 33 (2): S. 111–112
99 Kansoun, Z., Boyer, L., Hodgkinson, M. et al.: »Burnout in French physicians: A systematic review and meta-analysis«. In: *Journal of Affective Disorders* 2019; 246: S. 132–147
100 Hafenbrack, A. C., Kinias, Z., Barsade, S. G.: »Debiasing the mind through meditation: Mindfulness and the sunk-cost bias«. In: *Psychological Science* 2014; 25 (2): S. 369–376
101 Birtwell, K. et al.: »An exploration of formal and informal mindfulness practice and associations with wellbeing«. In: *Mindfulness* (NY) 2019; 10 (1): S. 89–99
102 Siehe https://myriadproject.org/pupils/pupils/
103 Midal, F.: *Foutez-vous La Paix.* Paris: Flammarion, 2018
104 Auty, K. M., Cope, A., Liebling, A.: »A systematic review and meta-analysis of yoga and mindfulness meditation in prison«. In: *International Journal of Offender Therapy and Comparative Criminology* 2017; 61 (6): S. 689–710
105 Diese Strafvollzugsanstalt war 1997 Gegenstand einer Dokumentation von Ayelet Menahemi und Eilona Ariel mit dem Titel *Doing Time, Doing Vipassana.*
106 Vgl. auch Ricard, M.: *Happiness: A Guide to Developing Life's Most Important Skill.* London: Atlantic Books, 2007
107 Li, C., Zhu, Y., Zhang, M., Gustafsson, H., Chen, T.: »Mindfulness and athlete burnout: A systematic review and meta-analysis«. In: *International Journal of Enviromental Research and Public Health* 2019; 16 (3): ii E449
108 Đoković, N.: *Siegernahrung.* München: riva Verlag, 2014
109 Solberg, E. E., Ingjer, F., Holen, A. et al.: »Stress reactivity to and recovery from a standardised exercise bout: A study of 31 runners practising relaxation techniques«. In: *British Journal of Sports Medicine* 2000; 34 (4): S. 268–272
110 Bühlmayer, L., Birrer, D., Röthlin, P., Faude, O., Donath, L.: »Effects of mindfulness practice on performance-relevant parameters and performance outcomes in sports: a meta-analytical review«. In: *Sports Medicine* 2017; 47 (11): S. 2309–2321
111 Kabat-Zinn, J., Beall, B., Rippe, J.: »A systematic mental training program based on mindfulness meditation, to optimize performance in collegiate and Olympic rowers«. Vorgestellt beim World Congress in Sport Psychology, Kopenhagen, Dänemark; 1985
112 Haase, L. et al.: »A pilot study investigating changes in neural processing after mindfulness training in elite athletes«. In: *Frontiers in Behavioral Neuroscience* 2015; 9: Artikel 229
113 Carraça, B., Serpa, S., Palmi, J., Rosado, A.: »Enhance sport performance of elite athletes: The mindfulness-based interventions«. In: *Cuadernos de Psicoloía del Deporte* 2018; 18 (2): S. 79–109

114 Molcho, L., Laureys, S., Intrator, N. et al.: »Real-time EEG monitoring with continuous wearable feedback during marathon«. In: *Proceedings of the 7th Congress of the European College of Sports and Exercise Physicians*, 2021 (kurz vor Veröffentlichung)

115 Ziegler, D. A. et al.: »Closed-loop digital meditation improves sustained attention in young adults«. In: *Nature Human Behaviour* 2019; 3: S. 746–757

116 Gál, É. et al.: »The efficacy of mindfulness meditation apps in enhancing users' well-being and mental health related outcomes: a meta-analysis of randomized controlled trials«. In: *Journal of Affective Disorders* 2021; 279: S. 131–142

117 Abbildung erstellt mit herzlichem Dank an unseren Kollegen, den Mathematikprofessor Nathan Intrator (Universität Tel Aviv/Neurosteer)

118 Meir-Hasson, Y. et al.: »One-class fMRI-inspired EEG model for self-regulation training«. In: *PLoS One* 2016; 11 (5): e0154968

Leseempfehlungen

Wenn du mehr herausfinden möchtest, hier ein paar Empfehlungen.

BÜCHER AUF DEUTSCH

Brach, T.: *Mit dem Herzen eines Buddha: Heilende Wege zu Selbstakzeptanz und Lebensfreude*. München: Knaur, 2006

Brown, A., Lenoir, F.: *Über das Glück: Eine philosophische Reise*. München, Deutscher Taschenbuch Verlag, 2015

Đoković, N.: *Siegernahrung*. München: riva Verlag, 2014

Gallwey, W. T.: *Tennis – das innere Spiel: Durch entspannte Konzentration zur Bestleistung*. München: Goldmann Verlag, 2012

Goldstein, J.: *Achtsamkeit: Eine praktische Anleitung zum Erwachen*. Dorfen: Koha-Verlag, 2017

Harris, D.: *Wie ich die entscheidenden 10% glücklicher wurde: Meditation für Skeptiker*. München: dtv Verlag, 2016

Harris, R.: *Wer dem Glück hinterherrennt, läuft daran vorbei: Ein Umdenkbuch*. München: Goldmann Verlag, 2013.

Harris, S.: *Erwachen: Jenseits von Glaube und Religion*. Winterthur: Edition Spuren, 2019

Kabat-Zinn, J.: *Im Alltag Ruhe finden: Meditationen für ein gelassenes Leben*. München: Knaur MensSana, 2019

Lynch, D.: *Catching the Big Fish: Meditation, Kreativität, Film*. Berlin: Alexander Verlag, 2016

Maex, E., Kabat-Zinn, J.: *Mindfulness: Der achtsame Weg durch die Turbulenzen des Lebens*. Freiburg im Breisgau: Arbor Verlag, 2008

Midal, F.: *Der Alltags-Chillosoph – 40 kluge Pausen*. München: dtv, 2021

Millman, D.: *Der Pfad des friedvollen Kriegers*. München: Heyne Verlag, 2013

Parks, T.: *Die Kunst stillzusitzen: Ein Skeptiker auf der Suche nach Gesundheit und Heilung.* München: Goldmann, 2012

Ricard, M.: *Glück.* München: Knaur MensSana TB, 2009

Ricard, M., Singer, W.: *Jenseits des Selbst.* Frankfurt am Main: Suhrkamp, 2018

Sadhguru: *Karma: Wie wir das eigene Schicksal beeinflussen können.* München: O.W. Barth, 2021

Siegel, D.: *Gewahr sein: Was es heißt, präsent zu sein. Die Grundlagen einer wissenschaftlich fundierten Meditationspraxis.* Freiburg im Breisgau: Arbor Verlag, 2020

Williams, M., Teasdale, J., Segal, Z., Kabat-Zinn, J.: *Der achtsame Weg durch die Depression.* Freiburg im Breisgau: Arbor Verlag, 2009

Williams, M., Penman, D.: *Das Achtsamkeitstraining: 20 Minuten täglich, die Ihr Leben verändern.* München: Goldmann, 2015

BÜCHER AUF ENGLISCH

André, C.: *Happiness: 25 Ways to Live Joyfully Through Art.* London: Random House, 2017

André, C., Jollien, A., Ricard, M.: *In Search of Wisdom: A Monk, A Philosopher, and A Psychiatrist on What Matters Most.* Boulder: Sounds True Inc., 2018

Brewer, J.: *Unwinding Anxiety.* New York: Avery, 2021

Dominique, A.: *The Life-Changing Power of Sophrology.* Novato: New World Library, 2019

Epstein, M.: *Advice Not Given: A Guide to Getting Over Yourself.* London: Hay House, 2018

Evans, J.: *The Art of Losing Control: A Guide to Ecstatic Experience.* Edinburgh: Canongate Books, 2017

Farias, M., Wikholm, C.: *The Buddha Pill: Can Meditation Actually Change You?* London: Watkins Publishing, 2019

Goleman, D., Davidson, D.: *Altered Traits: Science Reveals How Meditation Changes Your Mind, Brain and Body.* New York: Avery Publishing, 2018

Gunaratana, Bhante H.: *The Four Foundations of Mindfulness in Plain English*. Boston: Wisdom Publications, 2012

Hammer, G.: *Gain Without Pain: The Happiness Handbook for Health Care Professionals*. Santa Barbara: Same Page LLC, 2020

Korda, J.: *Unsubscribe: Opt Out of Delusion, Tune in to Truth*. Boston: Wisdom Publications, 2017

Kosslyn, S., Miller, G. W.: *Top Brain, Bottom Brain: Surprising Insights into How You Think*. New York: Simon & Schuster Press, 2013

Morgan, B.: *The Meditator's Dilemma: An Innovative Approach to Overcoming Obstacles and Revitalizing Your Practice*. Boulder: Shambhala, 2016

Trubridge, W.: *Oxygen: A Memoir*. New York: HarperCollins Publishers, 2017

Verhaeghen, P.: *Presence: How Mindfulness and Meditation Shape Your Brain, Mind and Life*. Oxford: Oxford University Press, 2017

Wellings, N.: *Why Can't I Meditate? How To Get Your Mindfulness Practice On Track*. London: Piatkus, 2015

Zeman, A.: *Consciousness: A User's Guide*. London: Yale University Press, 2004

WISSENSCHAFTLICHE ARTIKEL

Alexander, R. et al.: »The neuroscience of positive emotions and affect: Implications for cultivating happiness and wellbeing«. In: *Neuroscience & Biobehavioral Reviews* 2021; 121: S. 220–249

Boly, M., Phillips, C., Balteau, E. et al.: »Consciousness and cerebral baseline activity fluctuations«. In: *Human Brain Mapping* 2008; 29 (7): S. 868–874

Dahl, C. J., Lutz, A., Davidson, R. J.: »Reconstructing and deconstructing the self: cognitive mechanisms in meditation practice«. In: *Trends in Cognitive Sciences* 2015; 19 (9): S. 515–523

Demertzi, A., Soddu, A., Laureys, S.: »Consciousness supporting networks«. In: *Current Opinion in Neurobiology* 2013; 23 (2): S. 239–244

Engen, H. G., Bernhardt, B. C., Skottnik, L., Ricard, M., Singer, T.: »Structural changes in socio-affective networks: Multi-modal MRI findings in long-term meditation practitioners«. In: *Neuropsychologia* 2018; 116 (Teil A): S. 26–33

Fucci, E., Abdoun, O., Caclin, A. et al.: »Differential effects of non-dual and focused attention meditations on the formation of automatic perceptual habits in expert practitioners«. In: *Neuropsychologia* 2018; 119: S. 92–100

McCall, C., Steinbeis, N., Ricard, M., Singer, T.: »Compassion meditators show less anger, less punishment, and more compensation of victims in response to fairness violations«. In: *Frontiers in Behavioral Neuroscience* 2014; 8: S. 424

Vanhaudenhuyse, A., Laureys, S., Faymonville, M. E.: »Neurophysiology of hypnosis«. In: *Neurophysiologie Clinique* 2014; 44 (4): S. 343–353

WEBSITES

Mind Care International Foundation: mindcare.foundation

Mind & Life Europe: mindandlife-europe.org

Mind & Life Institute: mindandlife.org

Karuna-Shechen (gegründet von Matthieu Ricard im Jahr 2000, führt humanitäre Projekte in Indien, Nepal und Tibet durch): karuna-shechen.org

Vipassana Meditation Centre: dhamma.org

The World Community for Christian Meditation (weltweite Gemeinschaft für christliche Meditation): wccm.org

AUSWAHL VON WISSENSCHAFTLERN, DIE AUF DEM GEBIET DER MEDITATION TÄTIG SIND

Amishi Jha: amishi.com
Bill und Susan Morgan: billandsusan.net
Dan Siegel: drdansiegel.com
David Vago: davidvago.bwh.harvard.edu
Elisha Goldstein: elishagoldstein.com
Judson Brewer: drjud.com
Jules Evans: philosophyforlife.org
Margaret Cullen: margaretcullen.com
Matthieu Ricard: matthieuricard.org
Richard Davidson: richardjdavidson.com
Ruth Baer: ruthbaer.com
Sam Harris: samharris.org
Sara Lazar: scholar.harvard.edu/sara_lazar
Tania Singer: taniasinger.de
Willoughby Britton: vivo.brown.edu/display/wbritton

GESELLSCHAFTEN UND VERBÄNDE

centerhealthyminds.org
ccare.stanford.edu
bodhi-college.org
mindful.org
association-mindfulness.org
headspace.com
calm.com
davidlynchfoundation.org
wakingup.com
imagineclarity.com
petitbambou.com
themindfulnessapp.com

Stichwortverzeichnis

Dank

Lass mich mit einem Dank an alle beginnen, die mich lehrten, die Kraft der Meditation besser zu erfahren, sie in meinem persönlichen und beruflichen Leben zu nutzen und in meiner Rolle als Angehöriger der Gesundheitsberufe und als Neurologe zu verschreiben. Ewig dankbar bin ich Matthieu Ricard – mein sehr lieber Freund, meine Inspirationsquelle, mein Vorbild für Fleisch gewordene Ethik, Optimismus und Mut, aber auch mein Kollege in der Wissenschaft und mein fantastischer Proband. Auch all meinen Freunden, Kollegen und den kontemplativ lebenden Menschen, die ich bei Mind & Life Europe begegnet bin, möchte ich danken: Amy Cohen Varela (Ehefrau des verstorbenen Francisco Varela), Lama Tsoknyi Rinpoche, Diego Hangartner, Martine Batchelor (tibetische Mönche), Antoine Lutz, Wolf und Tania Singer sowie Elena Antonov (Neurowissenschaftler), Michel Bitbol und Thomas Metzinger (Philosophen), Andreas Roepstorff (Anthropologe), Ute Brandes, Charles-Antoine Janssen und Cornelius Pietzner.

Ich danke allen anderen Kollegen aus der Forschung und Pionieren in der Meditation, dass sie mir die Augen für eine neue Welt geöffnet haben. Ich danke auch allen Menschen des hervorragenden Tibetischen Instituts Yeunten Ling in Huy, Lama Zeupa und Lea Van Rompay; ich hatte das Glück, dort auf Einladung von Peter Brems (VRT, öffentlich-rechtliche Rundfunkanstalt von Flandern) einen privaten Retreat machen zu können.

Ich danke Ilios Kotsou und seiner Frau Caroline Lesire für die Einladung zu ihrer sehr inspirierenden Konferenzreihe »Emergences« in Brüssel und Montreal; es bot mir die Gelegenheit, fantastischen Menschen zu begegnen, die zum Großteil auch meditieren. Zu ihnen gehören Alexandre Jollien und Frédéric Lenoir (Philosophen), Candice Marro und

Ozan Aksoyek (Psychotherapeuten), Nicole Bordeleau, Jean-Marie Lapointe, Rémi Tremblay (Autoren und Konferenzredner), Jean-Luc Daub (Tierwohlaktivist) sowie Maria João Pires und Julien Brocal (Pianist).

Ich danke außerdem allen, die Gespräche zu diesem Buch beisteuerten, den begeisterten Meditierenden Sam Harris (Neurowissenschaftler, Philosoph und Autor), David Lynch (umwerfender Filmemacher), Tim Parks (Schriftsteller) und Jules Evans (Philosoph und Autor), dem Zehnkämpfer und Europameister Thomas Van der Plaetsen, dem Yogaexperten Joachim Meire, dem Psychiater, Achtsamkeitspionier und CEO Edel Maex. Und ich bin all meinen Forschungskollegen unglaublich dankbar, die ich zitiert habe und die ihr Wissen und ihren Beitrag zum besseren Verständnis der Auswirkungen von Meditation auf uns Gehirn und unsere Gesundheit mit mir teilten.

Natürlich möchte ich auch allen Teilnehmenden unserer Forschungsstudien und allen Neurowissenschaftlern in unserem GIGA-Consciousness-Labor an der Universität Lüttich danken sowie allen Beschäftigten in Medizin und Pflege am Universitätskrankenhaus in Lüttich und in unserem Hirnzentrum, dem Centre du Cerveau, sowie den wunderbaren Kollegen vom Hirnforschungszentrum CERVO Brain Research Centre der Universität Laval in Kanada. Unsere Arbeit am menschlichen Bewusstsein stellt immer noch eine enorme Herausforderung dar und bedeutet, dass wir oft auf Widerstände stoßen, doch mit solchen Dream-Teams zusammenarbeiten zu können, macht diese Arbeit viel erfüllender.

Unsere Meditationsforschung begann 2015 mit Matthieu Ricard und wird momentan mit anderen Experten, aber auch mit unerfahrenen Meditierenden fortgesetzt, sowohl auf dem Feld der Achtsamkeit, der Hypnose (Dr. Audrey Vanhaudenhuyse), der kognitiven Trance (Dr. Olivia Gosseries) oder anderen Bewusstseinszuständen. Unsere Forschung geht auch weiter dank unserer Zusammenarbeit mit Kolleginnen wie Bindu Kutty, Professorin für Neurophysiologie am indischen Institut für geistige Gesundheit und Neurowissenschaften (National Institute of Mental Health and Neuroscience NIMHANS) in Bangalore (Indien), mit dem Ingenieur Rajanikant Panda, der derzeit seine Doktorarbeit in unserem Team zu Ende bringt, mit dem Anästhesisten Subramaniam Balachundhar an der Harvard-Universität, der zu den Auswirkungen von Yoga auf das Gehirn arbeitet, mit meinem Freund, dem Psychologen Ron Kupers von der Universität Kopenhagen und seiner Partnerin Dr. Laurence Dricot von der Katholischen Universität Löwen, die die Auswirkungen von Herzensgüte-Meditation im Vergleich zu Sport untersucht, und natürlich mit Matthieu selbst und den Wissenschaftlerinnen und Wissenschaftlern von Mind & Life Europe, insbesondere mit Antoine Lutz, einem Pionier der Achtsamkeit an der Universität Lyon.

Vielen Dank all unseren hervorragenden Studenten, Doktoranden und den promovierten wissenschaftlichen Mitarbeitern, die mit ihrem Humanismus, ihrem Sinn für Späße und ihrem rebellischen Geist sowie der großen Bandbreite der ergänzenden Disziplinen und der vielfältigen Länder und Kulturen, die sie vertreten, alle eine Riesenbereicherung waren. Ich liste sie in einer mehr oder weniger chronologischen Ordnung auf: Dr. Caroline Schnakers, Neuropsychologin, »meine« erste Doktorandin, die jetzt mit ihrem Mann und Kollegen Prof. Marin Monti in Los Angeles arbeitet (mit Freude kann ich berichten, dass sie sich im Bedienraum unseres fMRT begegnet sind), Prof. Mélanie Boly, Neurologin und Buddhistin, meine erste approbierte Ärztin, die ebenfalls in die USA ging und eine Stelle an der Universität in Madison (Wisconsin) angenommen hat, den Neuropsychologinnen Dr. Audrey Vanhaudenhuyse, die unsere Hypnoseforschung leitet, Dr. Olivia Gosseries, die unsere Forschung zu kognitiver Trance leitet, Dr. Camille Chatelle, Dr. Athena Demertzi in Griechenland, Charlotte Martial, Lizette Heine (aus Maastricht, heute Lyon), Charlène Aubinet, Manon Carrière, Helena Cassol, Alice Barra und Benedetta Cecconi

(Italien), Estelle Bonin (Frankreich), die Neuroradiologen Dr. Jean Flory Tshibanda, Carol Di Perri (Italien) und Carlo Cavaliere (Italien), die Physiotherapeutinnen Dr. Aurore Thibaut (die unsere Forschung zu elektrischer Stimulierung des Gehirns leitet) und Géraldine Martens, die Sprechtherapeutin Evelyne Melotte, die »revalidation medics« (ärztliche Zulassung turnusgemäß verlängernden Mediziner) Nicolas Lejeune (UCL) und Marie-Michèle Briand (Kanada), Dr. Willemijn van Erp (Niederlande), Dr. Leandro Sanz (Schweiz), die Biologen Jitka Annen (Niederlande) und Steven Jillings, die Informatiker Stephen Larroque (Frankreich) und Federico Raimondo (Argentinien), Ingenieur Rajanikant Panda (unser eigener Experte aus Indien), Sepher Mortaheb (Iran), Andrea Piarulli und Francesco Riganello (Italien) und schließlich Cécile Carette, wahrscheinlich die beste Assistentin der Projektleitung in der uns bekannten Galaxie.

Ich möchte allen Gastwissenschaftlern, Gastprofessoren im Sabbatical, Masterstudierenden, dem gesamten Team und den Mitarbeitern am Sart-Tilman-Krankenhaus in Lüttich meine Dankbarkeit ausdrücken (insbesondere den Professoren Marie-Elisabeth Faymonville, Vincent Bonhomme und Roland Hustinx) und allen Kollegen, mit denen wir in Belgien und im Ausland zusammengearbeitet haben. Dank ihnen ist unsere Forschung zu den Inhalten und Zuständen des Bewusstseins, ob in Gesundheit oder Krankheit, eine stetige Quelle der Faszination gewesen.

Ich möchte auch allen freiwilligen Teilnehmenden herzlich danken sowie Patienten und ihren Familien. Unser Forschungsteam wurde finanziert von folgenden Stellen: Belgischer Fonds für Wissenschaftliche Forschung (FNRS), International Fund Generet über die King Baudouin Foundation, Mind Care Foundation, Belgische Behörde für Wissenschaftspolitik (Federaal Wetenschapsbeleid), Wallonia-Brussels Federation, Lütticher Stiftung Léon-Fredericq, Universitätskrankenhaus Lüttich, Europäische Kommission, Human Brain Project, Marie-Curie-Netzwerk und die europäische Weltraumorganisation, Fondazione Europea di Ricerca Biomedica, Bial Foundation und Benoît Foundation, die amerikanischen Stiftungen James S. McDonnell und Mind Science sowie die National Natural Science Foundation in China. Vielen Dank all unseren Partnern aus der Industrie: Toyota, Schmieder Kliniken, g.tec Medical Engineering, Neurosteer, Imagilys und Dim3. Und ein besonderer Dank an die Stiftung Francqui.

Dieses Buch hätte nie das Licht der Welt erblickt ohne Pieter Vanderhaegen vom Verlag Borgerhoff & Lamberigts. Er meldete sich bei mir, nachdem er ein Interview mit mir gesehen hatte, in dem es um Meditation ging und darum, wie wichtig es ist, sie in unser Bildungssystem aufzunehmen. Vielen Dank an Elien Geboers für ihre redaktionelle Hilfe, Odile Jacob für die Adaption ins Französische und natürlich den außergewöhnlichen Profis vom Verlag Bloomsbury Publishing, Matthew Lowing und Zoë Blanc.

Last, but not least möchte ich meinen liebsten Menschen danken: meiner Frau Vanessa und meinen wunderbaren Kindern, in der Reihenfolge ihres Erscheinens, Clara, Hugo, Matias, Louis und Margot sowie meiner lieben Mutter.

Stelle dir mich und meine Familie nicht so vor, als führten wir eine dauerhaft sanft gestimmte, gelassene Zen-Existenz – nichts könnte der Wahrheit ferner sein; uns ist nichts Menschliches fremd. Vergiss die Botschaft dieses Buchs nicht: Wir tun, was wir können …

Und abschließend, wenn du Korrekturen, konstruktive Kritik, Kommentare, Fragen und Empfehlungen hast, lass uns und die anderen Leser daran teilhaben über meine sozialen Kanäle (Facebook, Twitter, LinkedIn, Instagram, YouTube): #drsteven-laureys oder #nononsense-meditation. Dein Feedback wird die nächste Ausgabe dieses Buchs zweifellos besser machen!

Über den Autor

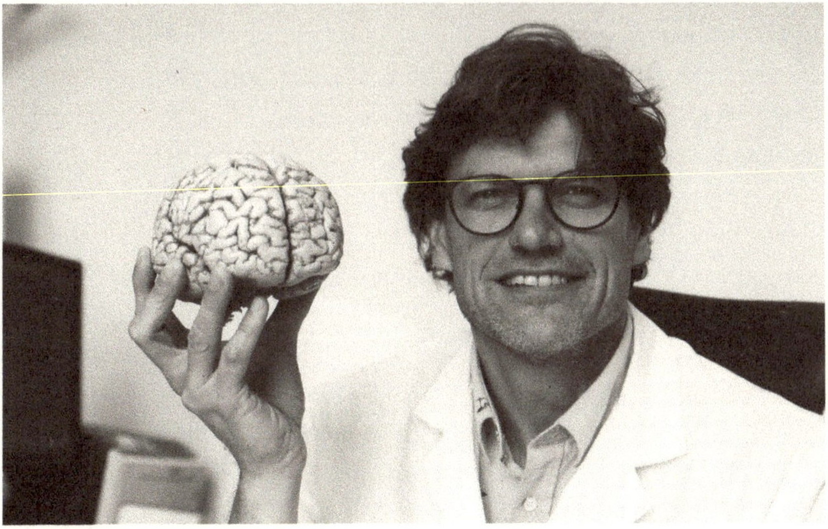

Steven Laureys ist ein international anerkannter belgischer Neurologe. Er leitet die Coma Science Group an der Universität Lüttich und ist spezialisiert auf die Funktion des Gehirns bei Patienten mit schweren Bewusstseinsstörungen. Seine Forschung wurde mit mehreren Preisen ausgezeichnet.